U0082912

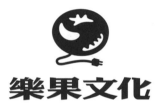

樂果文化

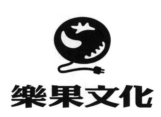

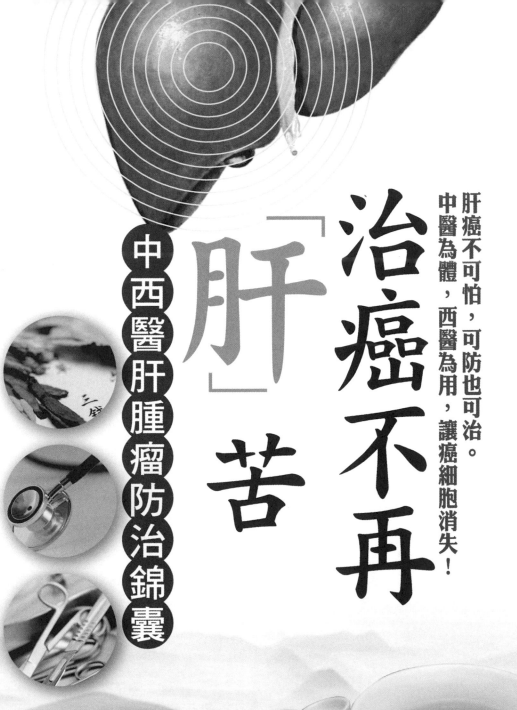

李岩、王豔玲——編著

中西醫肝腫瘤防治錦囊

「肝」苦

治癌不再

肝癌不可怕，可防也可治。
中醫為體，西醫為用，讓癌細胞消失！

黃　序

　　李岩教授是我的老朋友，我亦造訪過他們的北京中日友好醫院。他曾多次來台灣台大、榮總、長庚等醫學院校學術交流，期間皆到我的醫院進行參觀訪問和考察。他最感興趣的是中西醫結合對腫瘤的防治研究。

　　此次訪台是應秀傳紀念醫院邀請參加 本院周年慶大會暨學術活動，並期盼他參與本院肝癌研究協會，可與早年來院腫瘤臨床指導醫師賴基銘教授，剛從美國請來的徐龍雄教授以及遠從加拿大來的黃福全博士，共同進駐本院腫瘤大樓與本院中西整合部張正廣主任、中醫部廖道文主任、開展中西醫結合腫瘤防治研究事業，期能減輕病家苦楚。諸般中西醫結合，在台灣尚屬創舉。

　　李岩教授 1952 年西醫畢業，62 年中醫畢業，作過五年西醫外科一直從事腫瘤中西醫結合醫療、教學、科研工作。

　　80 年代初，北京衛生出版社爲他出過《腫瘤臨床備要》以及科技出版社出版的《腫瘤病人自家療養》中、日文版文，暢銷歷久不衰，現已印出第三版中、外發行。

　　李教授對肝癌的臨床實驗研究已近 50 年，承擔過國家科委重點研究項目，招收過國家教委分配的研究生，其療效頗受

到好評。

《別讓癌症賴上你》及《治癌不再「肝」苦》是他多年來實踐經驗的總結，是他諸多作品精華集萃。以中西醫結合為準總，以臨床與證實固有中國醫學之菁華，實用於原發肝癌、繼發肝癌以及癌前病變的診斷，治療、康復預防之需要。

在台灣地區眾所共知腫瘤發病率偏高，居十大死因的首位，尤以肝癌的死亡率更為驚人。據統計每年死於肝癌者約5000人，還有與肝癌有關的肝硬化約4000人，肝炎約1000人，合起來每年死于肝病人數有萬人之多，令人驚愕。從流行病學角度觀察其趨勢，引起有關部門極大關注。《別讓癌症賴上你》及《治癌不再「肝」苦》在此時市面頗有其應用價值，故樂於作序。

秀傳醫療體系總裁

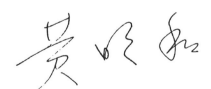

作者簡介

　　李岩，教授，研究員，主任醫師帶研究生導師。醫道生涯五十載，腫瘤防治研究半世紀，承擔國家教委研究生導師及科委重點研究項目帶頭人。學術著作：《腫瘤臨證備要》、《腫瘤病人自家療養》、《腫瘤預防治療保健》、《李岩腫瘤驗方選》、《中華中草藥最新治癌全集》、《腫瘤醫護錦囊》、《腫瘤心理錦囊》與《腫瘤防治錦囊》，前兩本專著修訂三版並有日文譯本。其合著有《中醫臨證備要》、《腫瘤病問答》、《康復醫學》、《中國傳統康復醫學》、《胃癌》及《肝癌》、《肺癌》、《老年醫學》等國內外發表論文五十餘篇，譯文二十餘篇。共撰寫專業稿三○○餘萬言。

作者簡介

　　王艷玲，生於 1965 年，學生出身。1985 年畢業於呼盟衛生學校；1990 年畢業於中國中醫研究院西醫學習中醫研究班第 31 期，前後跟隨李岩敎授學習十年之久。曾在北京中日友好醫院、西苑醫院、廣安門醫院，海南省工人醫院中西醫結合腫瘤研究所及廣州中山醫大第二附屬醫院、廣東岩龍腫瘤防治研究所等進行隨診案側，總結病例，整理資料，協助導師從事腫瘤防治研究事業。參與李岩老師寫作：《李岩腫瘤驗方選》、《中華中草藥最新治癌全集》、《腫瘤醫護錦囊》、《腫瘤預防治療保健》和《腫瘤防治錦囊》等書。在李岩老師指導下對早年出版的《腫瘤臨證備要》、《腫瘤病人自家療養》等書再版做了協助補充修訂工作。

前言

　　本書為《李岩治癌全集》系列的肝癌防治專論，是從中西醫結合防治腫瘤的觀點，分吸由肝癌、大腸癌、肺癌、鼻咽癌、乳癌、子宮頸癌、食道癌、胃癌、白血病癌等九種癌症加以申論。這九種癌症屬東方人大規模腫瘤發病與死亡回顧調查發現，其發病率占惡性腫瘤的90％。因此引人注目及關心。

　　中西醫結合防治肝癌乃筆者九十年重點研究之課題。1976年中選於國家科委重點項目，隨即招收國家教委分配碩士研究生，均取得較為滿意之效果，並榮獲證書。

　　《治癌不再「肝」苦》一書，是筆者總結五十年臨床與實驗的經驗及教訓。循肝癌發病與轉歸全過程，以中西醫結合之筆法寫入：肝臟解剖及生理；肝癌病因及流行病學；肝癌病理及轉移；肝癌癌前病變防治；肝癌診斷與辨證；肝癌鑑別診斷；肝癌中西醫結合治療；肝癌併發症及死因；肝癌康復；肝癌預防等十章，進行闡述，歸納成冊，奉獻患者、讀者、醫者、長者們參考、指正。

　　在「本書」撰寫過程中，曾蒙黃明和教授、沙江賓醫師支持與協助，趁此一併致謝。

二〇一二年十一月
作者於台灣

目錄

第四章　肝癌癌前期病變的防治　*77*

第一章　肝臟的解剖與生理

西江月（詞牌）・肝癌概說

肝臟藏血解毒，病變累及全身。原發肝癌較常見，更有良性惡變。早醫病毒肝炎，積極防治硬患。手術介入治癌症，中西結合臻善。

本章提要：肝臟形態，生理功能，血液循環，肝臟酶的臨床意義，肝臟臨近器官，中醫藥學對肝臟的認識等，分別論述。

肝的形態及位置見圖 1－1。

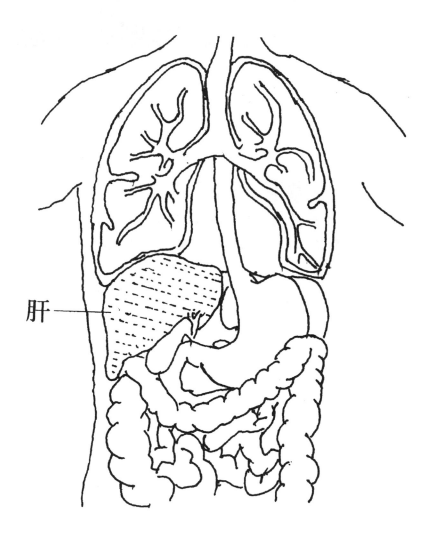

肝

圖 1-1　肝的形態及位置

第一節　肝臟的形態解剖

一、概述

　　肝臟是人體實質性器官，爲人體最大的消化腺。其結構複雜，功能極爲重要。

　　肝呈楔形，紅褐色，質地柔軟而脆。肝臟的重量：成人相當於體重的 2%，新生兒占體重的 5%。據統計，中國成人肝臟的重量男性爲 1154 ～ 1446.7g，女性爲 1028.93 ～ 1378.85g。最重的肝臟，男女均可達 2000g 左右。肝臟的絕對重量以 26～40 歲期間最重，以後逐漸變輕。胎兒和新生兒的體積相對較大，可占據腹腔容積的一半以上。中國人肝的體積（長×寬×厚）爲：25.8cm×15.2cm×5.8cm。當發生肝癌時，致使肝臟的體積增大，重量增加，平均可達 2000～3000g，約爲成年人正常肝重的 1～2 倍。

二、肝臟的位置

　　肝臟主要位於右上腹部，小部位於上腹部和左上腹部，直至左鎖骨中線。

　　肝臟的體表投影：上界與膈穹窿一致，在右側腋中線起於

第7肋，右鎖骨中線平第 5 肋，前正中線越過胸骨體與劍突交
界處，至左鎖骨中線稍內側第 5 肋間隙。下界與肝前緣一
致，在右側腋中線起自第 11 肋，沿左側肋弓下緣至第 9 肋軟
骨結合處，離開肋弓，斜向左上方達劍突之下，在前正中線超
出劍突以下約 3 厘米。當發生肝臟腫瘤時，因腫瘤的增大，
位置也會有變化。

三、形態結構

　　肝臟可分上下兩面（膈面和臟面）和前後左右四緣。肝的
上面隆起稱膈面，朝向前上方，與膈穹窿相適應，能隨呼吸運
動而上下移動。膈面借鐮狀韌帶將肝臟分為左、右兩部，即左
葉和右葉。右葉大而厚；左葉小而薄。肝的下面凹凸不平稱臟
面，朝向後下方，與腹腔器官相鄰的臟面中部有 H 形的兩條
縱溝和一條橫溝。左側縱溝的前部有肝圓韌帶，為胚胎時期的
臍靜脈閉鎖的遺跡。右側縱溝的前部容納膽囊，後部緊接下腔
靜脈。橫溝叫肝門，肝固有動脈、門靜脈、肝管、淋巴管及神
經由此進入肝臟。肝與胸膜、膈的關係見圖 1－2。
　　肝臟膈面的鐮面韌帶將肝臟分為左、右兩葉；肝臟下面即
臟面的左縱溝也將肝臟分為左右兩葉。右葉中可以分出橫溝以
前的部分，稱為方葉和橫溝以後的部分，稱為尾狀葉，方葉位
於肝門前方，尾狀葉位於肝門後方。左葉和右葉是兩個大葉，
右葉較前葉大，右葉中的方葉和尾狀葉較小。而根據腐蝕標
本，依據肝內管道系統的分布並結合肝的外形可以看到葉與葉
之間或段與段之間存在明顯裂隙。據此肝臟有三個葉間裂，三

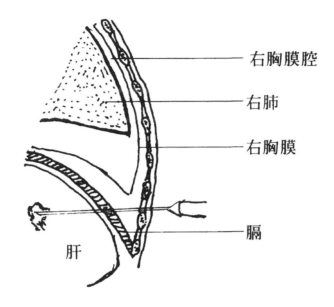

右胸膜腔

右肺

右胸膜

膈

肝

圖 1－2　肝與胸膜、膈的關係

（通過右肺、右胸膜及膈的額切面）

個段間裂（見圖 1－3 與表 1－1）。葉間裂包括肝中裂、左葉間裂、右葉間裂。段間裂有左外葉段間裂、右後葉段間裂和尾狀葉段間裂。由這些裂將肝分為右半肝、左半肝，五個葉、六個段。肝癌多發生在肝臟的右葉。肝的分葉與分段見圖 1－3 及表 1－1。

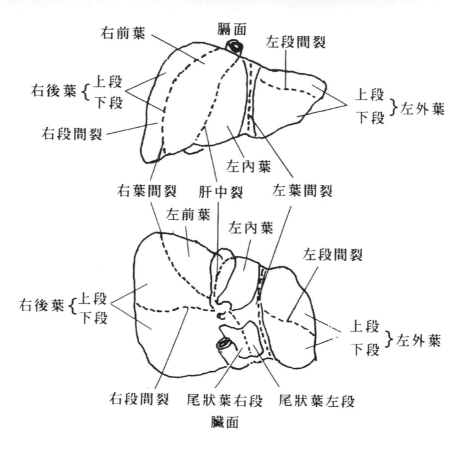

圖 1-3　肝的分葉與分段

表 1-1　肝的分葉與分段

右　半　肝					肝中裂（肝中靜脈）	左　半　肝				
上　　段	右後葉	肝右葉間裂（肝右靜脈）	右前葉	尾狀葉右段		尾狀葉左段	左內葉	左葉間裂	左外葉	上段
右段間裂										左段間裂（肝左靜脈）
下　　段										下段

第二節 肝臟的毗鄰

肝右葉膈面在膈以上鄰近右胸膜腔和右肺底，肝左葉膈面在膈以上鄰近心包和心臟的下面，小部分與腹前壁相鄰。肝右葉臟面前部與結腸右曲及橫結腸右端相鄰，後葉與右腎上腺及右腎相鄰，在內側分靠近肝門右端處與十二指腸上部相鄰。左葉臟面下面接觸胃前壁和賁門相鄰，左葉後緣內側近左縱溝處導管窩左側與食管腹腔段相鄰。方葉下面近肝門處與胃幽門部相鄰。肝癌晚期，生長在肝表面的癌腫，往往破壞包膜，侵犯周圍的鄰近器官而出現相應的臨床改變及病理變化。肝臟的毗鄰見圖 1-4、圖 1-5。

第三節 肝臟的血運

肝臟是人體唯一接受雙重供血器官，即同時接受肝動脈和門靜脈的供血，因而血運十分豐富。動脈系統具有兩個特點：其一是動脈雖然供給肝臟血量的 20～30％，但其含氧量約占50％；其二是肝動脈變異很多肝的靜脈系統，包括門靜脈和肝靜脈。

肝臟有兩條輸入血管，一條輸出血管，輸入血管即肝固有

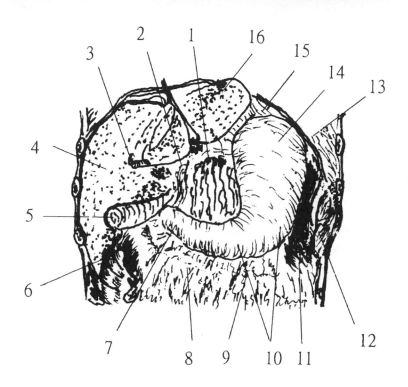

圖 1－4　肝的毗鄰（前面觀）

1.肝胃韌帶；2.肝、十二指腸韌帶；3.肝圓韌帶；4.肝；
5.膽囊；6.橫結腸右曲；7.十二指腸上部；8.大網膜；9.橫結
腸；10.胃大彎；11.脾胃韌帶；12.脾；13.胸膜腔；14.胃底；15.
膈；16.肝右葉。

動脈和肝門靜脈；輸出血管是肝靜脈。肝固有動脈和肝門靜脈
經肝門入肝後，即反覆分支，分別成為小葉間動脈和小葉間靜
脈。小葉間動脈和小葉間靜脈均分支進入肝小葉，匯入血竇。
動脈血和靜脈血在血竇混合，與肝細胞進行物質交換後，即匯
入中央靜脈。中央靜脈再匯入小葉小靜脈，最後匯成肝靜脈，

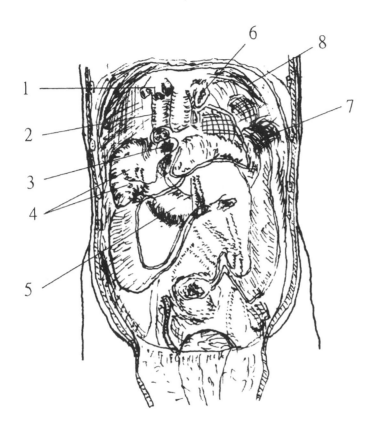

圖 1-5 肝的毗鄰（後面觀）（肝已切除）

1.肝靜脈；2.下腔靜脈；3.十二指腸；4.右腎及腎上腺；

5.十二指腸水平部；6.食管；7.脾；8.左三角韌帶。

經肝後面出肝，直接進入下腔靜脈。

　　若肝癌生長在肝門門靜脈處，可見到門靜脈進入瘤體的中央部分，其餘顯示為門靜脈受壓和阻塞，出現相應的臨床症狀，如肝癌腹水、上消化道出血等。肝固有動脈見圖 1-6。門靜脈在肝內的分支見圖 1-7、表 1-2。

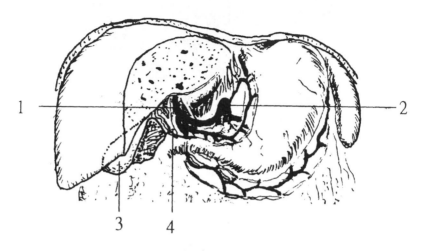

圖 1－6　肝固有動脈（肝已部分切除）
1.肝固有動脈；2.腹腔幹；3.膽囊；4.膽總管

表 1－2　門靜脈在肝內的分支

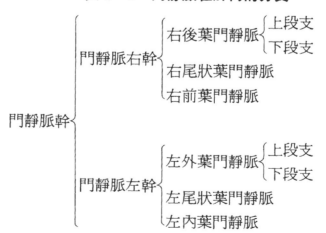

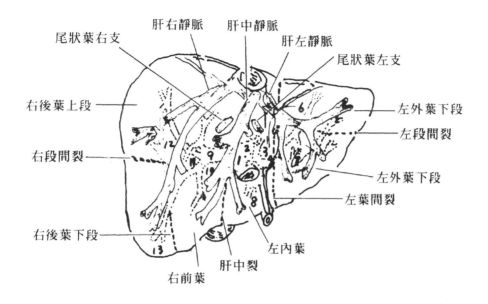

圖 1－7　門靜脈的肝內分支

1.門靜脈 2.左支橫部 3.角部 4.矢狀部 5.囊部 6.左外葉上段支 7.左外葉下段支 8.左內葉支 9.右支 10.右前葉支 11.右後葉支 12.右後葉上段支 13.右後葉下段支

第四節　肝臟的生理功能

　　肝臟是一個有很多種功能的內臟器官。在消化、吸收、代謝、解毒、滅活、排泄等方面均有一定的作用，其中以代謝方面最為重要。肝臟是三大物質（糖、脂肪、蛋白質）互相聯繫和轉化的中心。肝臟結構複雜、功能廣泛，可概括如下：

一、能分泌膽汁、參與脂肪的消化

血液中的不溶性膽紅素或直接吸收於肝細胞內，或經星形細胞轉運入肝細胞內。經肝細胞的作用形成與葡萄糖醛酸結合的可溶性膽紅素，或釋放入血經腎臟排泄；或釋放入膽小管內，與膽鹽、膽固醇等組成膽汁，排入十二指腸。膽鹽有助於脂肪的消化和吸收。

肝臟與脂類代謝關係密切。它參與脂類的消化、吸收、運輸、分解、合成等代謝過程，是脂類代謝的樞紐。

當癌腫侵犯肝內主要膽管；或肝門淋巴結轉移，癌腫壓迫肝外膽管；或癌腫產生的肝臟廣泛破壞引起肝細胞性黃疸。肝臟與脂肪代謝的概況見圖 1-8。

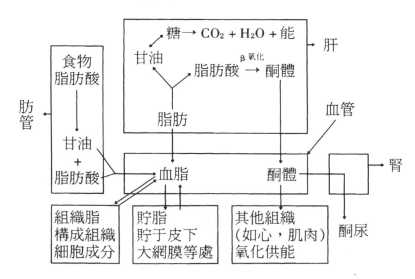

圖 1-8　**肝臟與脂肪代謝的概況示意圖**

二、能合成血漿蛋白，如白蛋白、球蛋白 及凝血酶原等

　　肝臟進行的生物化學反應達 500 種以上。將消化吸收的營養物質，經門靜脈入肝後，由肝細胞合成機體內的多種物質，如血漿蛋白質，即白蛋白、纖維蛋白原、凝血酶原、α 及 β 球蛋白、脂蛋白以及糖原等。肝癌病人常出現低蛋白血症，這說明癌組織破壞了其合成功能。肝臟與蛋白質代謝的概況見圖 1-9。

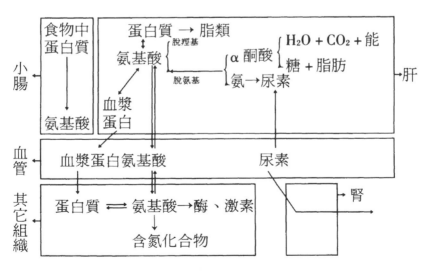

圖 1-9　肝臟與蛋白質代謝的概況示意圖

三、能貯存糖原、蛋白質、維生素和鐵等

糖原貯存於肝細胞內，其分解物質（葡萄糖等）則釋放入血。肝細胞也參與維生素的代謝，如貯存維生素 A、維生素 B 族、維生素 D 及維生素 K 等。肝細胞合成膽固醇、膽鹽等物質。星形細胞（kuptfer）有貯鐵的功能。

肝癌病人 30％伴發低血糖，其原因是巨大型肝癌病人的腫瘤組織取代了大部分正常肝組織或因肝癌積貯肝糖原，又缺乏分解肝糖原的酶，因而進一步發發生低血糖；其次是肝硬化發生肝癌時，胰島素在肝內滅活降低，葡萄糖利用率增加，也可發生低血糖。另有一種值得重視的說法認爲，肝癌組織可產生具有胰島素樣活性的肽，從而導致自發性低血糖。肝癌與糖代謝的概況見圖 1－10。

四、有防禦和解毒功能

內源性和外源性的有毒部分經肝細胞的作用，使其毒性消失，減低或結合轉化爲可溶性的物質以利於排出。肝臟還可將氨基酸代謝產生的大量有毒的氨，經肝細胞內的線粒體和內質網上有關酶的作用，形成無毒的尿素，經腎臟排出體外。

肝血竇的星形細胞是吞噬系統的重要組成部分，經過腸道吸收的微生物、異物等有害物質，多被星形細胞吞噬而清除。

肝癌病人肝臟受損時，解毒能力減弱，使毒物的毒性相對增強都可能發生中毒現象。或因癌組織破壞了肝內氧化解毒功

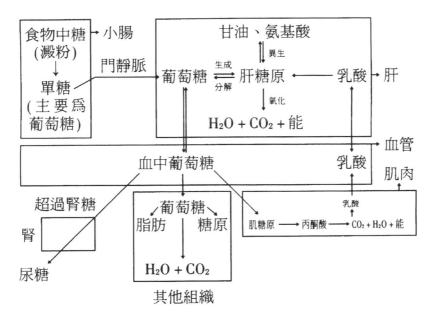

圖 1－10　**肝臟與糖代謝的概況示意圖**

能，導致解毒功能的減弱或消失。

五、肝臟有貯血和調節血量的作用

　　肝臟是人體內重要的貯血體之一，貯存的血量約占全身貯血量的 30％。在劇烈運動或大量失血時，肝臟將貯存血液送入大循環，補充一部分循環血量。肝臟這種調節血量的作用，是通過肝臟血管壁上平滑肌舒縮以極枯否細胞的膨大與縮小來實現的。平滑肌的舒縮受神經體液的支配。如果肝臟容納了大量血液而腫大，使肝包膜被拉緊，可出現肝區疼痛。

　　肝癌病人，肝功能障礙時，就可以影響血液的凝血機制而發生出血傾向，如嘔血、衄血及婦女的崩漏等。

第五節　肝臟酶的臨床意義

　　肝臟是一個代謝很活躍的器官，每個肝細胞含有數千個線粒體（約 1000～2000 個），線粒體含有極為豐富的酶類。估計有 70 多種酶，近代酶組織化學能從形態學顯示的有 30 多種。酶在肝組織內有一定的定位，而且具有特異性，可通過兩條途徑顯示：如某些酶的水解產物和鉛、鈷、銅的鹽類結合形成顏色較深的硫化物，或與重氮類結成顏色鮮明的偶氮染料（多為藍色），另外通過氧化及還原酶的作用形成有色不溶解的化合物等。這類化合物各有其特殊的染色反應，甚至還可以與螢光物質結合，形成可辨別的各種螢光組織化學反應；也可以通過酸超微組織化學反應，用電鏡觀察。肝臟酸組織化學反應產物不僅可進行特殊的定位、定性觀察，還可以通過細胞顯微分光光度計、體視學等方法進行定量分析，達到診斷或鑒別診斷疾病的要求。

　　一、琥珀酸脫氫酶（SDH）：屬於琥珀酸氧化酶系統的酶，它是脫氫酶中最重要的、唯一不需要輔酶的酶。SDH 下降時，可見於藥物中毒性肝細胞損傷（四氯化碳）或應用治療腫瘤的化學性藥物引起的肝細胞損傷、急性傳染性肝炎（急性期肝穿組織）、脂肪肝。SDH 增強：可見於慢性肝炎。

　　二、乳酸脫氫酶（LDH）：是同功酶的混合。 LDH 增強：可見肝炎受損或肝臟疾病，且和肝癌的惡性程度呈正相關

變化。因為微量穿刺活檢可以作為早期診斷方法。

　　三、三磷酸腺苷酶（ATPase）：根據酶的定位可分為三種，即肌球蛋白又稱鈣激活 ATPase，膜 ATPase 主要是指 Na^+－K^+ATPase，此外還有線粒體 ATPase 又稱鎂激活 ATPase。肝臟的 ATPase 屬於這一類。靠近門靜脈分支的肝細胞 ATPase 活性最強，肝竇及中央靜脈部分別呈陽性反應。ATPase 下降時，可見藥物性肝臟損傷（如四氯化碳、酒精中毒等）、膽道瘀積性黃疸（肝外膽道阻塞）。肝癌發生應用化學藥物治療如氨甲喋呤等可併發藥物性肝臟損傷，肝癌壓迫膽管或癌腫生長在膽囊附近可見膽道瘀性黃疸，以上都可見 ATPase 降低，對其診斷有一定的療效。

　　四、葡萄糖－6－磷酸酶（G－6－Pase）：是維持血糖的重要酸，也稱內質網的標誌酶。臨床見於肝糖原沈積病此酶活性下降。糖尿病時 G－6－Pase 活性顯著升高，藥物造成肝細胞損害時，G－6－Pase 活性下降。

　　五、單胺氧化酶（MAO）：該酶在調節細胞代謝中起重要作用。血清中 MAO 升高，對肝臟纖維化、肝內活動性肝炎、脂肪肝、轉移性肝癌有一定診斷價值。

　　六、5′－核苷核酸（5′－Nase）：是膜的標誌酶。急性肝臟損傷時，5′－Nase 活性明顯消失。檢測 5′－Nase 活性，可密切觀察急性肝損傷的程度，配合 ALT 試驗以預測肝功能的恢復程度等。

　　七、膽鹼脂酶（ChE）：屬非特異性酶。肝細胞 ChE 活性的變化與其肝臟蛋白質合成功能及儲備功能的好壞呈正比關係。肝細胞功能障礙時，血清 ChE 下降較早。因而 ChE 是一

種敏感的反應肝合成障礙的指標。ChE 活性下降反映肝細胞功能明顯降低，是診斷嚴重肝實質病變的可靠指標。其臨床意義：脂肪肝 ChE 活性升高，肝硬化時則 ChE 活性低下，肝硬化合併肝癌 ChE 活性降低，全身營養不良、惡液質、有機磷農藥中毒時，ChE 活性明顯下降。

　　八、鹼性磷酸酶（ALP）：主要集中 α_2、β 和 α_1 球蛋白內。當肝功能異常時肝竇可以出現異常的吸收和分泌增高，ALP 活性明顯增高。其臨床上 ALP 增高時，可見慢性肝炎、脂肪肝和嗜酒者。藥物性中毒引起肝臟損害早期 ALP 活性增強，晚期活性明顯下降。但 ALP 和 LDH 的活性異常增高時對於肝炎的病例要注意是否合併肝癌。

　　九、酸性磷酸酶（ACP）：是屬於一種高濃度的水解酶。其活性較不穩定，肝細胞受損的程度與 ACP 活性增高，幾乎呈平行關係。藥物引起的肝損害、酒精中毒引起的肝炎、膽汁瘀積性黃疸，肝癌 ACP 活性明顯增高。ACP 活性的強弱對反映肝臟功能的變化和肝細胞受損程度有較大的意義。

第六節　中醫藥學對「肝」的論述

　　中醫藥學認為肝位於腹部，橫膈之下，右脅之內。肝為魂之處，血之藏，筋之宗。肝在五行屬木，主動，主升。所以《素問・靈蘭秘典論》說：「肝者，將軍之官，謀慮出焉。」《素問・六節臟象論》說：「肝者，罷極之本，魂之居也。」

　　肝的主要生理功能是藏血、主疏泄、主筋、開竅於目，其華在爪，在志爲怒，在液爲泪，在體合筋，肝與膽相表裡。

　　一、肝主藏血：是指肝具有貯存血液和調節血量的功能。《素問・五臟生成篇》（王冰注釋），記載：「肝藏血，心行之，人動則運於諸血經，人靜則歸於肝臟，肝主血海故也。」意思是說，肝臟貯藏大量血液，血液靠心臟運行，當人活動的時候，大量血液運行五臟六腑的經脈之中，當人安靜的時候，則大量血液流歸肝臟貯藏起來。肝之所以具有這種功能，是由於肝爲血庫的緣故，這說明中醫認爲肝是個「血庫」，並具有調節體內各部分血液流量的功能。

　　二、肝主疏泄：是指肝具有疏展通暢氣血的功能。主要表現在兩個方面：一是情志方面。情志活動是「神」的表現之一。人的精神活動除了由「心」所主之外，與「肝」的關係也很密切。只有在肝的疏泄功能正常的情況下，人才能氣血和平，心情舒暢。如果肝失疏泄，就可引起情志異常變化，出現抑鬱或者亢奮現象。如肝氣抑鬱則可見胸脇脹滿，情緒低落，多疑善慮等症；如肝氣亢奮則可見急躁易怒，失眠多夢，頭暈目眩，耳鳴耳聾等症。另一個是消化方面；肝的疏泄功能可協助脾胃之氣的升降，並與膽汁的分泌排泄有關。膽汁是肝之餘氣所成，有助於消化作用。因而，肝的疏泄是保持脾胃正常消化吸收功能的重要條件。如果肝失疏泄，可影響到脾胃的消化與吸收，膽汁的分泌與排泄，從而導致消化不良，出現胃氣不降的噯氣和脾氣不升的腹脹等症狀。此外，肝的疏泄功能失常，還可出現氣滯血瘀的胸肋刺痛、月經不調和水液代謝障礙的水腫等症狀。

　　三、肝主筋，其華在爪：是指全身的肌鍵筋膜都由肝所主，爪甲的榮枯也於肝臟有關係。《素問‧痿論》：「肝主身之筋膜，筋膜（包括肌腱），是聯絡關節肌肉主司運動的組織，筋膜之所以屈伸動作，主要依賴於肝膽精氣的滋養。古人認為只有肝血充盈才能「淫氣於筋」。正因肝臟氣血的盛衰，可以影響筋的運動，而「爪為筋之餘」，故能影響到爪甲的枯榮變化，肝臟精血充足，筋強力壯，爪甲堅韌，肝臟氣血怯虛，爪甲多變薄而軟，甚至變形而易脆裂。

　　四、肝開竅於目：是指眼的視覺和肝有密切關係。《靈樞‧脈度篇》說：「肝氣通於目，肝和則目能辨五色矣」。指出了視覺的功能，來源於肝經血氣的濡養，所以肝臟有病，往往表現在目的病變上。如肝血不足，則出現夜盲（雀目）或視物不明；肝陰不足，則兩目乾澀；肝陽上亢，則頭暈目眩等症。故有「肝開竅於目」之說。

第二章　肝癌的病因及流行病學

菩薩蠻（詞牌）‧肝癌病因流行病學

　　茫茫病毒蠻天飛，淵淵不斷侵肝胃。黃麴莽莽蒼蒼，吸蟲寄肝腸。免疫力如何？決定癌著床。病因雖夭夭，甲胎日異高。

　　本章提要：介紹了肝癌的定義，發病分布情況、流行趨勢及肝癌的病因。闡明了肝癌的主要病因即病毒性肝炎、水源污染、黃麴霉毒素等三大因素。

第一節　肝癌的定義及發病情況

　　肝臟腫瘤分為原發性和繼發性。原發性肝臟腫瘤有惡性和良性之分，其中惡性稱之為「肝癌」。原發性肝臟惡性或良性

腫瘤，均發生於其母細胞，即肝臟的實質肝細胞、膽管上皮、支持的間質組織，或來自於這三者中的兩種以上的組織。原發性肝臟惡性腫瘤，大部分為原發性肝癌（PHC）。可分為來源於肝細胞者稱肝細胞癌（HCC）和來源於膽管上皮的膽管細胞癌（Cholangiocinoma）以及來源於二者混合型肝癌。其中 90％以上為肝細胞癌。繼發性肝臟腫瘤均為惡性，又稱轉移性肝癌。是由其它臟器的癌瘤轉移到肝臟。據統計，其他臟器的癌腫轉移到肝臟的發生率依次為乳腺癌——大腸癌——卵巢癌——淋巴癌——胃癌——肺癌——何杰金氏淋巴瘤——鼻咽癌——食道癌——宮頸癌。該書主要介紹原發性肝癌。肝臟腫瘤的種類見表 2－1。

表 2－1　肝臟腫瘤的種類

原發性腫瘤		繼發性腫瘤
惡　性	良　性	
常見　肝細胞癌	肝海綿狀血管瘤 肝囊腫病	胃腸道、呼吸系統、泌尿生殖系統等癌腫
少見　膽管細胞癌 　　　肝母細胞瘤	肝細胞腺瘤 局灶性結節增生	
罕見　肝肉瘤 　　　血管肉瘤 　　　纖維肉瘤 　　　淋巴肉瘤 　　　未分化間葉瘤 　　　膽管囊腺瘤	血管內皮細胞瘤 毛細血管瘤 膽管細胞腺瘤 淋巴管瘤 脂肪瘤 纖維瘤 平滑肌瘤 畸胎瘤	
鱗狀細胞癌	間質錯構瘤	

一、流行趨勢

　　肝癌通常是指原發性肝癌，是世界上流行最高的 10 種惡性腫瘤之一，全世界每年新發現的惡性腫瘤病人約 635 萬例，而原發性肝癌約 26 萬例，占 4％，其中 42.5％發生在中國。世界各地原發性肝癌發病分布見表 2-2。

表 2-2　**世界各地原發性肝癌發病分布**

國家或地區	原發性肝癌例數			百分比（％）
	男	女	合計	
中　　國	80700	29500	110200	42.5
東南亞	24300	6600	30900	11.9
原蘇聯	13000	20400	33400	12.9
日　　本	7400	3900	11300	4.4
東　　非	12500	3500	1600	6.2
中南亞	6600	4100	10700	4.1
南　　歐	7200	3500	10700	4.1
西　　非	5400	1800	7200	2.8
其　　他	25400	3400	28800	11.1
合　　計	182500	76700	259200	100.0

　　在全世界範圍內，原發性肝癌居男性惡性腫瘤的第七位，居女性的第九位。在西非、中非和東非它是一種主要的惡性腫瘤；在南非和東南亞，是第一位的常見的惡性腫瘤；在中國處於第三位，在歐美大部分地區、北非和中東則十分罕見。最近幾年全世界原發性肝癌的發病率有上升的趨勢。

　　原發性肝癌中，90％以上爲肝細胞癌（HCC）。死亡率僅次於胃癌和食道癌。每年全世界有 25 萬人死於肝細胞癌，中國每年約 10 萬人死於原發性肝癌，占世界死亡率的 40％，

說明中國是原發性肝癌發病率較高的一個國家。

　　60 年代以來，肝癌發病率和死亡率均有緩慢上升趨勢。據日本屍體解剖資料表明，日本肝癌從 1958 年 6％上升至 1983 年的 14％。日本肝癌的發病率以前低於新加坡和香港，如今已達相似。據上海腫瘤資料顯示，比較了 1972 年～1974 年和 1982～1984 年的肝癌標化發病率，男性分別為 34.2 /10 萬和 32.1 /10 萬，女性分別為 12.1 /10 萬和 11.4 /10 萬，提示 10 年中肝癌發病率相對穩定。而江蘇啟東縣是肝癌高發區，1972 年和 1991 年肝癌發病率均為 52.81 /10 萬，發病趨勢較穩定。

二、人群、年齡、性別的分布

　　原發性肝癌的發病年齡因地區不同而有差異。大量的調查資料表明，肝癌流行程度較嚴重的地區，40 歲以下年齡組的肝癌發病率較高，而流行程度較輕的地區 60 歲以上年齡組發病率較高。即高發區肝癌多發於青壯年，如南非黑人往往發生於 20 多歲。莫三比克的肝細胞癌患者最年輕，50％小於 30 歲。低發區肝癌多發於中青年，流行愈嚴重地區肝癌患者的平均年齡越低。肝細胞癌罕見於兒童，如果發生往往是 5～15％。另外，生後不滿一歲的幼兒，有時也發現肝癌，這是從肝母細胞癌（hepatoblastoma）的胎生期遺殘組織發生而來的，與成人肝細胞癌類型不同。

　　全世界肝細胞癌主要發生於男性。在高發人群中，男女發病之比為 4～8：1。在低發區人群中，男女發病比例約為 1～

1.5：1，有些低發地區肝癌男女比例竟爲 0.5～0.7：1，女性略高於男性。

　　在中國，根據 11 個地區 3256 例肝癌資料分析，肝癌可發生於 2 個月嬰兒到 80 歲老人，平均患病年齡爲 43.7 歲，最高發病年齡爲 40～49 歲。中山醫科大學附屬醫院肝癌研究室 1982 年報告，臨床與病理證實的 536 例肝癌中，年齡最小的 1 歲，最大的 84 歲，以 30～59 歲組最多（77.8%），其中男性 458 例，女性 78 例。男性占 85.5%，女性占 14.5%，男女之比爲 5.9：1，這些都說明肝癌的發病與性別、年齡的關係。

三、地理分布

　　肝細胞癌高發地區主要分布在東南亞、西太平洋地區以及非洲東南部。常見於非洲撒哈拉沙漠南部和遠東的許多地區，每年發生率大於 20 /10 萬人口。所記載的最高發生率在莫三比克，男性爲每年 103.8 /10 萬人口。台灣和中國東南部、日本、歐洲南部、瑞士和保加利亞的發生率中等（10～20 /10 萬人口）。波蘭、德國、羅馬尼亞、奧地利、比利時、捷克、斯洛伐克、匈牙利、法國和南斯拉夫等國次之（5～9 /10 萬人口）。而北美洲、加拿大、英國、澳大利亞、紐西蘭、斯堪的納維亞、以色列、拉丁美洲、印度、斯里蘭卡、以及南美洲高加索人，肝細胞癌不常見或罕見，每年發病率爲 5 /10 萬人口。

　　肝細胞癌在中國屬高發區國家，沿海高於內地，東南和東

北高於西南和西北，沿海島嶼和江河海口地區又高於沿海其它地區。這些高發區大多屬海洋性氣候，比較溫暖、潮濕、多雨。即使在同一高發地區，肝癌分布亦不均勻。廣西的扶綏、廣東的佛山、福建的同安和江蘇的啟東為高發區。啟東的發病率最高，為 55.63 /10 萬人口，然而通興鄉肝癌發病率為47.44 /10 萬人口遠比相隔一條馬路的西寧鄉（15.44 /10 萬人口）和天汾鄉（17.81 /10 萬人口）為高，這種發生率的顯著差異，為研究肝癌的病因提供了基礎。

第二節　肝癌的病因

肝癌不是由單一因素引起的，而是內外環境長期作用的結果。其中包括環境和遺傳兩大因素。它們之間相互依存、共同作用，導致正常細胞轉化。

關於肝癌的病因發病學，無論流行病學或實驗的研究，都集中在 B 型肝炎病毒（HBV）感染、黃麴霉毒（AFT）、飲水等環境因素以及肝硬化、血色病、口服避孕藥、微量元素缺乏及某些先天性疾病，如 α_1 抗胰蛋白酶缺乏症。酒精的作用亦受到重視。目前，B 型肝炎病毒與肝細胞癌關係的熱點已有轉向 B 型肝炎表面抗原（HBsAg）方面的跡象。C 型肝炎（HCV）與肝細胞癌的關係亦日益得到重視。然而，多因素的協同作用受到更多的關注。所有這些因素的作用，都涉及到體內原癌基因的激活和抗癌基因的失活。肝癌的相關病因見表

2－3。

一、病因之一──肝炎病毒感染

1.B 型肝炎病毒（HBV）感染：

諸多流行病學和實驗研究表明，B 型肝炎病毒與肝細胞癌之間有著明顯且特異的關係。據統計資料表明，全世界 80％的肝細胞癌有持續 B 型肝炎病毒感染。肝細胞癌發病率與 B 型肝炎病毒攜帶狀態的流行之間存在著正相關關係，而且還存在地理上的密切關係。在肝細胞癌高發區，如東南亞和非洲撒哈拉地帶，B 型肝炎表面抗原流行率超過 10％。同樣，這些地區的肝細胞癌發生率也最高，而大部份歐美國家人群中肝細胞癌低發，其中 B 型肝炎表面抗原攜帶者流行率亦很低（供血者中僅 0.1～1.0％）。對南非黑人所進行調查表明，由於都市化使 B 型肝炎病毒攜帶率降低時，肝細胞癌的發生率也隨著相應下降。

對非洲和東南亞肝細胞癌高危人群、希臘中危人群和美國低危人群所進行的病例對照研究表明，B 型肝炎表面抗原陽性患肝細胞癌的相對危險度在 10～20％之間。美國低危人群（對照組 B 型肝炎表面抗原流行率低）B 型肝炎表面抗原陽性者發生肝細胞的相對危險度比較高。由於 B 型肝炎病毒感染與其它癌症的的轉移性肝癌之間沒有關係，以上研究顯示極高的相對危險度表明：B 型肝炎病毒感染與肝細胞癌發生之間呈正相關。即 B 型肝炎與肝癌關係的熱點已有轉向 B 型肝炎表面抗原方面的跡象。提供的單克隆抗體證實，HBsAg 在癌內

表 2 - 3 肝癌的相關病因

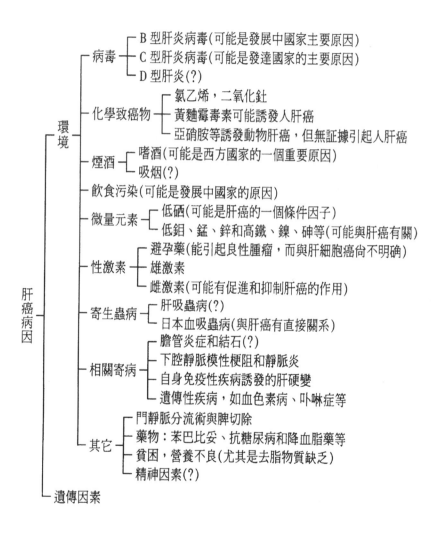

```
                      ┌ B 型肝炎病毒(可能是發展中國家主要原因)
             病毒 ─────┼ C 型肝炎病毒(可能是發達國家的主要原因)
                      └ D 型肝炎(?)
                      ┌ 氯乙烯,二氧化釷
             化學致癌物 ─┼ 黃麴霉毒素可能誘發人肝癌
                      └ 亞硝胺等誘發動物肝癌,但無証據引起人肝癌
                      ┌ 嗜酒(可能是西方國家的一個重要原因)
             煙酒 ─────┤
                      └ 吸烟(?)
      環
      境 ─── 飲食污染(可能是發展中國家的原因)
                      ┌ 低硒(可能是肝癌的一個條件因子)
             微量元素 ──┤
                      └ 低鉬、錳、鋅和高鐵、鎳、砷等(可能與肝癌有關)
                      ┌ 避孕藥(能引起良性腫瘤,而與肝細胞癌尚不明确)
             性激素 ───┼ 雄激素
                      └ 雌激素(可能有促進和抑制肝癌的作用)
肝                    ┌ 肝吸蟲病(?)
癌                    │
病    ────            寄生蟲病 ─┤
因                    └ 日本血吸蟲病(與肝癌有直接關系)
                      ┌ 膽管炎症和結石(?)
                      ├ 下腔靜脈模性梗阻和靜脈炎
             相關寄病 ──┤
                      ├ 自身免疫性疾病誘發的肝硬變
                      └ 遺傳性疾病,如血色素病、卟啉症等
                      ┌ 門靜脈分流術與脾切除
                      ├ 藥物:苯巴比妥、抗糖尿病和降血脂藥等
             其它 ─────┤
                      ├ 貧困,營養不良(尤其是去脂物質缺乏)
                      └ 精神因素(?)

      遺傳因素
```

表達為 56.3％，高於表面抗原和核心抗原。

　　2.C 型肝炎病毒（HCV）與肝細胞癌：

　　C 型肝炎與肝細胞癌的關係越來越受到重視。尤其在日本，肝細胞癌中伴有 B 型肝炎病毒感染的比例下降，但肝細胞癌發病率仍然上升。最新報告肝細胞癌病人中，測出 C 肝病毒抗體（HCVAb）者，高達 53％ 及 68％。遠東與 B 型肝炎無關的肝癌病人正在增加，在意大利，約一大半的肝細胞癌病人患了 C 型肝炎。在 132 例肝細胞癌病例中統計，C 型肝炎病毒抗體陽性者占 65％。Kiyosawa 等為了研究 C 型肝炎病毒感染和肝細胞癌發生之間的關係，檢測了 231 例非 A 非 B 型肝病（NANB）的 C 型肝炎病毒抗體。其中慢性肝炎 96 例、肝硬化 81 例、肝細胞癌 54 例。同時檢測了 125 例 B 型肝炎慢性肝病的 C 型肝炎病毒抗體。其中慢性肝炎 50 例、肝硬化 46 例、肝細胞癌 29 例，結果表明；非 A 非 B 型肝炎感染的慢性肝炎、肝硬化及肝細胞癌的 C 型肝炎病毒抗體檢出率分別為 89.6％、86.4％和 94.4％，而 B 型肝炎病毒感染的三種慢性肝病的 C 型肝炎病毒抗體檢出率分別為 6％、17.4％和 34.5％。以上證實 C 型肝炎病毒感染與肝細胞癌有著密切的關係。另據報導，日本的原發性肝癌至少半數與 C 型肝炎病毒感染有關，因為肝癌中有 40％ 的人有輸血歷史，過去 80％的非 A 非 B 型肝炎的肝細胞癌中能檢出 C 型肝炎病毒抗體。中國原發性肝細胞癌的 C 型肝炎病毒抗體檢出率約為 22.8％～59％。中國肝癌患者中 C 型肝炎病毒（HCV）流行率見表 2－4。

表 2－4　**中國肝癌患者中 HCV 流行率**

作　者	地區	HCC 例數	HCV 陽性率 例數（％）
Chen（1990）	台灣	66	22（33.3％）
Jong（1991）	台灣	129	48（37.2％）
Yeung（1992）	香港	424	39（9.2％）
李繼強（1992）	上海	14	4（28.6％）
陸培新（1993）	啟東	93	7（7.5％）
蘇先獅（1993）	湖南	141	45（32.3％）
葉振斌（1993）	浙江	35	15（42.9％）
鮑秋莉（1993）	北京	19	4（21.1％）
余竹元（1993）	上海	416	46（11.1％）
Lee（1992）	台灣	326	41（12.6％）

二、病因之二──肝硬化

　　肝硬化與肝癌的關係早爲人們所注意。一般認爲，肝癌多發生於大結節型肝硬變，在肝臟明顯增生和間變的基礎上演變爲肝癌。肝癌併發肝硬化者約 70％。在歐美低發區，發生肝癌的病人大多數都有長期肝硬化的病史。在非洲和東南亞高發區，雖然有人報導伴有肝硬化的肝癌相對少見，但在日本，目前有半數肝癌患有肝硬化。屍檢資料統計，84.3％ 的肝癌與肝硬化並存。台灣 73.7％肝癌患者併發肝硬化。

　　肝硬化屬於肝癌的癌前期病變，其惡變機理尙不明瞭，可能肝細胞增生、間變和肝硬化時肝細胞快速的轉換率，使得這些細胞對環境的致癌因子更加敏感，即致癌因子可引起肝細胞的損傷，在損傷修復之前，發生 DNA 複製，產生永久改變的異常細胞。

三、病因之三──飲水污染

從某些肝癌高發區觀察到飲用死水，如宅溝水、明溝水的地區發病率較高；飲用流水如河水的地區發病率底；飲用地下水、如井水的地區發病率更低些。美國的報導則認飲用地上水和地下水與癌症的發生關係不大，而飲用加氯消毒的水癌症病人明顯增加。

飲用水中證據充足的有機致癌物有六氯苯、苯幷（ｄ）芘、多氯聯苯、三氯甲烷（氯仿）、１，２－二溴乙烷、１，２－二氯乙烯、氯乙烯、苯幷（ｂ）螢蒽、四氯甲烷和茚幷芘等。

目前已知能引起動物發生肝癌的水中化合物有以下幾種：

1.引起小鼠肝癌的有 γ－六六六、四氯化碳、氯仿、四氯乙烯、三氯乙烯、１、１、２－三氯乙烷等。

2.引起大鼠肝癌的有 α－六六六。

3.引起大鼠肝血管瘤的的有氯乙烯。

四、病因之四──黃麴霉毒素

黃麴霉毒素（aflatonxin；AFT）是由黃麴霉菌產生的真菌毒素。1960 年震驚世界的英國 10 萬火雞幼雛進食霉變花生餅後死亡和美國同船運鱒魚大批死亡並發現肝癌事件發生後，1961 年年首次從上述花生餅飼料中，分離出一種能致雛雞肝肝臟中毒，Rf＝0.7 的藍色螢光物質，，此即 AFT。此後又進一步發現 AFT 是一種毒素。即 AFB_1、AFB_2、AFG_1 和

AFG$_2$。AFB$_1$毒性最強。據研究資料表明；用黃麴霉毒素可以誘發大鼠、鴨、猴等動物發生原發性肝癌。據調查，中國南方某些地區地理氣候很適宜霉菌生長，因食物霉變而污染黃麴霉毒素的現象較爲嚴重，如霉變的玉米、花生等均可污染。因此，以霉變玉米爲主糧的地區肝癌發病率和死亡率均較高。用肝癌高發區有霉變含黃麴霉毒素的花生和玉米已誘發大鼠肝癌及其它肝損害，其病特徵與黃麴霉毒素 B$_1$ 純品所誘發的一致。因此，黃麴霉毒素 B$_1$ 對動物致癌作用是可以肯定的。然而，黃麴霉毒素是否能直接導致人體發生肝癌，或因爲發生中毒性肝炎後轉爲肝癌，中國廣西也研究了 AFB$_1$ 和 B 型肝炎表面抗原與肝細胞癌的關係。認爲 B 型肝炎表面抗原可能先與黃麴霉毒素接觸，爲黃麴霉毒素致癌打下一定的病理基礎。黃麴霉毒素與 B 型肝炎表面抗原感染有交互作用，尤其在後期形成肝細胞癌中起到一定的作用。

　　亞洲及非洲的研究表明，常食用黃麴霉毒素感染的食物，患肝癌的機會可增高 5 倍以上，中國江蘇啟東縣的高發率就是一個例子。

五、病因之五——亞硝胺

　　亞硝胺是一種強烈的化學致癌物質。在肝癌高發區的水源和土壤中測定亞硝酸鹽和硝酸鹽的含量，發現肝癌的死亡率呈正比關係。硝酸鹽和亞硝酸鹽在一定條件下可生成亞硝胺。從居民食用的腌菜分析，肝癌戶中腌菜亞硝胺的提出率爲 100％；非肝癌戶腌菜中亞硝胺的提出率爲 65.8％。用霉爛鹹

榮提取的濃縮亞硝胺粒餵養大白鼠，發現 20 隻大白鼠中有 17
隻誘發了肝癌。以上資料提示，在肝癌的病因中，亞硝胺是一
個值得注意的因素，但還需要充分的證據。

六、病因之六──酒精因素

飲酒所引起的肝臟病變是酒精性肝炎，對於長期飲酒者來
說，酒精性肝炎常常最終發展成肝硬化，從而增加了患肝癌的
機會。盡管沒有實驗證據證明酒精本身是致癌的，但仍有一些
流行病學的研究指出，飲酒與肝細胞癌的發生有關。

在美國洛杉磯進行一次病例對照研究，報導了每日飲用
80 克酒精或更多者比每日不足 10 克者，患肝癌的危險度高
4.2 倍（95％可信的範圍爲 1.3～13.8）。在控制了其他危因
素後，這種危險性的增加仍繼續存在。

國外近年研究認爲，長期飲酒引起小結節性肝硬變，部分
也能演變爲大結節性肝硬變，若不及時控制，進而可能發展成
爲原發性肝細胞癌。

七、病因之七──性激素

據有關資料報導，長期應用合成代謝的雄性類固醇激素治
療再生障礙性貧血的患者中會發生原發性肝癌，一些患者停止
繼續使用這類激素後，生存期延長，甚至腫瘤退縮。在口服避
藥的婦女中患肝細胞癌的危險性增加。但是，避孕藥與原發性
肝癌之間的關係，目前尚不明瞭。

八、病因之八——寄生蟲病

　　肝寄生蟲病與肝癌之間的關係，至今尚未被確認。中華分枝睪吸蟲、日本血吸蟲兩種寄生蟲感染，在肝癌高發區與低發區的自然人群中無明顯差別。肝癌高發區的肝癌是肝細胞癌，但中華分枝睪吸蟲常由於蟲體游動引起的機械性刺激和膽汁與蟲體中的酪氨酸酶產生的化學性刺激，引起膽管上皮增生而產生膽管細胞癌。

　　過去曾認為肝癌與血吸蟲病的流行有關。目前多數學者認為，兩者並無因果關係。因為肝癌和血吸蟲病二者的地理分布並不完全一致。Nakashima 在 4611 例屍檢中，發現血吸蟲病 227 例，其中肝癌和血吸蟲病並存者 24 例（10.6％）。無血吸蟲病患肝癌的檢出率為 2.87％，明顯低於前者。又進一步分析了肝組織學檢查結果。24 例中，20 例有肝硬化，多為大小結節混合型，並非血吸蟲病特有肝纖維化，且 B 型肝炎表面抗原的陽性率為 27％。因此認為，病毒性肝炎如發生於慢性血吸蟲病的基礎上，則易演變為混合性肝硬化，肝血吸蟲病和慢性肝炎在肝癌的發生上有協同作用。鑒於肝硬化的病因難以用血吸蟲病來解釋，故不能認為肝癌與血吸蟲病之間有確切的因果關係。

九、病因之九——遺傳因素

　　已有研究結果表示，α_1抗胰蛋白酶缺陷症患者發生原發性

肝癌的危險性增加。原發性肝癌與血色素沉著症（一種罕見的遺傳代謝異常）的聯繫，反存在於那些患此病長期生存以致發生肝硬化的患者。肝癌中的肝細胞癌是血色素的併發症之一。二者的聯繫早已引起人們的注意，如有人對 1897～1932 年的死於波士頓市醫院的肝硬變病人作屍檢，屍檢報告血色素病人中肝細胞癌的發病率爲 7.7％。相比之下，肝細胞癌在其它類型的肝硬變中的發病率僅爲 3.4％。血色素中肝細胞癌的發病率也影響病人的生存期。研究表明，肝細胞癌占血色素病死因的 20～36％，說明血色素病與肝細胞有密切關係。

　　罕見的情況下，一些先天性疾病如酪氨酸血症、半乳糖血症、Ⅰ型糖原累積病或先天性毛細血管擴張症的患者發生原發性肝癌。

十、病因之十──其它因素

　　1.微量元素──通過對肝癌高發區的水源、土壤、糧食、以及人體血液、頭髮中的微量元素的檢測，發現硒、銅、鋅、鉬、錳和鐵鎳、砷等微量元素與肝癌的發生有較密切的關係。肝癌患者體內銅和鋅的含量較高，主根玉米中鉬的含量較低，應列爲肝癌的重要檢查項目。

　　2.農藥：農作物大量施用農藥，農藥的有害成分污染食物、水源，可對人類產生危害。有機氯類農藥如二二三、六六六等有誘發動物肝癌的作用。至於人類肝癌是否與有機氯農藥有關，現正在研究中。

　　3.膠質二氧化釷（Thorodrast；ThO_2）：二氧化釷是最明

確的人肝癌致癌物。它發射 α 射線，衰變極慢，半衰期為 1.4 ×10¹⁰年。1930～1945 年之間，曾用作為靜脈途徑的血管造影劑。它主要沉積在肝臟、脾臟和骨髓的網狀內皮系統中。由於 α 射線的轟擊，肝臟纖維化，最終導致惡變。日本政府曾成立一個委員會，隨訪第二次世界大戰中做過二氧化釷血管造影者。由腹部平片很容易診斷二氧化釷症。當初，全國共有老兵 200 例，10 年內死亡 116 例，47 例經屍檢發現，其中 33 例有肝惡性腫瘤，肝細胞癌 13 例，膽管癌 14 例，血管肉瘤 6 例。

4.營養不良：人們膳食中需要足夠的營養成分。如果食物中缺乏蛋白質、酪蛋白和維生素 B 族中的膽鹼等，則人和動物均可引起肝細胞壞死、肝脂肪變和肝硬變。奶油黃、四氯化碳、亞硝胺在動物實驗中可以誘發肝癌。如大白鼠的飼料中加入維生素 B 族中的核黃素、膽鹼、酵母等，則奶油黃引起肝癌的作用可以延緩，甚至完全受到抑制，以上說明營養因素與肝癌有關。

第三節　七情六淫對肝病的影響

一、七情對肝病的影響

七情即喜、怒、憂、思、悲、恐、驚，是人的精神情志變

化，通常情況下，它是人體生理活動的一部分，如果由於長期的精神刺激或突然劇烈的精神創傷，超過了生理活動所能調節的範圍，就會引起臟腑的功能失調而發病。

肝病與七情的關係極爲密切。如《素問‧藏氣法時論》篇說：「肝病者，兩脇下痛引少腹，令人善怒」。《難經‧四十九難》說：「善怒氣逆，上而不下則傷肝」。善，乃恨、怒之意。《素問‧舉痛論》所說：「百病生於氣也」。以上說明鬱怒傷肝。長期憂鬱，可使肝失疏泄，肝氣鬱結，從而導致鬱症、脇痛、癲症。過度憤怒，可使肝失疏泄，肝氣橫逆上冲。血隨氣逆，並走於上，而發生吐血、厥症、中風。

情志活動，是屬於心主神明的生理功能，但亦與肝的疏泄功能密切相關。這是因爲，正常的情志活動，主要依賴於氣血的正常運行，情志異常對機體生理活動的重要影響，也在於干擾正常氣血運行。情志所傷，影響氣機的調暢。所以，肝的疏泄功能具有調暢情志的作用，實際上是調暢氣機功能所派生的。肝的疏泄功能正常，則氣機調暢，氣血和調，心情就易於開朗；肝的疏泄功能減退，則肝氣鬱結，心情易於抑鬱，稍有刺激，即抑鬱難解；肝的升泄太過，陽氣升騰而上，則心情易於急燥，稍有刺激，即易於發怒，因爲肝在志爲怒，怒氣傷肝，這是肝的疏泄功能對情志的影響。反之，在反覆持久的情志異常情況下，亦會影響肝的疏泄功能，而導致肝氣鬱結，或升泄太過的病理變化。

若肝氣鬱結，氣滯血瘀；或血不養肝，常致肝脈阻滯，而導致脇痛；肝鬱日久，氣滯血瘀，可導致癥瘕積聚；血瘀水停，而致氣血水瘀結於內，可形成臌脹等。

二、六淫對肝病的影響

六淫是指風、寒、暑、濕、燥、火六種邪氣。在正情況下，它們是自然界六種不同的氣候變化，稱爲「六氣」。人體生理功能適應氣候的變化，所以正常的六氣不易致病，但是當外界氣候變化過於急劇，或人體抵抗力下降時，機體不能及時應變，六氣就會成爲致病因素侵襲人體而發病。這種情況下的六氣，就成爲六淫。

「六淫」對肝病的發病有一定影響，病毒性肝炎最重要的特點是有傳染性，換言之，羌非內損而漸，病所外邪所致。因此，從病因學角度來看，病毒浸淫，是肝病發病的首要條件。

肝病的病毒在中醫學範疇，屬於一種濕熱毒邪，具有一般濕邪粘著纏綿的特點，更有傳染力。在《靈樞·百病始生論》說：「風雨多熱，不得虛邪，不能獨傷人……此必因虛邪之風，與其身形，兩虛相得，乃客其形。」薛生白在《濕熱篇》中說：「太陰內傷，濕飲停聚，客邪再至，內外相引，故病濕熱」。就肝病而言，濕濁內聚是發病的主要原因，臨床觀察，許多肝病患者，發病之前，或癒後復發之際，大多有一段脾胃失運，濕濁困中的表現，推其原委，有的素性嗜酒，有的嗜食厚味，天長日久，如蒸麴發酵，中州困乏，土德不服，水穀不化逐漸而成濕濁，內濕無力運化，外濕更難驅除，內外相引，肝病乃生。有人認爲，肝病多起自「鬱」。「鬱」的含義，從《內經》木鬱達之及五鬱的本義來認識，六淫七情均可致鬱。古人對肝鬱致病有一句很形象的成語：「草鬱則爲腐，木鬱則

為蠱，人鬱則為病 」。脾胃內濕積盛之人，氣機升降失調，肝氣疏泄亦因之抑遏，一旦邪侵，易成肝病。肝病之鬱，主要表現在氣鬱、濕鬱和血鬱，且相互影響，如氣鬱導致濕鬱、血鬱。

在飲食偏嗜中，尤其是嗜酒，最能醞釀濕濁、化熱傷津，易引起肝臟損傷，常為慢性肝炎、肝硬化的重要因素。中醫認為，酒性辛甘大熱，具助火邪、滋痰濕之性，嗜飲成癖，膨症之萌，是很有道理的。

第三章　肝癌的病理及轉移

清平樂（詞牌）‧肝癌的病理及轉移

胞膜突變，正邪重開戰。癌栓血淋四處竄，病理切片可見。

癌瘤浸潤內臟，器官防不勝防。全身免疫系統，建起防範屏障。

本章提要：分兩節，介紹了肝癌的臨床病理及轉移部位，及運用中醫藥學理論對肝癌病機加以闡述。

繼 Galen and Aretaeus 首次報導肝癌之後，不少學者對肝癌的研究有了較大的進展，特別在病理學方面，成績尤為突出。十九世紀，魏爾嘯（ Virchou, 1862 ）詳細地描述了原發性肝癌與轉移性肝癌的差異性。接著 Hanot and Gilbert（ 1888 ）根據大體所見對肝癌進行初步的大體分類。繼而，Edmond-son and Steiner（ 1954 ）根據肝癌的腫瘤細胞不同分化程度，

將肝癌分爲四級，作爲判斷肝癌惡性程度的標準。以上工作爲肝病的病理學奠定了基礎。

第一節　肝癌的臨床病理及轉移

一、大體分型

中國肝癌病理協作組會議於 1979 年通過的肝癌大體分類，已成爲中國病理工作者的分類方法。介紹如下：

1.彌漫型：癌結節較少，彌漫分布於整個肝臟，與增生和肝假小葉有時難以鑒別，但癌結節一般質較硬，色灰白。

2.塊狀型：癌塊的直徑在 5cm 以上，超過 10cm 者爲巨塊型。

⑴單塊狀型：單個腫塊，邊界清楚或不規則，常有完整或不完整包膜，有的可無包膜，腫塊邊緣常可見小的衛星結節。

⑵融合塊狀型：以癌塊爲中心向周圍呈浸潤性生長，並與鄰近之大小癌結節融合，形成直徑超過 5cm 之癌塊，即爲融合塊狀型。此種癌腫邊界不規則，周圍的肝組織中有散在的癌結節。

⑶多塊狀型：兩個以上之單塊或融合塊謂之多塊狀型。

3.結節型：癌結節最大直徑不超過 5cm 者謂之結節型。

⑴單結節：單個癌結節，直徑不超過 5cm，邊界清楚，常

有包膜，有時在結節旁可有細小的癌結節。

(2)融合結節型：數個大小不等的癌結節融合在一起形成融合結節，最大直徑不超過 5cm，結節之邊緣不規則，周圍並有散在的細小癌結節。

(3)多結節型：兩個以上單結節或融合結節謂之多結節型。

4.小癌型：單結節腫瘤直徑在 3cm 以下，或相鄰兩個癌結節直徑之和在 3cm 以下者，患者無臨床症狀，但血清甲胎蛋白可陽性，腫瘤切除後甲胎蛋白降至正常。

二、肝癌的組織學類型

㈠根據組織來源分型

肝癌根據其組織來源的不同可分爲三個類型（Robbins，1981）：①肝細胞性肝癌，主要來源於肝細胞；②肝內膽管性肝癌，來源於肝內膽管上皮；③混合性肝癌，以上兩種成分混合存在。

㈡組織學特徵及類型

1.肝癌組織結構特點：

(1)小梁（竇狀）型：該型特點是腫瘤細胞摸擬正常肝細胞排列成索狀或板狀，稱癌小梁。

(2)假腺型：該型腫瘤主要由各種腺樣結構組成。

(3)致密型：腫瘤細胞生長成實體團塊，血竇受壓而不明顯，有的呈鵝卵石樣排列。這一型細胞分化差。

(4)硬化型：多量纖維間質分隔腫瘤細胞索，形成一片片由纖維組織包繞的癌組織島。這往往是由於肝癌進行放、化療以

及經肝動脈栓塞治療後所引起的繼發性改變。該型應與纖維板層癌，肝內膽管細胞癌及肝內轉移性癌相鑒別。

(5)游離細胞型：主要特點是腫瘤細胞之間缺乏接觸，相互分離，癌小梁結構不明顯，是低分化的表現。

(6)肉瘤型：腫瘤主要由梭形細胞及部分異形多核瘤巨細胞組成。有的可看到瘤小梁與肉瘤樣改變之間的過渡形式。肉瘤型肝癌的梭形細胞中角質蛋白，白蛋白，胎兒球蛋白和／或纖維蛋白原常為陽性，而間葉組織來源者多為陰性。

2.肝癌的細胞類型

(1)肝細胞樣細胞：細胞多呈角型，胞漿具細顆粒，核空泡狀，具明顯核仁。腫瘤分不同，可從該細胞大小、核的形狀和染色特徵反映出來。若分化好的腫瘤，細胞體積較大，胞漿較豐富，嗜酸性，核大小也較一致；分化差者細胞體積較小，胞漿較少，微嗜鹼性。核體積較大，深染，且大小不一致。肝細胞樣細胞是肝細胞癌最常見也是最基本的細胞類型。

(2)多型性細胞：細胞及細胞核大小極不一致，胞漿嗜鹼性，核深染，可見數量較少的單核和／或多核的奇異形腫瘤巨細胞，該細胞體大，為正常肝細胞的數倍至數十倍，具1～多個大而深染的核，有明顯的核仁，胞漿豐富，嗜酸性。

(3)透明細胞：細胞胞漿呈空泡透明狀，有的呈泡沫狀，細胞大小較一致，核位於中央或偏於一側。一般來說，這種細胞在肝癌組織中往往為局灶性或區域性存在，但也有完全由透明細胞構成的肝癌。

(4)小細胞：細胞體小，圓或短梭形，胞漿少，核深染。這類細胞在肝癌組織中呈局灶性或區域性分布。

(5)鱗形細胞：比較少見。細胞呈鑲嵌排列，常可見到細胞間橋，細胞內角化和角化珠的存在。這種細胞是來自肝細胞的鱗狀化生，往往爲局灶性分布。

　3.肝癌細胞內包涵體

在肝癌的癌細胞漿中常可見到兩種嗜酸性包涵體：

(1)球形透明小體：小體爲圓或橢圓形，均質狀，嗜酸性，邊界清楚。大多存在於癌細胞內，有的也見於癌細胞外，免疫學方法顯示；球形透明小體是由 α_1 － 抗胰蛋白酶、胎兒球蛋白、纖維蛋白原、白蛋白和鐵蛋白組成。15％的肝癌例有這種小體的存在。

(2)Mallory 透明小體：該小體多見。存在於癌細胞／或癌周肝細胞中，小體爲均質狀，嗜酸性，形狀不定，與胞漿之間的界限不甚清楚。這種小體與酒精性肝病中所見的嗜酸性透明小體相似。

三、肝癌的分化和分級

Edmondson（1954）依據腫瘤細胞的不同分化，將肝癌分成四級，對於其分級，人們通常把四級歸納爲三個等級。肝癌的分化和分級見表 3－1。

表 3－1　**肝癌的分化和分級**

分　化	分級	肝 癌 細 胞 形 態
高度分化	Ⅰ級	癌細胞形態近似正常肝細胞。細胞體積較大，胞漿豐富，嗜酸性染色；核圓形，具明顯核仁，有少數核分裂相，核漿比例稍增大，腫瘤細胞呈小梁狀排列。
中度分化	Ⅱ級	癌細胞形態仍然與正常肝細胞相似。胞漿豐富，嗜酸性；核增大，著色深，核仁明顯，核漿比例增大，核分裂相增多，腫瘤細胞多排列成小梁狀結構，亦可見腺泡樣結構，腺腔內可見膽汁。
	Ⅲ級	癌細胞形態與正常肝細胞相距較遠。胞漿量減少，嗜酸性增強；核大而不規則，染色質粗而不均勻，核仁大，核分裂相多見，核漿比例明顯增大，見有多量的腫瘤巨細胞；腺泡樣結構和膽汁少見。
		癌細胞形態變異甚大。胞漿少而嗜鹼性；核大而不規則，占據細胞大部，使核漿比例顯著增大。其細胞形態常顯多形性：有圓形、奇異形、梭形和瘤巨細胞等。核仁不明顯不見核仁。細胞間失去連接性，排列紊亂，無一定結構。

四、早期肝癌的病理特點

　　1977 年 okuda 報導 20 例直徑在 4.5cm 以下的肝癌，由於其體積小，稱之爲「小肝癌」。之後，因其處於早期階段，無臨床症狀表現，而又有早期肝癌和亞臨床肝癌之稱。日本肝癌研究組指出，小肝癌的定義爲單個腫塊，最大直徑≦2cm。自70 年代應用甲胎蛋白的篩選肝癌以來，發現了一大批小肝癌，其意義在於使肝癌切除率提高 1 倍，手術死亡率減少一半，術後 5 年生存率提高 4 倍。

　　小肝癌的倍增時間平均爲 86 天至 7.6 個月不等，小肝癌

的倍增時間與生存期呈正相關，病理特點爲癌細胞分化較好，DNA 幹係二倍體的纖維包膜完整者較多，較少侵犯血管並向內轉移，易於進行根治性手術。1989 年黃興耀把啟東市切除的肝癌，根據瘤體大小分爲三組，其臨床病理學研究見表 3-2。

表 3-2　小肝癌臨床病理學研究

瘤體大小 （ cm ）	例數	分化Ⅲ級 （ % ）	纖維包膜 （ % ）	血管癌栓 （ % ）	單結節 （ % ）	切除率 （ % ）	5年生存率 （ % ）
≦3	50	20.0	78.0	24.0	76.0	96.2	48.7
3.1～5	45	25.6	69.8	44.2	62.2	90.0	19.4
7.5	146	32.9	35.6	60.5	50.0	45.5	10.6

五、少見的幾種肝癌病理類型

1.纖維板層型肝癌

纖維板層型肝癌因獨特的病理形態學特徵而被列爲肝癌的一種特殊類型。由於癌細胞索被平行的板層狀排列的膠原纖維隔開，因而稱爲纖維板層型肝癌（ FCL ）。以多邊形嗜酸腫瘤細胞聚成團塊，其周圍排列著層狀排列的致密纖維索爲特徵。

纖維板層型肝癌發生於年輕人，平均年齡爲 26.4 歲。男女發病率無明顯差異；有報導纖維板層型肝癌占肝癌的 8.3～43.0％不等。大多伴肝硬變，亦無明顯的 B 型肝炎病毒感染史和嗜酒史，血中甲胎蛋白水平正常或呈輕度升高。

大體肉眼形態：腫瘤常表現爲孤立的，巨大的腫塊，平均重 1200 克，有重 3600 克的報導。有的腫瘤表面可見明顯的

凹陷疤痕，切面見纖維束橫貫，將腫瘤分隔成結節狀，猶如局灶性結節性增生。與典型的肝細胞癌多發生於右葉不同，約50～70％的纖維板層癌發生於肝左葉。

光鏡檢查顯示：腫瘤細胞多呈角形，有的呈梭形，胞漿豐富，嗜酸性，胞漿內可見膽色素和脂肪小滴；核呈空泡狀，具單個核仁，細胞分化較好，很少見核的多形性和分裂相。癌細胞內存在兩種包涵體，一種為圓形嗜酸性透明小球，另一種為具有特徵性的圓形或橢圓形的「白色小體」（pale bodies）。現將「白色小體」應看作是纖維板層型肝癌病理診斷中的具有特徵的形態特點。

纖維板層型肝癌以Ⅱ Ⅲ級為多見，手術切除術高，預後較好。

2.透明細胞癌

Buchanan 等回顧過去 25 年收治的 150 例肝細胞癌，其中 13 例（8.7％）為透明細胞癌。王能進等分析啟東市 176 例肝細胞癌，其中 19 例（10.8％）為透明細胞癌。Lai 等報導 80 例肝癌中，10 例為彌漫性透明細胞癌，占 12.5％。王文亮等觀察 175 例肝細胞癌，其中 79 例含不同程度的透明細胞癌，占 45.1％。透明細胞癌中分布分為三型：①散在型 16 例（20.3％），透明細胞癌在 20％以下，單個或幾個分布於肝癌細胞中；②局灶型 43 例（54.4％），透明細胞在 30～50％之間，集聚成團分布於一般肝癌的細胞之間；③彌漫型 20 例（25.3％），透明癌細胞在 50％以上，或幾乎全部為透明癌細胞。

透明癌細胞肉眼所見無明顯的特徵。據報導 19 例透明癌

細胞位於右葉 10 例，左葉 6 例，兩葉 3 例。癌周圍組織伴肝硬變者 13 例（68.4％）， 14 例有纖維包膜。在光鏡下，除胞漿呈透明外，其它與肝細胞癌相似。王文亮將 20 例彌漫性透明細胞癌分化程度分爲三級，其中三例分化較好，17 例爲中度分化，提示彌漫性透明細胞癌分化較好或中度分化。透明細胞癌胞漿主要成分爲糖原和脂質，電鏡下透明細胞癌細胞內細胞且較普通肝細胞癌爲少。無特殊臨床表現，預後比普通肝細胞癌略佳。

六、肝癌的轉移部位

肝癌常出現肝內或肝外轉移。肝內轉移更爲常見，多通過門靜脈癌栓轉移至肝臟其它部分，大多數病例早期即有肝內轉移；肝外轉移較多見，屍檢發現轉移率大約爲 40～71.6％，非洲爲 59％（Anthony, 1973），第三軍醫大學一組爲52.4％（22 /42）。

　1.肝癌的轉移途徑

肝癌的轉移途徑可以通過血行、淋巴和直接播散三種方式：

(1)血行轉移：爲肝癌最常見的轉移途徑，占所有轉移的52.8％。不伴肝硬化比伴有肝硬化者更易轉移，前者爲76.1％，後者爲 60.1％。經血行最易轉移的器官爲肺、淋巴結、骨。

(2)淋巴轉移：較爲常見，約占全部轉移的 29.8％。與血行轉移相同，不伴有肝硬化比伴有肝硬化者更易於轉移，前者

轉移率爲 39.7%，後者爲 26.7%。

(3)播散轉移：出現在肝癌晚期，多發生於生長在肝表面的癌腫，往往癌腫破壞肝包膜，腫瘤組織可種植於腹膜的任何部位。

2.肝癌的轉移部位

肝癌的轉移部位較廣，可達全身各個器官。中國第三軍醫大學一組42例肝癌屍檢材料中，22 例中肝外轉移，侵及 11 個器官和組織。其中以肺、淋巴結和骨的轉移較爲常見。肝癌肝外轉移部立見表 3-3。

表 3-3　22 例肝癌肝外轉移部位

轉移部位	肺	淋巴結	骨	腹膜	膽囊和膽囊管	肝管	膈肌	腦	腦膜	腎	腎上腺
例數	15	9	4	5	3	1	2	1	2	1	1
%	68.1	40.9	18.0	23.4	13.7	4.5	9.0	4.5	9.0	4.5	4.5

(1)肺轉移：多是經血行轉移至肺，最爲常見。第三軍醫大學一組爲 68.1%；Nakashima（1987）一組資料中，肺轉移占整個肝轉移的 46%，而占血行轉移的 94.3%。轉移灶多位肺膜下，體積較小，直徑在 5～10mm 之間，分散於肺的各部。

(2)淋巴結轉移：肝癌淋巴結轉移最常見的爲肝門淋巴結，其次爲胰周淋巴結和主動脈旁淋巴結。縱隔、肺門淋巴結較少時也可見轉移灶。

(3)骨轉移：肝癌骨轉移亦較多見。轉移率爲 3～16.2%。第三軍醫大學病理解剖敎研室 1 組爲 18%。常見的部位爲背椎骨、肋骨和胸骨，其次爲頭骨、盆骨及股骨上端等。在

Nakashima（1987）的一組材料中，背椎骨轉移爲 46.3％，肋骨爲 29.5％，胸骨爲 14％，腫瘤多經血行轉移。

第二節　中醫藥學對肝癌病機病理的論述

中醫藥學認爲，肝癌屬「肝積」、「癥瘕」、「肥氣」、「膨脹」、「癖黃」等範疇。

《靈樞・百病始生篇》指出：「外中於寒和內傷憂怒是積的病因」。故肝病的病因，與外因的寒邪和內因的忿怒關係密切，而對肝臟的損傷以怒爲關鍵性致病因素，其它如飲食不當、勞傷太過等也有一定的關係。

中醫藥學對肝癌病機的研究，目前尚無統一的認識。筆者認爲，所謂病機是致病因素作用於機體相應的臟器而產生的病理機制。中醫藥學認爲，肝癌的病因病機主要是寒邪、濕邪及虛邪等侵襲人體，加之飲食不潔，脾胃損傷，或情志鬱滯，氣滯血瘀，結而成積，脾虛濕困，濕鬱化熱，蒸鬱而成黃疸。以上這種病理機制取決於致病因素的特性與相應臟器的特性，因此具有特異性。不同的致病因素，以及不同的臟器產生的病理狀態均有不同。肝癌以肝臟腫塊爲其特點，與中醫的「積」病類似，故參考「積」病的病機，肝臟的病理特點與其病因特點而定，其病機可初步概括如下：

1.「氣上逆」是肝癌的主要病機。忿怒是肝臟的主要致病因素，當忿怒傷肝後則造成氣上逆，其上逆之氣不能下降，積

於脇下則傷肝，說明「氣上逆」是肝癌的主要病機。

　　2.「怒」對肝臟的損害不只是氣上逆這一方面，還有傷陰的一面。暴怒傷陰，暴喜傷陽。因此，肝癌也不例外，也有傷陰的病機存在。肝病晚期病人傷陰表現明顯。

　　3.肝為厥陰，厥陰為陰中之陽，主相火，病而主熱，故病則多為熱病；且暴怒傷陰，陰虛則內熱。因此肝癌也不例外，存在肝熱病病機。

　　4.肝癌病人也會出現中焦虛寒的病機。肝臟受邪之後會累及脾胃，產生「中焦虛寒」的病理狀態，即所謂的「中寒」之意。「肝熱」與「中寒」並存，其寒、熱之多寡因體質不同，病情不同而有所不同，且時有變化，往往肝熱隨著病程的發展而加重。

　　總之，肝癌病機中醫藥學可從「氣逆、傷陰、肝熱、中寒」等幾個方面綜合考慮，從而才能確定相應的法則。

　　肝癌的病理如《醫宗必讀‧積聚篇》指出：「積之成也，正氣不足，而後邪氣踞之。」說明正氣虛損，邪氣乘襲，蘊結於肝，肝氣鬱結，氣機受阻，血行不暢，痰瘀相互，形成痞塊，乃致肝癌。有關病理歸納以下幾個方面：

　　1.氣滯血瘀：情志不暢，肝氣鬱結，或感受外邪，氣滯不暢，「氣為血帥」，「氣行則血行」，氣滯日久，必致血瘀，漸結腫塊。

　　2.濕熱蘊結：飲食不潔，嗜酒過度，損傷脾胃，或肝氣橫逆，損及脾胃，或脾胃虛弱，運化不健，水濕停聚鬱而化熱，濕熱蘊結於肝膽，日久漸積而成腫塊。

　　3.肝腎陰虛：情志失調，肝鬱化火，濕熱結合，損傷絡

脈，津液外溢，蓄於腹中，或陰液灼竭，肝陰不足，窮則及
腎，氣化不利，水濕內停，聚於腹內，發為膨脹，久之成瘤。

　　4.正氣虛衰：《內經》曰：「正氣存內，邪不可干」，
「邪之所湊，其氣必虛。」說明正氣虛弱，瘤邪乘虛而入是致
癌瘤發出的病理中心環節。正氣虛弱，加之外受邪毒，或飲用
發霉食品、污染之飲水，致肝脾受損，進而氣滯血瘀，禮積日
久，而成積塊。

第四章 肝癌癌前期病變的防治

蝶戀花（詞牌）・肝癌癌前病變

慢性疾病良變惡，中西結合要把癌前縛。窺鏡胃裡觀一角，上皮化生萎縮略。氣功針灸合中藥，湯茶粥藥直接胃粘膜。情志舒暢歌一曲，逆轉康復病脫落。

本章提要：共分四節，著重介紹癌前病變的概念，肝癌的癌前期病變：慢性病毒性肝炎、肝硬化伴肝細胞結節增生的防治以及中醫藥學對脅痛的論述。

第一節 癌前病變的概念

癌前病變又稱癌前期變化，是指人體某些上皮組織的增生性改變易演變成癌，具有癌變的潛在可能的良性病變。正常細

胞或某些原有疾病的細胞受到致癌因子或某些癌發生因素的作用後，細胞發生不典型增生及異形增生和化生，成爲原位癌之前的病理狀態。此惡病形成前的階段是癌變潛伏期即癌前期，癌前期的細胞具有可逆性，可向原位癌發展，經過治療後也可逆轉爲正常細胞。癌前病變是一個由量到質的轉變過程，開始有 DNA 的異常、遺傳物質的變化、細胞動力學變化、生長迅速、細胞轉化突變、畸變及免疫物質形成等，而後經過一系列相繼轉化而演變成癌。

世界衛生組織（WHO）亦將癌前變稱爲癌的前兆變化，並將其分爲癌前狀態和癌前病變兩大類。

癌前狀態又稱癌前疾病，是一個臨床概念，是指一些發生癌變危險性增加的臨床情況或疾病。如：慢性萎縮性胃炎、胃息肉、殘胃、慢性病毒性肝炎等這些臨床情況和疾病相對來說容易發生胃癌、肝癌等，故將這些臨床情況和疾病稱爲胃癌或肝癌的癌前狀態或癌前疾病。

癌前病變，是一個組織病理學概念，是指較相應正常組織或其它病理改變更容易發生癌變的組織病理變化。例如鼻咽粘膜非典型增生，肝硬化併肝細胞結節增生、胃粘膜上皮異形增生（不典型增生）、子宮頸上皮的異型增生及乳腺導管上皮的異型增生等均有易惡變爲癌的可能，故而將這些組織的異型增生這種病理變化稱爲癌前病變。

由此可見，癌前狀態和癌前病變是兩個不同的概念，分別代表了不同的臨床概念和病理概念，但它們之間又相互聯繫的。例如慢性病毒性肝炎是癌前狀態，而在這種肝炎時，所出現肝細胞結節異型增生則是癌前病變。

異型增生或稱不典型增生屬於增生的範疇，但與一般的增生和腫瘤的惡性增生不同。

①一般的增生稱良性增生，是指細胞增生受到一定機制控制，有一定限度，增生細胞的形態、功能、代謝和原有細胞保持一致，分化良好，在消除因素後，增生即可停止。

②惡性增生又稱腫瘤性增生，其中亦包括良性腫瘤的增生，是指在各種致瘤因素的作用下引起的組織細胞異常增生。增生的細胞具有異常的形態、代謝及功能，其生長呈持續性增長，與整個機體不相協調，並在不同程度上失去了發育成熟的能力，有些甚至接近幼稚的胚胎細胞，即分化功能降低或消失。在致瘤因素消除後，增生仍持續進行，最後可發生轉移、浸潤、甚至危及生命。

③異型增生（dysplasia）或稱不典型增生（atypicalhy-plasia）屬於病理性增生範疇，可由於慢性炎症或其它刺激因素引起。異型增生多發於上皮組織，是指上皮細胞異乎常態的增生，增生的細胞大小、形態、排列等方面均有異於其正常的成熟細胞，具體表現爲增生細胞大小不一，形態多樣，核大而深染，核漿比例增大，核分裂象多屬正常，細胞排列紊亂，極向消失。異型增生根據其增生的程度不同，可分爲二級，見表4－1。

表 4－1　異型增生的分級

疾病增生程度及危險率 ＼ 分級	Ⅰ級（輕度）	Ⅱ級（中度）	Ⅲ級（重度）
異型細胞增生程度	僅限於上皮層的⅓者	占下⅔者	累及上皮全層時

宮頸上皮肉瘤樣 增生癌變危險率	15%	30%	45%
胃粘膜上皮異形 增生癌變危險率	2.5%	4～35%	10～83%

對於異形增生者，如積極防治，有一部分經過治療是可以逆轉的。

第二節　慢性病毒性肝炎

一、概述

慢性病毒性肝炎是指由各種肝炎病毒引起的病程在半年以上的肝臟慢性炎症性疾病。根據其臨床表現、化驗檢查，特別是組織病理特徵，一般分為慢性持續肝炎或稱遷延性肝炎（簡稱慢遷肝，CPH）和慢性活動性肝炎（簡稱慢活肝，CAH）。感染肝炎病毒是引起本病的主要原因。其中絕大多數是由 B 型肝炎病毒感染所致（約占 80% 以上）。其次為 C、D、E 型肝炎病毒感染，A 型肝炎病毒（HAV）感染由於病變多呈自限性，故一般不演變成慢性肝炎。另外，機體的免疫功能紊亂，長期應用某些肝毒性藥物，如異煙肼、甲基多巴等，機體對藥物過敏、酗酒及某一種酶的缺乏，代謝障礙等均可導致本病的發生。

　　慢遷肝的病情發展屬良性，多數病人遷延多年後病情好轉、穩定，肝功能檢查恢復正常，而達到臨床痊癒。極少數轉變為慢活肝。慢活肝病情複雜，預後亦較嚴重，除個別病情可改善，甚至痊癒，多數逐漸成肝硬化。

　　中醫藥學認為慢性病毒性肝炎屬「黃疸」、「脅痛」、「鬱證」、「積聚」等範疇。導致本病的內因為：七情所傷、肝氣鬱結、飲食勞倦、損及脾胃；外因則是感受時邪、濕熱及疫之邪，導致肝失調達，脾失健運，病邪乘虛而入，使本病發生。

二、臨床表現

　　1.慢性遷延性肝炎：病程較長，常超過半年，有的可長達10年之久。多數病人有較明確的急性肝炎病史，表現為肝炎病變延緩消散或臨床上遷延不癒。一般症狀較輕，可見食慾減退、腹脹、疲乏無力、肝區隱痛不適、下肢酸軟。患者可有頭暈、失眠、心悸、胸悶、思想集中能力差等神經官能症等症狀，少數病人可見有低熱、體重減輕。體檢：時常發生肝臟輕度腫大，質地中等偏輕，輕壓痛或叩擊痛。脾臟一般較大，無蜘蛛痣、肝掌、男性乳房發育等肝硬化現象。

　　2.慢性活動性肝炎：常見症狀以全身無力、食慾減退、體重減輕、肝區疼痛、腹脹，以及伴有頭暈、失眠、肝區疼痛輕重不一。體檢：可以肝臟腫大，有時很明顯，質地中等硬度，有壓痛及叩擊痛。脾可能及，面部常呈黝黑，面部、頸部、胸、臀部皮膚可見到蜘蛛痣，可見肝掌，男性乳房發育，嚴重

者有出血傾向及下肢浮腫、腸脹氣、腹水等。也有的可見肝外表現，如關節痛、腎炎、脈管炎、皮疹及乾燥綜合症等。

三、診斷

(一)慢性遷延性肝炎

1.有確診或可疑的急性 B 型或 C 型肝炎病史，病程已超過半年尚未痊癒。

2.病情較輕，可有肝區疼痛乏力，並有輕度肝功能損害或血清轉氨酶升高。

3.不夠診斷爲慢性活動性肝炎或經肝活檢後符合慢遷肝的組織學變化者。

(二)慢性活動性肝炎

1.既往有肝炎病史，或急性肝炎病程超過半年而目前有較明顯的肝炎症狀，如乏力、食慾差、腹脹、便溏等。

2.體徵：肝腫大，質地大等硬度以上。可有蜘蛛痣、肝病面容，肝掌或脾腫大，而排除其他原因者。

3.實驗室檢查：血清 ALT 活性反覆或持續升高伴有濁度試驗（麝濁、鋅濁）長期異常，或血漿白蛋白下降，或白／球蛋白比例異常，或丙種球蛋白增高，或血清膽紅素長期或反覆增高。有條件時，作免疫學檢測，如 IgG、IgM、抗核抗體、抗細胞膜脂蛋白抗體、抗平滑肌抗體、類風濕因子，循環免疫複合物，若這些結果陽性，則有助於慢活肝的診斷。

4.肝外器官的表現：如關節炎、腎炎、脈管炎、皮疹或乾燥綜合症等。

以上四種中三項實驗室檢查爲必要條件，並有其他兩項陽性或具有陽性體徵，或肝活體組織檢查符合慢活肝的組織學改變者，皆可診斷爲慢性活動性肝炎。關於慢遷肝和慢活肝的區別見表 4－2。

表 4－2　**慢遷肝和慢活肝的鑒別**

	慢　遷　肝	慢　活　肝
症　狀	有輕度食慾不振、乏力、腹脹、便溏、肝區疼痛等	有明顯的食慾不振、乏力、腹脹、便溏、有時低熱、常有肝區疼痛
體　徵	一般狀態好，多無黃疸，常僅有輕度肝腫大，可有脾腫大，但非進行性	一般狀況較差，肝病面容，病變活動時出現黃疸，有蜘蛛痣及肝掌，多有肝腫大，質地中等，脾常腫大
肝功能	常僅有輕度異常，有時單項 ALT 升高，濁度試驗呈輕、中度異常，血淸蛋白和蛋白電泳多在正常範圍	ALT 是持續或反覆升高，AST／ALT 比值大於一，同時有濁度試驗明顯異常，血淸白蛋白降低，γ－球蛋白升高，PT 延長，PTA 降低
病　理	炎性反應局限於匯管區內，無肝細胞碎屑樣壞死，無或輕度纖維化	炎性反應超出匯管區，侵入肝小葉，常有肝細胞碎屑樣壞死，常有纖維化，可形成間隔
癒　後	良好	較差，重者可發展爲肝硬化

四、癌變危險率

肝炎病毒先導致肝炎，繼而發生肝硬變，甚至不經過肝硬變的階段，肝細胞遭受損害，發生再生、異型增生，最終也可以發展成爲肝癌。

原發型肝癌與 B 型肝炎及 C 型肝炎均有密切相關。約⅓

的肝癌病人有肝炎病史，肝癌患者的血清中 B 型肝炎抗陽性率約 54～59％，高於正常人。在肝癌高發區，B 型肝炎與肝癌的患病率平行地增高。 B 型肝炎患者中肝癌發病率較一般人群約高 9～10 倍，且 B 肝患者的表面抗原陽性者肝癌發病率較表面抗原陰性者也高約 10 倍。如只要有一項 B 肝指標陽性即爲 B 肝感染，則肝癌患者之 B 肝感染率可達 92％以上，在原發性肝癌患者中，其血清 C 型肝炎病毒抗體檢出的陽性率，各國報導 30～75％不等。中國近兩年的一些調查表明，肝癌患者中 C 型肝炎病毒感染也高達 60％左右。還應值得注意的是，B 型肝炎病毒和 C 型肝炎病毒在肝癌患者中的雙重感染。以上說明，病毒性肝炎與肝癌有一定的因果關係，因此，慢性病毒性肝炎的癌變危險，應積極預防。

慢性病毒性肝炎，首先應定期體檢，複查肝功能，觀察其指標的變化，定期檢查胎甲球（AFP）定性、定量，同時配合影像學 B 超、CT 及 MRI 檢查，預防癌變。

五、中西醫結合治療

慢遷肝不需特殊治療，通過適當休息，注意勞逸結合，飲食中應以含蛋白質和維生素爲主，勿飲烈性酒。病情多可穩定，參加適當的勞動。

慢性活動性肝炎可行下列治療：

㈠一般治療：輕中度炎症時不必強調休息，嚴重炎症時應臥床休息。飲食以清淡而富有營養的食物爲主，應保證有足夠的熱量及維生素，忌飲烈性酒。

(二)藥物治療

1.干擾素：白細胞干擾素，每日最低劑量 3.2 萬單位，治療 3～6 個月。干擾素有抑制病毒的複製，增強 T 細胞、K 細胞和巨噬細胞的活力。

2.阿糖腺苷：是一種嘌呤核苷。治療劑量開始爲 10～15 mg／kg／日，一周後改爲 5～8mg／kg／日，以 10～14 天爲一療程。

3.豬苓多糖加 B 肝疫苗：豬苓多糖 4ml（40mg），深部肌肉注射，每日一次，連續 20 天，間歇 10 天；再注射 20 天，再間歇 10 天。同時皮下注射 B 肝疫苗 30μg／次，每半個月 1 次，共 6 次。

4.聯苯雙脂：可增強肝臟的解毒功能，有促進肝細胞再生的作用。對谷丙轉氨酶（ALT）恢復有一定的作用。

5.齊墩果酸：有促進肝細胞再生，降低 ALT 的作用。40 mg／次，每日兩次，口服，一個月爲一個療程。

6.卡介苗合用潘生丁：卡介苗 0.1，皮內注射，每日一次，共 6 次，同時潘生丁 50～75mg（2～3 片），頓服，共 6 個月。

7.山豆根注射液（肝炎靈）：能減輕肝細胞炎症壞死，激活巨噬細胞功能，降低循環免疫複合物的水準。

8.甘草甜素：臨床上有改善症狀、退黃降酸的作用。有人單用甘草甜素，B 型肝炎 e 抗原（HBeAg）陰較率達 43.75％。加用聚細胞 6 mg 肌注，隔日一次達兩個月，HBeAg、DNAP 陰較率可提高到 64.28％。

9.五味子：在動物實驗中有明顯保護細胞的作用、穩定肝

細胞膜，促進肝脾解毒功能及雌激素滅活。常用量 2～6 克。

10.複方樹舌片：樹舌（平蓋靈芝）其作用能誘生干擾素、抑制病毒，改善症狀。對 ALT 恢復、HBV、DNA 轉陰有一定作用。

11.烏雞白鳳丸和當歸丸：能提高血漿蛋白，促進蛋白代謝，恢復肝功能。

12.大黃蟅蟲丸：每日兩次，每次 1 丸，口服，對瘀血阻滯型的肝炎恢復肝細胞功能有一定的作用。

13.複方丹參注射液：10～20ml，加入 5％ 或 10％ 葡萄糖注射液中，靜脈點滴，每日 1 次，15 天爲 1 療程，連用 3～4 個療程。療程間休息 5～7 天。

14.中醫藥辯證論治：

⑴肝氣鬱結型：症見右脇肋部脹痛，走竄不定，噁心嘔吐，疼痛每因情志而增減，胸悶、氣短、噯氣頻作、食慾不振、善嘆息。舌質淡紅，苔薄、脈弦。

治宜：疏肝理氣

方藥：柴胡疏肝散

藥物：柴胡 10 克、枳殼 10 克、白芍 15 克、香附 10 克、川芎 10 克、陳皮 10 克、甘草 15 克。

⑵脾虛濕阻型：症見右脇肋部隱痛不適，腹脹、納呆、面色萎黃、肢倦乏力，小便短少、大便溏。舌淡紅，苔膩，脈濡或滑。

治宜：健脾利濕

方藥：香砂六君子湯

藥物：黨參 15 克、炒白朮 12 克、茯苓 10 克、陳皮 10

克、清半夏 6 克、木香 6 克、砂仁 12 克、甘草 10 克。

(3)肝膽濕熱型：症見脇痛，以右側爲甚，口苦納呆、噁心嘔吐、目赤或目黃、身黃、小便黃赤、便溏、腹脹。舌苔黃膩，脈弦滑數。

治宜：疏肝利膽，清熱化濕

方藥：龍膽瀉肝湯加減

藥物：龍膽草 3 克、茵陳 20 克、梔子 10 克、柴胡 10 克、黃芩 9 克、木通 15 克、澤瀉 12 克、車前子 30 克、木香 6 克、元胡 10 克。

(4)肝腎陰虛型：症見脇下隱痛，綿綿不休，遇勞加重，頭目眩暈、失眠多夢，煩躁易怒，口乾咽燥，體倦乏力，手足心熱，腰膝酸軟。舌紅少苔，脈弦細。

治宜：滋補肝腎

方藥：一貫煎加減

藥物：生地 15 克、枸杞子 30 克、沙參 10 克、麥冬 15 克、當歸 12 克、川楝子 10 克、玫瑰花 10 克、女貞子 30 克、黃精 12 克。

(5)瘀血阻滯型：症見脇肋刺痛，痛處不移，入夜尤甚，脇下或見痞塊，脘悶腹脹，面色晦暗，形體消瘦。舌質紫暗，脈弦澀或沉弦。

治宜：袪瘀通絡

方藥：膈下逐瘀湯加減

藥物：桃仁 10 克、牡丹皮 10 克、赤芍 10 克、當歸 10 克、紅花 10 克、元胡 10 克、香附 6 克、枳殼 15 克、莪朮 15 克。

六、預防

1.管理傳染源：急性 B 型肝炎宜住院治療。應與 A 型肝炎、C 型肝或 E 型肝炎分室住院，防止交叉感染。B 型肝炎無規定的隔離期，只要 HBsAg 陽性，尤其 HBeAg 陽性者注意隔離。

2.切斷傳播途徑：加強衛生宣傳工作，飯前、便後洗手，食堂實行分食制。

3.注射 B 肝疫苗。

第三節　肝硬化

一、概述

肝硬化是一種常見的慢性進行性肝病，由一種或多種致病因素長期或反覆作用，引起肝細胞變性、壞死，肝細胞結節性再生，結締組織增生及纖維隔形成等一系列變化，結果擾亂了肝內的正常結構，使肝臟變形，質地變硬，故名肝硬化。常見的病因有病毒性肝炎、血吸蟲病、酒精中毒、膽汁瘀積、工業毒物或藥物、循環障礙、代謝紊亂等。臨床有多系統受累。以肝功能損害和門脈高壓爲主要表現。代償期肝硬化可以長期維

持健康狀態，失代償期肝硬化預後較差。

　　肝病的患者，80％有肝硬變背景，肝硬化病人合併肝癌者為 49.9％，尤其是大結節肝硬化合併癌率為 73.3％，在肝炎——肝硬化細胞中存在 HBV－DNA 整合型，凡是整合型的陽性， HBsAg 呈陽性者是肝癌高危人群，故肝硬化伴結節性增生者為肝癌的癌前病變。

　　中醫藥學認為肝硬變屬「癥結」、「黃疸」、「臌脹」、「脅痛」等範疇，其病因主要由飲食不潔、情志所傷、勞欲過度、感染血吸蟲等，發病機理則為肝脾受損，氣滯血瘀，阻塞脈絡，日久結為癥結，進而由脾及腎，則氣滯、血瘀、水聚三者錯綜為患，成為臌脹。

二、臨床表現

　　㈠代償期

　　肝硬化早期，臨床症狀不明顯，即使病情有活動，但由於肝臟的代償功能完好，往往僅表現輕度的消化不良，如食欲不振、乏力、噁心、上腹不適或隱痛及腹瀉。體徵：肝臟輕度腫大，質地偏硬，無或有輕度壓痛，脾臟可呈輕、中度腫大。肝功能多在正常範圍或呈輕度異常。

　　㈡失代償期

　　1.肝功能減退臨床表現：消瘦乏力、面色晦暗黝黑、食慾明顯減退，甚至厭食。進食後出現上腹部不適和飽脹，稍進油膩肉食，即引起腹瀉。終末期可出現中毒性鼓腸。有出血傾向，輕者出現鼻衄、齒衄，重者胃腸道粘膜呈彌漫性出血及皮

膚紫癜現象等。常有不同程度的貧血、浮腫。此外，部分患者可見蜘蛛痣、肝掌。

　　2.門靜脈高壓臨床表現：①脾腫大：脾臟呈輕、中度腫大，部分可達臍下。若出現上消化道出血時，脾臟可暫時縮小，若發生脾周圍炎時，可引起左上腹隱痛或脹痛；脾腫大伴有繼發性脾功能亢進，表現末稍血中白細胞、紅細胞及小板減少。②側枝循環的建立與開放：常可出現食管下端和胃底靜脈曲張，發生破裂併發上消化道出血；腹壁和臍周靜脈曲張，痔核形成，破裂時引起血便。③腹水：是肝硬化最突出的臨床表現。腹水病人的主要症狀是腹脹，以食後為甚。大量腹水，腹壁皮膚緊張光亮，皮下靜脈顯露。

　　3.肝臟情況：肝臟大小不一，一般先大後小，後質地較硬，早期表面尚光滑，晚期則呈結節狀，通常無壓痛，但在肝細胞進行性壞死或併發症時，可有壓痛。

　　4.併發症：上消化道出血、繼發性感染、肝性皆迷、原發性肝癌、功能性腎衰竭及電解質紊亂等。

三、診斷

(一)臨床診斷

　　1.有病毒性肝炎、血吸蟲病、長期酗酒或營養失調等病史。

　　2.有肝功能減退的臨床表現：如腹脹、食慾不振、消瘦、乏力、蜘蛛痣、肝掌等。

　　2.門靜脈高壓：①脾臟腫大；②側枝循環的建立與開放，

尤以食道下端和胃底部靜脈曲張最具有診斷意義。③腹水形成。

　　4.肝臟質地堅硬。

　　㈡輔助檢查

　　1.實驗室檢查：①肝功能試驗：失代償期常有膽紅素不同程度增高，膽固醇低於正常。代償期 GPT 增高，失代償期 GOT 高於 GPT；白蛋白（TP）降低，球蛋白（G）增高，白／球蛋白（A／G）值降低或倒置。以 γ－球蛋白增高顯著。②甲胎蛋白：血清內＜30μG／L，若大＞30μg／L 考慮有惡變的可能。

　　2.免疫學檢查：血清中 IgG、IgM 均可增高，病因由肝炎引發 B 肝或 C 肝抗體呈陽性。

　　3.B 超、CT：可顯示肝脾大小及形體改變，門靜脈、脾靜脈直徑增寬提示有門脈高壓存在。發現液性暗區證明腹水。

　　4.腹腔鏡下 B 超或 CT 掃描下穿刺作組織病理可明確診斷。

　　5.肝活組織檢查有假小葉形成。

四、癌變危險率

　　肝硬化與肝癌的關係早已被人們所關注。各種肝硬化均可繼發肝癌，而以大結節型的壞死後性肝硬化和門靜脈性肝硬化更易發生，肝硬化病人均有肝細胞和代償性增生，肝細胞惡變可能在肝細胞再生過程中發生，即通過肝組織破壞——增生——間變而致癌變的過程。

　　據報告肝癌細胞患者有 5～90％，肝總細胞癌患者有 30
～50％併發肝硬化，在肝硬化的病例有 3～7％併發肝癌。可
見兩者關係很密切，說明肝硬化有癌變的危險。

　　肝硬化的病人，要經常複查肝功能，以觀察各項指標的變
化，定期檢測 AFP 及腹部 B 超、CT，預防癌變。

五、中西醫結合治療

㈠一般治療

　1.休息：肝功能代償期患者，應適當減少活動，注意勞逸
結合，可參加較輕工作。失代償期患者應臥床休息或住院治
療。

　2.飲食：以低脂肪、高熱量、高蛋白質、維生素豐富而易
於消化的食物為宜。血氨偏高時，限制蛋白質。有腹水時應低
鹽或無鹽飲食。

　3.支持療法：給予靜脈補充維生素，維持水、電解質和酸
鹼平衡。

㈡「保肝」治療

　1.肝泰樂：每次 0.1～0.2g，每日 3 次，口服，或肌肉注
射。

　2.益肝靈：每次 2 片，每日 3 次，口服。

　3.肌苷、三磷酸腺苷、維生素 B_{12}口服或靜脈點滴。

㈢腹水的治療

　1.限制水、鈉的攝入：每日攝入氯化鈉＜2g 克為宜，每
日水的攝入量＜1000ml。

2.利尿劑的應用：雙氫克尿噻 50～100mg／日；安體舒通 60～120mg／日；速尿 40～160mg／日，口服，肌注或緩慢靜注。

3.提高血漿膠體滲透壓：每周定期多次小量靜脈輸注血漿，新鮮血或白蛋白。

4.腹腔穿刺放液：腹腔穿刺放液易丟失大量電解質和蛋白質，注意適量補充、調解。

㈣中醫藥治療

1.辯證論治

⑴氣滯濕阻型：症見脇下脹滿或疼痛，甚則腹大脹滿，按之不堅，納食減少，食後脹甚，小便短少，大便不爽。舌質淡，苔白膩，脈弦。

治宜：疏肝理氣，除濕消滿

方藥：柴胡疏肝散和平胃散加減

藥物：柴胡 15 克、赤芍 10 克、川芎 6 克、香附 9 克、蒼朮 12 克、厚朴 10 克、枳殼 10 克、陳皮 10 克。

⑵濕熱蘊結型：症見兩脇脹痛，心煩口苦，甚則腹大脹滿，指按，小便短赤，大便秘結或溏垢，黃疸或發熱。舌邊尖紅，苔黃膩或灰黑，脈弦滑有力。

治宜：清熱利濕，攻下逐水

方藥：①清熱利濕——中滿分消丸合茵陳蒿湯加減

②攻下逐水——舟車丸

藥物：黃芩 10 克、黃蓮 6 克、知母 12 克、厚朴 10 克、枳殼 10 克、陳皮 12 克、豬苓 10 克、茯苓 9 克、茵陳 20 克、梔子 12 克、益母草 15 克、大黃 6 克。

(3)肝脾血瘀型：症見脇肋刺痛或脹痛難忍，肋下積塊，甚則腹大脹滿，腹部青筋暴露，面色黯黑。面頸胸臂有血痣，手掌赤痕，大便色黑。舌紫暗或瘀斑，脈細澀。

治宜：活血化瘀，行氣利水

方藥：化瘀湯加減

藥物：丹蔘 30 克、當歸 10 克、紅花 12 克、桃仁 15克、丹皮 15 克、赤芍 10 克、穿山甲 15 克、牡蠣 20 克、青皮 10 克、黃芪 30 克、白朮 12 克。

(4)肝腎陰虛型：脇助隱痛，甚則腹大脹滿，青筋暴露，形體消瘦，面色晦暗，心煩口乾，鼻衄牙宣，小便短少。舌質紅絳少津，脈弦細數。

治宜：滋養肝腎，育陰利水

方藥：滋水清肝飲合一貫煎加減

藥物：生地 15 克、丹皮 10 克、山萸肉 12 克、茯苓 10克、澤瀉 10 克、山藥 12 克、赤芍 12 克、梔子 15 克、益母草 15 克、水紅花子 9 克、沙參 12 克。

(5)脾腎陽虛：症見腹部脹滿，入暮尤甚，面色萎黃或㿠白，脘悶納呆，神倦怯寒，肢冷或下肢浮腫，小便短少。舌淡，體胖有齒痕，脈沉細無力。

治宜：健脾溫腎，化氣行水

方藥：附子理中丸合五苓散加減

藥物：黨參 25 克、白朮 10 克、乾姜 6 克、肉桂 9 克、附子 12 克、茯苓 12 克、豬苓 15 克、澤瀉 15 克、車前子 30克、大腹皮 30 克。

2.單偏驗方

(1)肝功能異常者：複方木雞沖劑，雲芝肝泰、當歸片、烏雞白鳳丸。

(2)肝區疼痛重者：可選用元胡止痛片、舒肝止痛丸、舒肝丸、逍遙丸、平肝舒肝丸。

(3)肝硬變纖維者，選用大黃蟅蟲丸、葫蘆素、白蛇六味丸、甲基斑蝥酸鈉、依爾康等保肝抗癌藥。

(4)腹水難消者，可酌情選用下列逐水利尿劑：

①牽牛子粉：每日吞服 1.5～3g，每天 1～2 次。

②禹功散：牽牛子 120 克、小茴香 30 克。共研細末，每次吞服 1.5～3 克，每天 1～2 次。

③甘遂末：將甘遂末袋入膠囊，每次吞服 0.5～1g，每日 1～2 次。

④消水丸：醋制甘遂 15 克，木香、砂仁、黃芩各 6 克。每次 7.5～10.5 克，排便 6～10 次，瀉水量可達 4000 毫升。

六、預防

1.避免導致肝硬化因素。

2.飲食科學合理，禁忌菸、酒、辛辣刺激飲食，包括熏炙、發酵食物。

3.積極預防肝炎。

4.注意勞逸結合，保持心情樂觀。

5.勿生氣鬱怒。

第四節　中醫藥學對「脇痛」的論述

　　脇痛是一側或兩側脇肋部疼痛為主要表現的病徵，也是臨床上常見的一種自覺症狀。脇，是指脇肋部，在胸壁兩側，由腋部以下至十二肋骨部分的統稱。《醫宗金鑑·正骨新法要旨》說：「其兩側自胸以下，至肋骨之盡處，統名曰脇」。故脇痛即是以部位合自覺症狀而命名的一種病症。

　　脇痛早在《內經》已有記載，並明確指出脇痛的發生主要是由於肝膽病變。如《靈樞·五邪》篇說：「邪在肝，則兩脇中痛」。《素問·藏氣法時論篇》說：「肝病者，兩脇下痛引少腹，令人善怒。」關於脇痛的病因，《內經》認為與寒、熱、瘀因素有關。如《素問·舉痛論》篇曰：「寒氣客於厥陰之脈，厥陰之脈者，絡陰器，繫於肝，寒氣客於脈中，則血流脈急，故脇肋與小腹相引痛矣。」《素問·刺熱篇》說：「肝熱病者，……脇滿痛，手足躁，不得安臥。」以及《靈樞·五邪》篇說：「邪在肝，則兩邪中痛，……惡血在內。」《難經》在《內經》的基礎上對脇痛病因的認識，有了進一步的發展。它認為除寒、熱、瘀外，還與人的情志關係密切，如《難經·四十九難》說：「恚怒氣逆，上而不下則傷肝。」恚，乃恨、怒之意。到了東漢時期，張仲景對脇痛的認識較《內經》、《難經》時期有進一步的提高。特別是仲景提出了治療脇痛的具體措施，如《金匱要略·腹滿寒疝宿食病脈證治》篇

第一條說：「趺陽脈微弦，法當腹滿，不滿者必便難，兩胠疼痛，此虛寒從下上也，當以溫藥服之。」胠：脅上與腋下相交接的部位。第五條又說：「寸口脈弦者，即脅下拘急而痛，其人洒洒惡寒也。」本篇第十五條亦說：「脅下偏痛發熱，其脈緊弦，此寒也：以溫藥下，宜大黃附子湯。」第一條對本病病因病機也作了較深刻的闡述。如「趺陽脈微弦」，為肝氣虛寒，從下上逆，故胠痛便難；第五條所談的「寸口脈弦者」，為肝經表寒，從外而受，故脅痛惡寒，但表裡虛實之不同。此外《傷寒論》第一百二十三條曰：「太陽病，十日已去，……設胸滿脹痛著，與小柴胡湯」。《古今醫鑒・卷十》中提出脅痛是由多種因素所造成，概括講分內、外二因，「若因暴怒傷觸，悲哀氣結，飲食過度，冷熱失調，跌仆傷形，或痰積流注於血，與血相搏，皆能為痛，此內因也；若傷寒少陽，耳聾脅痛，風寒所襲而為脅痛，此外因也。在分類方面，《景岳全書》中論述有內傷和外感兩大類，以下所述，主要內傷脅痛。

　　脅痛的病因病機綜合歸納為：有情志不暢，肝氣鬱結；氣滯日久，瘀血停著，精血虧損而致肝陰不足等。其病機要點是肝鬱氣滯，疏泄不利，絡脈失和。其病因病機是表4-3。

　　在臨床上，無論何因，只要造成脅絡「不通」或「不榮」的病機變化，即可引起脅痛。究其病理，主要責於肝膽。脅痛在辨證方面，當分清氣血虛實，但以區別氣血為主，其辨證論治見表4-4。

表4-3 肝痛病因病機示意圖

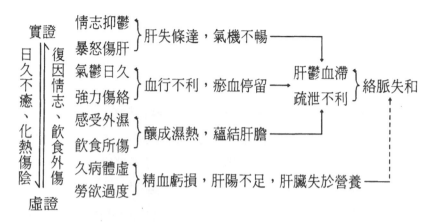

表4-4 脇痛辨證論治簡表

分類	肝氣鬱結	瘀血停著	肝膽濕熱	肝陰不足
症狀	脇痛以脹痛爲主，走竄不定，疼痛每因情志變化而增減，胸悶不舒，飲食減少，噯氣頻作，苔薄，脈弦	脇肋刺痛，入夜尤甚，脇肋下或見癥塊，舌質紫暗，脈象沉澀	脇痛口苦，胸悶納呆，噁心嘔吐，目赤或目黃身黃，小便黃赤，舌苔黃膩，脈弦滑數	脇肋隱痛，悠悠不休，遇勞加重，口乾咽燥，心中煩熱，頭暈目眩，舌紅少苔，脈細弦而數
病機	肝鬱氣滯，疏泄不利，氣阻脇絡	氣滯血瘀，瘀血停著，痹阻脇絡	肝膽濕熱，疏泄失常，脇絡不和	精血虧損，肝陰不足，脇絡失養
治法	疏肝理氣	祛瘀通絡	清熱利濕	養陰柔肝
主方	柴胡疏肝散	旋復花湯	龍膽瀉肝湯	一貫煎

　　在治療上，應本著「通則不痛」、「榮則不痛」的理論爲原則，實證以理氣、活血、清熱、化濕等法爲主；虛證以滋陰養血柔肝爲主，佐以理氣和絡。需要注意的是，理氣藥多香燥之品，故有傷陰耗液之弊處。因此，實證、虛證均不宜過量或長期使用。

第五章　肝癌的診斷

沁園春（詞牌）·肝癌的臨床表現及診斷

　　肝病日久，泛濫無羈，多浸肝頭。觀全身黃遍，鞏膜黃染；漫身搔癢，溲溺瀋流。呃逆厭食，脅痞腹滿，倦怠少神欠自由。悵瘰廓，問黃歧大師，誰入沉浮？病因病理曾糾。憶往昔癌前歲月稠。恰數年之前，菌毒繁茂；亞硝麴霉，肝臟殘留。狠狽爲奸，抑制免疫，B 肝硬化癥痕侯。曾記否，先癌前病變，遂成癌舟？

　　本章提要： 共分五節，著重介紹了肝癌的分型、分期及臨床表現（症狀、體徵、伴癌綜合徵）。肝癌的診斷主要應用實驗室檢查（肝癌的標化物及肝功能檢查），其中胎甲球（AFP）在肝癌的診斷中起著十分重要的作用，應用 B 超、CT 及核磁共振（MRI）等影像學檢查及組織病理學進行綜合分析診斷。最後論述了中醫藥學在肝癌診斷中作用。

第一節　肝癌的分型、分期及臨床表現

一、肝癌的分型、分期

㈠1997 年中國肝癌防治協作會議上通過了將肝癌分三型、三期。

　　1.分型標準爲：

　　(1)單純型：臨床和化驗檢查無明顯的肝硬化表現者。

　　(2)硬化型：有明顯肝硬變的臨床和化驗表現者／或化驗檢查符合肝硬變者。

　　(3)炎症型：病情發展迅速，並伴有持續性癌性高熱，或谷丙轉氨酶明顯增高。

　　2.分期標準爲：

　　Ⅰ期（早期、亞臨床期）：無明確肝癌病狀與體徵者。

　　Ⅱ期（中期）：介於Ⅰ期和Ⅲ期之間者。

　　Ⅲ期（晚期）：有明確黃疸、腹水、惡病質和肝外轉移者。

㈡肝癌的 TNM 分期

　　腫瘤的 TNM 分期爲國際抗癌聯盟所制定，爲國際腫瘤分類標準。

　　肝癌的 TNM 分期如下：

　　T：原發腫瘤；適用於肝細胞或肝管（肝內膽管）細胞癌。

　　T_x：原發腫瘤不明。

　　T_0：無原發腫瘤證據。

　　T_1：孤立的腫瘤，最大直徑≦2cm，無血管侵犯。

　　T_2：孤立的腫瘤，最大直徑≦2cm，有血管侵犯；或孤立的腫瘤最大直徑＞2cm，無血管侵犯；或多發的腫瘤，局限於1葉，最大的腫瘤直徑≦2cm，無血管侵犯。

　　T_3：孤立的腫瘤，最大的直徑＞2cm，有血管侵犯；或多發的腫瘤，局限於1葉，最大直徑≦2cm，有血管侵犯；或多發的腫瘤，局限於1葉，最大直徑＞2cm，有或無血管侵犯。

　　T_4：多發的腫瘤分佈＞1葉；或腫瘤侵犯門靜脈或肝靜脈的一級分支。

　　注：以膽囊床以下腔靜脈之連線劃分肝臟之兩葉。

　　N：區域淋巴結，指肝、十二指腸韌帶淋巴結。

　　N_x：區域淋巴結不明。

　　N_0：區域淋巴結無轉移。

　　N_1：區域淋巴結有轉移。

　　M：遠處轉移。

　　M_x：遠處轉移不明。

　　M_0：無遠處轉移。

　　M_1：有遠處轉移。

　　腫瘤 TNM 分期見表 5－1，肝癌的 TNM 分期以此為標準。

表 5-1 國際聯盟關於腫瘤的 TNM 分期（1987 年）

分期	T	N	M
I	T_1	N_0	M_0
II	T_2	N_0	M_0
III	T_3	N_0	M_0
	$T_1 \sim T_3$	N_1	M_0
IV_A	T_4	N_0, N_1	M_0
IV_B	$T_1 \sim T_4$	N_0, N_1	M_1

㈢國際抗癌聯盟肝癌分期標準

　　肝癌的 TNM 分期往往需要在手術之後才能確定，故尚有一個取決於臨床資料的分型標準。參見表 5-2

表 5-2 國際抗癌聯盟關於肝癌的臨床分期標準（1987 年）

分　　期	I	II	III
腹　　水	無	治療有效	治療無效
血清膽紅素（毫克／分升）	<2.0	2.0~3.0	>3.0
血清白蛋白（毫克／分升）	<3.5	3.0~3.5	<3.0
靛青綠瀦留率（％）	<15	15~40	>4.0
凝血酶原活性（％）	>80	50~80	<50

二、肝癌的臨床表現

　　肝癌起病多隱匿，早期症狀不明顯，一旦出現症狀時，病情已進入中晚期。常因肝癌有肝炎、肝硬化的背景，或有轉移病灶的混淆，致使臨床表現多種多樣，缺乏特徵性。Okuda 曾將肝癌的臨床表現分爲普通、硬化、潛伏、高熱、轉移、肝炎、急腹症、瘀膽及其它十九種分型，其中普通型占多數

（61.6％）。

(一)症狀：

1.腹痛：疼痛部位多位於右上腹部，但有時可在左下腹部或下腹部。疼痛的性質爲持續性鈍痛。腹痛的發生率在高危人群中，如撒哈拉地區黑人患者中爲 84～95％，華人爲 74～84％，但日本僅 42％有腹痛。在低危人群中，腹痛發生率爲 53～58％。腹痛發生率的差異可能與腫瘤大小有關。

2.胃腸道症狀：主要有食欲不振、噁心、嘔吐、腹脹、腹瀉等，其中以食欲不振最爲常見。

3.乏力、消瘦：乏力常爲肝癌的首發症狀，乏力呈進行性加重，繼之伴有消瘦。在肝癌晚期，消瘦是不可避免的，嚴重可導致惡液質。

4.上腹包塊：部分肝癌患者對非特異性乏力，肝區疼痛及消化道症狀耐受性較強或不介意，當肝腫大達一定程度時，自覺可捫及上腹包塊時，前來就診者並不少見。

5.發熱：約 10％的肝癌患者以發熱爲首發症狀而就診。肝癌病人的發熱多爲低熱，少數可有高熱，熱型多不規則。其發熱原因有三：①繼發感染；②癌性發熱（癌組織壞死，毒性物質吸收）；③腫瘤生長壓迫膽管引起膽管炎者。

6.嘔血、黑便：較常見，嘔血主要是由於肝癌伴有肝硬變門脈高壓食管靜脈曲張破裂或急性胃粘膜病變所致；黑便則多由門脈高壓性胃病或消化性潰瘍引起。

7.轉移灶症狀

肝癌可轉移肺、胃、淋巴結、胸膜、腦等，引起相應的症狀。有時患者以轉移灶症狀爲首發而就診。如轉移至肺，咳

嗽、咯血爲首發症狀；骨轉移的發生率爲 2～14％，背柱最易
受累，其次爲肋骨和長骨，局部可出現明顯壓痛或神經壓迫症
狀；胸膜轉移時，除胸痛外，可出現血性胸水，有時易誤診爲
結核性胸膜炎；顱內轉移時，可有神經定位症狀及體徵。

　　㈡體徵

　　1.肝臟腫大：肝臟腫大是原發性肝癌的主要體徵。第三軍
醫大學西南醫院一組織病理證實的肝癌 208 例中，肝大者占
62％。肝臟多呈進行性腫大，質地硬，表面高低不平，有大小
不等的結節或巨塊，邊緣鈍而不整齊，常伴有不程度的壓痛。
肝癌突出在右肋下或劍突下時，上腹部可呈現局部隆起或飽
滿，顯著增大時，亦可平臍或更大。位於右葉上部的肝癌可使
膈肌抬高，運動受限或固定，肝濁音界上升，而肝下緣可不腫
大。

　　2.黃疸：黃疸多出現在肝癌晚期。發生率大約爲 20％。
多爲阻塞性黃疸，少數爲肝細胞性黃疸。前者常用癌腫壓迫或
侵入膽管或肝門轉移性淋巴結腫大而壓迫總膽管造成阻塞所
致；後者可由於癌組織肝內廣泛浸潤或並存的肝硬變或慢性活
動性肝炎引起。

　　3.肝區血管雜音：是肝癌特徵性體徵，約 20％的患者在
肝臟上方可聽到動脈雜音，可於肝區腫瘤相應的部位聽到吹風
樣血管雜音。

　　4.腹水：在原發性肝癌晚期，易出現腹水症。腹水多爲血
性。腹水的發生主要由門靜脈高壓引起或由惡性腫瘤種植腹膜
所致。

　　5.脾臟腫大：多由門脈高壓引起。這是繼發於原有的長期

肝硬化。若脾臟在短期內增大，應警惕門脈癌栓阻塞的可能性。

6.腹壁靜脈的曲張：爲原有肝硬化或腫塊壓迫、阻塞門脈主幹產生門脈高壓所致。另外，巨大的肝臟可壓迫下腔靜脈引起下腔靜脈阻塞綜合徵，出現腹壁靜脈曲張。

7.慢性肝病體徵：肝硬化或肝衰竭的體徵，在有晚期肝硬化的原發性肝癌患者中十分突出，表現有慢性肝病面容、蜘蛛痣、肝掌。男性乳房發育睪丸萎縮、下肢浮腫等徵象。

8.Budd－Chiari 綜合症：肝癌累及門脈及肝靜脈時，可形成癌栓，後者又可導致肝靜脈阻塞，引起肝竇高度擴張及出血性壞死，符合 Budd－Chiari 綜合症，臨床上可有肝腫大、腹水及下肢水等。肝癌併發肝靜脈癌性阻塞並非少見，但多經層檢診斷，爲亞急性過程，故等不到胸壁形成側支循環，病人多已死亡。

9.罕見的轉移大體徵：肝癌肝內轉移可致肝臟腫大呈多個結節或腫塊。肝外轉移以肺、淋巴結、骨、腦爲最常。此外，尚有皮膚、上頜骨齒齦、蝶竇、腹直肌、胰腺、腎上腺、膀胱等罕見部位轉移，引起相應的體徵。

㈢伴癌綜合症（paraneoplastic syndrome）：是指原發性肝癌患者由於癌腫本身代謝異常或癌組織對機體發生各種影響而引起一組症候群。據文獻報導，肝癌表現已超過 50 種，以下介紹幾種常見且有臨床意義的肝癌伴癌綜合症，如能及早識別，將有助於肝癌的早期診斷。

1.紅細胞增加症：肝癌伴紅細胞增多症的發生率一般在 2～10％之間，國內報導最高爲 17.2％。當肝癌合併肝硬化

時，肝臟滅活功能降低，使紅細胞生成素的半衰期延長，進而刺激骨髓產生過多的紅細胞。Brownstein 等認為肝硬變患者出現紅細胞增多症是癌變的一個可靠指標。Mefadzean 等觀察到了例肝硬變發生肝癌後立即出現紅細胞增多。故有認為肝硬變患者，如有紅細胞增多症出現，也許有助於肝癌的早期診斷。

2.低血糖症：肝癌伴低血糖症國外報告發生率可高達 30％，國內報告為 8～27％。低血糖發生機理尚未完全明瞭。Lipsell 發現低血糖常發生在巨大型肝癌病人，其原因可能為巨大腫瘤組織取代了大部分正常肝組織或因肝癌積貯肝糖原，而又缺乏分解肝糖原的酶，因而進一步發生低血糖。另一種值得重視的說法認為肝癌組織可產生具有胰島素樣活性肽，從而導致自發性低血糖。Tanaka 等（1992）檢測一例肝癌患者血漿和癌細胞中的胰島素樣生長因子Ⅱ（IGF－Ⅱ），發現其含量較正常血漿及非癌肝組織高，從而支持上述推測。

3.高血鈣症：高血鈣症是肝癌伴癌綜合症最嚴重的一種。其發生多認為由於肝癌組織分泌異位甲狀旁腺激素所致。其特徵是高血鈣而血磷降低。這與腫瘤骨轉移的高血鈣不同，骨轉移時，既有高血鈣又伴高血磷。肝癌伴高血鈣症臨床表現為：虛弱、乏力、口渴、多尿、厭食、噁心及嘔吐；重者可出現嗜睡、精神異常、昏迷等高血鈣危象。常易誤認為肝癌腦轉移或肝昏迷，高血鈣達 3.8mmol／L 時，應積極降低血鈣，否則有致命危險。

4.高膽固醇血症：肝癌伴高膽固醇血症的發生率國外報告高達 38％。台灣一組 792 例肝癌患者中發現高膽固醇血症 91

例，占 11.4％。這 91 例均爲直徑＞7cm 的大腫瘤，腫瘤體積大於肝臟體積的 50％。伴有高膽固醇血症的肝癌患者較之年齡、性別和腫瘤體積相似的無膽固醇血症肝癌患者平均血淸蛋白、甘油三脂及 AFD 水平爲高。其中伴高膽固醇血症的肝癌中 8 例及 11 例分別接受了手術切除及肝動脈栓塞治療，結果治療後血淸膽固醇水平降至正常範圍，而當腫瘤復發增大時再次升高。且血淸膽固醇的改變與血淸 AFP 的改變相平行。故認爲檢測血淸膽固醇可作爲確定高膽固醇血症肝癌患者手術切除或肝動脈栓塞後腫瘤復發的另一標誌。

　　5.高纖維蛋白血症：肝癌伴高纖維蛋白血症，國外報導僅見少數，國內有報告達 26.6％。纖維蛋白原增高可能與肝癌有異常蛋白質合成有關，當其腫瘤切除後，纖維蛋白原可降至正常，並以此可作爲腫瘤是否徹底切除的標誌之一。對原因不明的纖維蛋白原增高者，亦應積極定期隨訪，以排除肝癌的可能。

　　6.血小板增多症：肝癌伴血小板增多症的機理可能與促血小板的生成素有關。經手術切除腫瘤後，血小板可恢復正常。

　　7.降鈣素增高：肝癌伴降鈣素增高，Kew 報導兩例肝癌，腫瘤切除後淸降鈣素濃度恢復正常。有報告認爲肝癌組織及癌組織培養的上淸液中均檢測到免疫反應活性的降鈣素，說明肝癌患者血淸中降鈣素濃度增高與癌腫異位合成激素有關。

　　8.性徵改變：肝癌伴三種類型的性徵改變即性早熟、男子乳房發育和女性化。

　　大部分併發性早熟的肝臟腫瘤患者爲肝母細胞瘤，其原因是腫瘤異位合成促性腺激素，男子乳房發育在少數肝癌患者中

發生，其發病機理十分複雜，因爲伴發的肝硬化本身亦可引起男性乳房發育。肝癌患者伴女性化者，行外科手術切除腫瘤後，血清血性激素水平恢復正常，所有女性化體徵消失，其機理未明。

　　9.其它：肝癌患者還可伴發皮膚血卟啉病、甲狀腺機能亢進、肥大性關節炎、類白血病反應、滲血性貧血、多發性神經病變等，但均屬少見。

第二節　肝癌的實驗室檢查

　　肝癌的實驗室檢查，對肝癌的診斷具有重要的臨床意義。

一、肝癌標化物的檢測

　　1.甲胎蛋白（AFP）的測定

　　(1)人體肝癌的 AFP：眾細胞水平上觀察，AFP 定位於肝細胞的胞漿、細胞質膜及核周圍區域。亞細胞水平上觀察，AFP 的合成位於粗糙內質網的核糖體上。肝癌組織 AFP 定位研究表明，不是所有的肝癌細胞均呈陽性，其解釋有二：①AFP 只有在細胞周期的一定時相合成，不處於該時的細胞均爲 AFP 陰性；②存在合成與不合成 AFP 兩種癌細胞，這些細胞在形態學上目前尚看不出明顯差異。

　　(2)AFP 診斷肝癌標準：AFP 檢測對肝癌的診斷具有相對

的特異性。多數學者認為對流法定性為陽性，或定量達 400μg/L 以上都可考慮診斷肝癌。中國在多年普查與臨床實踐的基礎上，總結了單項 AFP 診斷肝癌的標準。1977 年 12 月全國肝癌研究協作會議制定的診斷肝癌的標準中指出：「如無肝癌其它證據，AFP 對流免疫電泳法陽性或定≧400μg/L 持續一個月以上，並能排除妊娠、活動性肝炎，生殖腺胚胎性腫瘤等」，即可診斷為肝癌。

　　(3)AFP 含量與肝癌的臨床表現：肝癌病人 AFP 主要由於肝癌細胞所產生，因此 AFP 含量有可能在一定程度上反映腫瘤的情況。

　　①年齡與 AFP：肝癌 AFP 陽性率隨年齡增高而下降，如 20～29 歲組為 85.7%，40～49% 歲為 67.5%，60 歲以上為 50%（上海中山醫院），而性別關係不大。

　　②HBsAg 與 AFP：HBsAg 陽性與陰性肝癌病人無明顯差別，分別為 69 % 和 70 %。

　　③臨床病期與 AFP：肝癌早期病人 AFP 含量遠低於中晚期病人，但晚期之間差別不大，此點與國外文獻報告相同。第三軍醫大學西南醫院另一組肝癌 30 例，其中 AFP＜31μg/L 占 40%，AFP＜800μg/L 占 23.3%，AFP＞800μg/L 占 36.7%。GGT＜40U/L 占 50%。而病型與肝硬變的有無與輕重一般關係不大。

　　④大體病理、腫瘤大小與 AFP：一般腫瘤越小，AFP 定量越低。一組 47 例小肝癌，其中直徑≦2cm 7 例、≦3cm 9 例、≦5cm 31 例，AFP＜31μg/L 分別為 42.0%、66.6% 與 35.4%。可見直徑≦2cm、≦3cm 與≦5cm 者 AFP 陽性率有明

顯差別。而巨塊型 AFP 陽性率占 62.2％。多發結節型占 53.8％。

⑤組織類型、分化程度與 AFP：肝細胞癌的 AFP 含量最高，其陽性率約 70％左右，其次為混合型肝癌，占 25％左右，肝膽管細胞癌無 1 例陽性。按 Edmondson 分級，分化 I 級和 IV 級者 AFP 陽性率較低（53～44％），III 級最高，約占 55～75％。

2.異常凝血酶原（DCP）測定

異常凝血酶原在健康人血液中不能測出。慢性肝炎、肝硬變、轉移性肝癌病人血液中異常凝血酶原的含量皆＜$300\mu g$/ml；而原發性肝癌病人中不僅 90.8％可測出，且＞$300\mu g$/L，在肝癌患者中陽性率為 77％，對肝癌的診斷有較大的意義。

3.癌胚抗原（CEA）測定

癌胚抗原的正常值＜$2.5\mu g$/ml。約 70％的肝癌病例此值較高；但在轉移性肝癌、結腸癌、乳腺癌、前列腺癌、肝硬變及慢性肝炎等病例中此值明顯增高，故特異性不強。可供輔助診斷參考，但需與臨床結合進行鑒別診斷。

4.碱性磷酸酶同功酶 I（ALP－I）測定

碱性磷酸酶的正常值為 13 金氏單位以下。各種肝病阻塞性黃疸，肝癌時與 GGT 一樣，均可伴有 ALP 活力升高，對肝癌診斷特異性不強，國內外報導肝癌時可見 ALP 同功酶 I（ALP－I）陽性，具有特異性，一般認為 ALP 同功酶 I 由肝細胞產生，肝癌時可出現陽性，但陽性率甚低，僅 16.7～25％，而特異性達 100％，由於敏感性太低，不宜常規用於肝

癌的篩選，但對原發性或轉移性肝癌有區別價值。

　　5.γ-谷氨酰轉肽酶同功酶Ⅱ（GGT-Ⅱ）

　　國內外已有很多文獻認爲γ-谷氨酰轉肽酶-Ⅰ′，Ⅱ′，Ⅲ′對肝癌有特異性，其陽性率爲 25～55％。國內沈鼎明（1991）報告 γ-谷氨酰轉肽酶-Ⅱ對肝癌的敏感性爲79.7％，特異性爲 96.4％ 在 AFP 陰性肝癌的陽性率爲72.7％。該標誌對肝癌診斷有較大的價值。可作爲一線的肝癌標誌物。

　　6.5′-核苷酸磷酸二酯酶同功酶Ⅴ（5′NPD-Ⅴ）測定

　　在 PAC 電泳上，5′-核苷酸磷酸二酯酶可分 5 條區帶，其中Ⅴ帶在肝癌病人中出現，陽性率爲 84～86％；在甲胎蛋白陰性肝癌陽性率爲 56.4～91％，但該帶在良性肝病（肝硬化）和轉移性肝癌時亦可出現陽性，後者可達 83％，特異性不足。另有報導認爲有三種5′-核苷酸磷酸二酯酶同功酶（Ⅰ、Ⅴ及Ⅳ）有較佳敏感性及特異性，5′-核苷酸磷酸二酯酶對肝癌的診斷價值尚待研究。

　　7.鐵蛋白與同功鐵蛋白

　　鐵蛋白的正常值爲 10～200μg/ml 。約 90％ 的肝癌病例的鐵蛋白含量增高。但在轉移性肝癌、肝炎、肝硬變、心臟病、白血病、乳腺癌及各種感染性疾病中亦有增高。採用等電聚焦電泳可將鐵蛋白區分爲 200 個不同等電點的區帶而成爲同鐵蛋白。其中等電點 PH 值 5.15 的酸性同工鐵蛋白的正常值爲 500μg/ml 以下。在原發性肝癌中約 70％ 的病例此值增高，在肝炎、肝硬化中僅有少數病例此值增高，故對肝癌診斷的特異性優於一般鐵蛋白。

8.乳酸脫氫酶（LDH）同功酶₅的測定

乳酸脫氫酶同功酶是 H 型（心型）和 M 型（肌型）兩種不同的亞單位組成的四疊體。如果乳酸脫氫酶由四個 M 單位組成，稱爲乳酸脫氫酶同功酶₅。乳酸脫氫酶同功酶₅（LDH_5）在肝癌病人中有一定的陽性率，但健康者及慢性肝病患者的陽性率也不低，因此，對診斷肝癌的特異性不強，可用於輔助肝癌的定性診斷。

9.銅藍蛋白（CP）測定

銅藍蛋白又稱銅氧化酶，爲正常血淸中的一種結晶的糖蛋白。它在正常人血液中濃度不超過 $3 \sim 7mg\%$，而在肝癌患者其濃度則升高，但在肝硬化時也升高，故對診斷肝癌的特異性不強，結合其它肝癌標誌檢查，綜合分析，有助於診斷參考。

10.M_2型丙酮酸激酶同功酶（$M_2 - PYK$）測定

丙酮酸激酶可分爲四型，正常肝臟爲 L 型，肝癌時轉變爲胚胎 M_2型，用 ELISA 法測定 M_2型丙酮酸激酶取得 M_2型丙酮酸激酶抗體，正常值爲 $575.8 \pm 59.5pg / ml$，肝癌時則比正常人高 5 倍，陽性率達 95.3%，但多種惡性腫瘤均可升高，對肝癌診斷特異性不強，應結合其它肝癌標誌檢查。並有助於鑒別良惡性。

11.醛縮酶同功酶 A（ALD－A）

當肝癌病變時，醛縮酶同功酶 A（ALD－A）取代癌變前的肝組織中醛縮酶同功酶 B。重慶醫科大學附屬二院實驗室檢測 FDP /FIP≧8 提示爲肝癌，其敏感性 60%，特異性 88.8%，用單克隆抗體免疫檢測法醛縮酶同功酶 A McAb 在肝癌時陽性率爲 73.9%，AFP 陽性肝細胞癌爲 81.8%，特異

性 76.7%，與 AFP 聯合檢測陽性率 96.5%，作爲肝癌標誌。

12.α_1－抗胰蛋白酶（A_1AT，AAT）及異質體的測定

AAT 主要存在於肝細胞中，並分佈於門脈周圍區域或呈單個散在或成簇地分佈於整個肝小葉中，肝癌時 AAT 升高，陽性率在 51～97%，但特異性不理想。

13.α－L－岩藻糖苷酶（AFU）

1980 年 Deugnier 首先發現肝細胞癌患者血清 AFU 升高，其敏感性達 75%，特異性 90%。須於 AFP 測定聯合是有益的。

14.假尿苷（尿液酸尿嘧啶核苷）

國內已有作者報導原發性肝癌及轉移性肝癌病人尿液中假尿苷含量明顯高於良性肝病，但在其他消化道惡性腫瘤中該標誌物亦往往升高，故缺乏特異性，可綜合其它檢測綜合參考。

15.肝癌相關抗原（HAg18－1）

近年來，其它很多學者研究表明，敏感性爲 86.5～91.0%，特異性 72.2%，血清肝癌蛋白（SHCSP）係反映肝癌前期病變特殊蛋白質的定性診斷，初步報導其敏感性 91.6～95.1%，特異性爲 90% 左右，其診斷價值尚有待進一步驗證。

綜上所述，各標誌物均有較高的特異性，除 ALP－I 外各標誌物對肝癌診斷均有較高的敏感性。對 AFP 陰性或低濃度陽性的肝癌有特殊診斷價值。聯合檢測並非越多越好，有人建議以 AFP 與 GGT －II爲基礎，聯合上述較特異的標誌物之一，如 FucAFP（岩藻糖性 AFP）、DCP、酸性鐵蛋白等，

可提高肝癌診斷陽性率 95％以上。各項血清肝癌標誌物對肝細胞癌檢測的臨床意義見表 5－3。

表 5－3　　各項血清肝癌標誌物對肝細胞癌的臨床意義

類　別	敏感性（％）	特異性（％）	假陽性率	陽性檢出率（％）	
				AFP＜20mg／L	AFP＋標誌物
AFP	62.31	98.10	2.00		
FucAFP	84.70	89.47	10.50	80.00	90.28
γ－GTⅡ	79.70	96.35	4.30	72.70	93.22
AFU	76.10	93.01	6.70	80.80	93.30
5′NDP－V	73.70	87.50	11.10	88.89	
DCP	72.30	97.00	3.00	69.20	87.20
LCA－AAT	70.90	88.64	10.00	77.80	92.98
PALF	69.80	89.60	11.00	66.70	90.60
ALD－A	61.00	92.80	7.20	54.50	84.80
ALP－Ⅰ	16.95	100.00	0.00	27.00	75.80

　　二、肝功能檢測：膽紅質的明顯升高表明已屬肝癌晚期：白／球蛋白比例倒量是肝功能失代償的重要指標；谷草轉氨酶（SGPT）的異常或表示伴肝病活動，或示腫瘤壞死；凝血酶原時間低於正常值的 50％示肝功能已難耐受手術；γ－L－谷氨酰轉肽酶（GGT）明顯升高或表腫瘤巨大，或示有肝靜脈瘤栓，或合併活動性肝病，凡 GGT 數倍於正常值的肝癌病人預後大多較差。

　　三、B 型肝炎感染指標測定：上海醫科大學肝癌研究所經病理證實的肝細胞病人用敏感的 B 型肝炎病毒試劑盒檢測 100 例中，B 型肝炎表面抗原（HSsAg）陽性者達 90％，抗 B 型肝炎核心抗原（HBV）陽性者更高達 97％，僅 2 例示 B 型

肝炎病毒 5 個指標：B 型肝炎表面抗原、B 型肝炎表面抗體（抗 HBS）、B 型肝炎 e 抗原（HBeAg）、B 型肝炎 e 抗體（抗 HBe）和抗 HBc 完全陰性，提示如 B 型肝炎病毒指標均陰性，在中國幾乎可排除肝癌。

　　四、C 型肝炎感染指標測定：目前只能檢測 C 型肝炎病毒抗體，上海醫科大學根據病理觀察 376 例病人證實的肝癌中 C 型肝炎病毒抗體陽性率僅 8.3％，明顯低於日本和歐洲地區肝癌病人，故不助於肝癌的診斷。

　　五、免疫指標測定：結核菌素皮試（OT）可反映病情早晚的簡單而有效的指標。其它如淋巴細胞轉化試驗，自然殺傷細胞（NK），巨噬細胞活力等均可從不同角度反映病期早晚及不同病人的細胞免疫狀況。但小肝癌或亞臨床期肝癌這些指標常表現為正常。

第三節　肝癌的影像學檢查

　　各種影像學檢查，有利於肝癌的定位診斷。但影像學檢查如能發現肝臟的占位性病變，與沒有占位性病變的肝病和肝外病變相比較，也有利於肝癌的定性診斷。尤其在許多影像診斷中，原發性肝癌尚有諸多的特徵，有別於其它占位性病變。所以，各種影像診斷，對肝癌既有定位診斷的價值，也有定性診斷的意義。

一、B 超檢查

　　超聲顯像是肝癌診斷中常用最有效的方法。超聲顯示可確定肝內有無占位性病變，1cm 的肝癌通過超聲波檢查顯示出來；提示占位性病變的性質，鑒別是液性或實質性占位，對實質性占位係良性血管瘤或惡性肝癌常可提供有價值的材料，如肝癌常呈「失結構」占位，周圍常有暈圈，小肝癌常呈低回聲占位，大肝癌呈高回聲或高低回聲混合。常有中心液化區，明確肝癌在肝內的具體位置及其與肝內重要血管的關係；有助於了解肝癌在肝內以及鄰近器官的播散與浸潤，通常在大的肝癌周圍可見到衛星結節，或示包膜不完整，還可顯示肝內門靜脈及其屬支是否有瘤栓，顯示肝靜脈甚至下腔靜脈是否有累及；有助於在超聲導引下進行穿刺活檢或作瘤內無水酒精注射。

二、電子計算機 X 線體層掃描 CT 檢查

　　CT 在肝癌診斷中是不可缺少的檢查項目，通過 CT 檢查能明確病灶的位置、數目、大小及與重要血管的關係，通常以 1cm 為極限；提示病變性質，尤其是增強掃描有助於鑒別肝血管瘤；有助於放射治療的定位和了解肝周圍組織器官是否有癌灶。通過平掃下肝癌多為低密度占位，邊緣有清晰或模糊的不同表現，部分有暈圈徵，大肝癌常用中央壞死液化。增強掃描，使病灶較平掃更為清晰。

　　肝癌 CT 圖像表現有直接徵象和間接徵象兩種：直接徵

象：①病變通常呈局限性邊界比較清楚的密度減退區；也可呈邊緣模糊或大小不等的多發病灶；如腫瘤壞死則呈不均勻低密度；②間隔徵：增強掃描示肝癌低密度病灶中出現高密度間隔，寬窄不一，方向不定。間接徵象：①肝外形異常；表現爲局部輕微隆起或明顯半球狀突出；②肝門移位：肝門位於肝左、右葉及方葉、尾葉之間，任何一葉的巨大肝癌均可致肝門移位；③鄰近器官移位：巨大肝癌常使胰、胃、膽囊移位；④門靜脈癌栓：表現血管增粗；增強掃描示管腔內充盈缺損；⑤伴發肝硬變徵：表現肝輪廓凹凸不平、脾大、腹水、葉間裂增寬以及尾狀葉增生等。

三、核磁共振（MRI）檢查

MRI 在肝癌定位診斷中有超過 CT 的趨勢。與 CT 比較其優點爲：能獲得橫斷面、冠狀面和矢狀面三種圖像；對軟組織的分辨優於 CT；無放射線損害；對良惡性肝內占位，尤其與血管瘤的鑒別可能優於 CT 檢查，MRI 另一優點爲無需增強即可顯示門靜脈的分支。Rummeny 報告 55 例經證實的各種肝臟良惡性腫瘤，發現 MRI 結果與組織學改變，包括脂肪變、纖維化、瘤周圍水腫等相符，凡腫瘤周圍有水腫者均爲惡性腫瘤。

四、肝動脈造影（CTA）檢查

採用經皮穿刺股動脈插管做選擇性腹腔或肝動脈造影，爲

肝癌定位診斷中比較有價值的方法，其分辨力低限於 1cm，但因屬侵入性檢查手段，故目前的適應症爲：①臨床疑肝癌或 AFP 陽性而其它顯像陰性者；②各種顯像方法結果不一或難以確定占位病變性質者；③疑有衛星灶需作 CTA 者；④腫瘤較大需作肝動脈栓塞療法者。

原發性肝癌肝動脈造影的主要表現爲：腫瘤血管出現早期動脈相；腫瘤紫色，出現實質相；較大腫瘤可見肝內動脈移位、扭曲、拉直等；肝內動脈受腫瘤侵犯可呈鋸齒狀、串珠狀或僵硬狀態；動靜脈瘻；「池狀」或「湖狀」造影劑充盈區等。

五、放射性核素顯像檢查

該項顯像檢查在 60 和 70 年代曾是肝癌定位診斷的重要手段。近年來採用肝膽顯像劑^{99m}TC－吡哆醛－5－甲基色氨酸（^{99m}TC－PMT），在延遲相時，分化較好的肝細胞癌出現缺損區填充，甚或顯示陽性掃描，即密度高於周圍肝組織，約 60％肝細胞可獲陽性顯示，出現陽性掃描者尙有纖腺瘤，而其他病變均爲陰性缺損區，故^{99m}TC－PMT 比 掃描還有輔助定性診斷價值，並有助於發現肝細胞癌在體內的遠處轉移，檢出的最小病灶僅 1cm，通常爲 2cm。核素血池掃描還可鑒別血管瘤。近年以放射性核素標化 AFP 單抗或抗人肝癌單抗進行放射免疫顯像，開闢了另一條肝癌陽性顯像的途徑，檢出最小病灶爲 2cm。肝癌的早期發現影像檢查程序圖見圖 5－1。

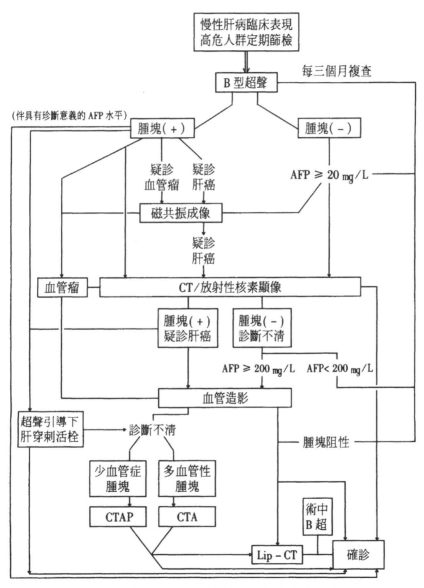

圖 5－1　肝癌的早期發現影像檢查程序圖解

第四節 肝癌的腹腔鏡及肝穿活組織檢查

一、肝癌的腹腔鏡檢查

　　腹腔鏡診斷肝癌曾沿用多年，近年來由於腫瘤標化與顯像技術的進步，腹腔鏡趨於少用。因位於肝臟深部、膈頂的腫瘤以及不在表淺的小肝癌均難窺見。但對 AFP 陰性的肝內占位性病變，各種手段均難以定性，其部位又在可窺見範圍內者仍不失為一種可供選用的診斷手段。肝穿已不作常規使用，因仍有針道種植和導致癌結節破裂出血的可能。但對診斷不明確，尤其是肝癌可能性較小的對象。可直接觀察肝臟表面，了解病變的情況，直視下取活組織檢查，陽性為 87.4％，對確定診斷和分期很有臨床價值。

二、肝穿活組織檢查

　　可在 B 超或同位素定性下穿刺活檢，陽性率為 76.1～92.3％，另外可抽腹水查癌細胞，轉移淋巴結活檢，剖腹探查取活組織檢查，以獲病理診斷。

第五節　肝癌的診斷標準

　　上幾節已介紹了肝癌的臨床表現、輔助檢查（實驗室檢查、影像學檢查、活體組織學檢查），通過其綜合分析，即可作出相應的診斷。

　　1990 年中國抗癌協會制定了原發性肝癌防治規範，其中有關肝癌的診斷標準如下：

　　1.病理診斷

　⑴肝組織學檢查證實為原發性肝癌。

　⑵肝外組織的組織學檢查證實為肝細胞癌。

　　2.臨床診斷

　⑴若無其他肝癌證據，AFP 對流免疫電泳法陽性或放射免疫法≧400μg /ml，持續四週，並能排除妊娠、活動性肝病、生殖性胚胎源性腫瘤及轉移性者。

　⑵影像學檢查肝內有明確的實質占位性病變，能排除肝血管瘤和轉移性肝癌並具有下列條件之一者；①AFP≧200μg /ml；②典型的原發性肝癌的影像學表現；③無黃疸而 γ - GT、ALP 明顯升高；④其他器官有明確的轉移病灶，或有血性腹水或在腹水中找到癌細胞；⑤明顯的 B 肝血清學標記陽性的肝硬化。

第六節　中醫藥學對肝癌診斷的論述

　　肝癌是現代醫學病名，有統一的診斷標準。因為中醫沒有肝癌的病名，屬於中醫藥學中的「肝積」、「癥瘕」、「肥氣」、「臌脹」、「癖黃」等範疇。所以目前確診肝癌還是由現代醫學的方法完成。如採用西醫療法，則不必進行中醫診斷；如需要採用中醫的方法治療，則必須進行中醫診斷。中醫診斷的意義不在於為肝癌定名，而是辨明病人的「八綱」屬性，即陰、陽、表、裡、寒、熱、虛、實，作為治療的立法依據，從而為所立之法選擇合適的方劑，並決定採用哪些中藥治療。肝癌的「八綱」辨證在表5-4。

　　肝癌病人的診斷，舌象十分重要，肝癌病人舌像的特點為：肝內有小腫物的患者，舌象為光剝無苔的紅舌組中屬肝癌者占大多數；而淡紅組中絕大多數為血管瘤等良性腫物，僅少數為肝癌，因此看出早期原發性肝癌患者有時會出現光剝無苔的紅舌，即「陰虛舌」。另外報導，肝癌病人舌的左側或右側或雙側，會出現紫色或青紫色，呈條紋狀或不規則斑塊或瘀點，偶爾可見於舌尖，可作為中、晚期原發性肝癌的診斷和輔助體徵之一。

　　因為同一種舌像可以反映出多種疾病的相同病理階段。所以單靠一項舌診來確診肝癌是很難準確無誤的，還應運用四診望、聞、問、切的綜合診斷方法，進行辨證論治，同時結合現

代醫學的檢查，綜合分析，方能作出正確診斷。

表 5－4　**肝癌的八綱辨證**

八綱辨證　肝癌診斷	肝癌的「八綱」辨證診斷
熱　症	口渴而能飲水、喜冷飲食、煩躁、小便短少而黃赤、大便秘結、脈數。
寒　症	口渴或假渴而不能飲水、喜飲熱湯、手足厥冷、小便清長、大便溏泄、脈遲。
實　症	無汗、腹脹不能緩解、疼痛拒按、病程長、稟賦厚、脈實有力。
虛　症	多汗、腹脹有時可以緩解、疼痛喜按、按之則疼痛減輕或停止、病程長、稟賦弱、脈虛無力。
表　症	發熱、惡寒、頭痛、鼻塞、舌上無苔或苔薄白、脈浮。
裡　症	發潮熱、惡熱、腹痛、口燥、舌苔黃黑或白厚而乾燥，脈沉。
陰　症	寒者、虛者、裡者為陰。
陽　症	熱者、實者、表者為陽。

第六章　肝癌的鑑別診斷

念奴嬌（詞牌）·肝癌的鑑別診斷

　　肝膽表裡，鄰腸胃，東方乙木青色。乙癸同源屬下焦，通達先天之徹。晚期病變，膽汁橫溢，炎症或占位。千變萬化，掃描與以評說？而今所謂鑑別：要影像圖，要生物化驗。安得細胞病理片，結合四診八綱？一爲炎症，一爲癌前，一爲癌變。綜合判定，整體分析良惡。

　　本章提要：共分兩節，著重介紹了肝癌的鑑別診斷，主要與轉移性肝癌、慢性肝病（肝炎、肝硬化）、肝臟的良性腫瘤（肝臟海綿寶血管瘤、肝吸蟲病、肝囊腫、肝膿腫）、肝臟鄰近器官腫瘤以及中醫鑑別診斷。

第一節　肝癌常見疾病的鑑別

　　肝癌的診斷主要與肝轉移癌、肝炎、肝硬化、肝膿腫、肝血管瘤、肝結核、肝包蟲相鑑別。

一、肝轉移癌（繼發性肝癌）

　　多有機體其它部位的原發腫瘤，如胃癌、肺癌、胰腺癌等，臨床上以原發腫瘤的症狀爲主，少數患者僅有肝腫大。呈多發節結型、肝區結節型、肝區疼痛、黃疸等繼發性肝癌的表現，症狀一般較輕，發展較緩慢，甲胎蛋白呈陰性，必要時可作病理檢查診斷。

二、肝硬化

　　可有肝炎、慢性肝病史，病情發展較緩慢而有反覆，肝功能損害較顯著，有蜘蛛痣、肝掌、脾大、腹水等表現。因肝癌有在肝硬化基礎上發病的情況，所以二者鑑別較困難，需結合臨床和實驗檢查全面分析，方能作出診斷，肝硬化病參考第四章。

三、肝炎

有肝炎病人接觸史，急性肝炎病程短，轉爲慢性肝炎病程長，肝炎活動期有肝腫大，肝區疼痛、發熱、黃疸、肝功能谷丙轉氨酶升高，少數甲胎蛋白一過性升高，B 型肝炎抗原陽性或 C 型肝炎病毒抗體陽性，肝炎病詳見第四章第二節。

四、肝膿腫

臨床上有阿米巴感染或菌痢病史，寒顫、高熱、肝大、肝區疼痛、波動感，化驗血常規白細胞增多，核左移、轉肽酶及鹼性磷酸酶升高，超聲波可發現液平段，肝穿刺可確定診斷。

五、肝臟良性腫瘤

其中肝臟海綿狀血管瘤與肝癌常不易鑑別，即使應用 B 超、CT 及肝動脈血管造影等檢查，彼此誤診的情況並非罕見，尤其在肝癌誤診爲血管瘤，將會造成不可挽救的後果。肝血管瘤通常病程長、發展慢，常無肝炎病史和肝病證據，一般情況較好，腫塊較光整，有時有彈性感。肝放射性核素顯像如有占位性病變發現，加做血池掃描，如有放射性核素在占位病變部位濃集，對診斷肝血管瘤極有幫助。

六、慢性血吸蟲病

慢性血吸蟲病有明顯的左葉肝臟腫大，右葉亦伴隨腫大，觸診時，可觸及指頭大結節，影像學檢查顯示占位性病變，經剖腹探查病理證實爲血吸蟲肝病結節。

七、肝囊腫、肝包蟲病

其鑒別分類爲：①肝囊腫與肝包蟲病均有較長病史，常無肝炎史或肝病背景，一般情況多較好；②肝囊腫常伴發多囊腎，包蟲病常有疫區居住史和包蟲病皮試陽性；③通過超聲波檢查；超聲示較大平段，爲主要特徵。肝癌與肝肉瘤偶也可見小平段，但增益後多有波型；④肝囊腫在 CT 檢查時有特徵性表現：密度均匀，CT 值爲水樣密度（ 0－15 享氏單位 ），囊壁薄而光滑，注射造影劑後沒有增強，可單發也可多發，大小相差也很懸殊。肝包囊蟲囊腫或棘球幼蟲囊腫的特徵表現爲囊腫內有多個子囊，子囊囊壁脫落，CT 圖像上也能顯示，比較有特徵性。

八、肝臟鄰近臟器的腫瘤

胰腺、右半結腸、右腎、腎上腺以及腹膜後的軟組織腫瘤，均可有右上腹腫塊的形式出現，應仔細檢查，作出鑒別。

九、肝腺瘤

多發生在女性，常有口服避孕藥史，無肝病史，AFP 陰性，各種定位診斷難與肝癌鑑別，^{99m}TC－PMT 呈強陽性有助於肝腺瘤的診斷。

十、肝肉瘤

常無肝病史，AFP 陰性肝占位性病變的鑑別步驟為：①超聲顯像可解決占位性病變是在肝內或肝外，是實質性或液性；②CT 增強、血池掃描和^{99m}TC－PMT 掃描可對肝內實質性占位良性或惡性做出鑑別。

第二節　中醫對「積聚」、「痞滿」、「奔豚氣」的鑑別

積聚是腹內結塊，或脹或痛的病症統稱，積聚分別有形，固定不移，痛有定處；聚觸之無形，聚散無常，痛無定處。明・張景岳的《景岳全書・積聚論治》曰：「積者，積壘之謂，由漸而成者也；聚者，聚散之謂，作止不常者也……。是堅硬不移者，本有形也，故有形者曰積；或聚或散者。本無形也，故無形者曰聚。」指出了聚證無形，可聚可散，積證有

形，固定不移的證候特徵。據此以區別積證與聚證。

在中醫藥學中，常見到癥瘕，痃癖的載述，與積聚有著異名同類的關係，乃爲本證之別名。

積聚之病，首載於《內經》。如《靈樞・百病始生》篇云：「積之始生，得寒乃生……卒然外中於寒，若內傷於憂怒，則氣上逆，氣上逆則六輸不通，溫氣不行，凝血蘊裏而不散，津液澀滲，著而不去，而積皆成矣。」指出了積聚的病因與寒邪和情志有關。《難經・五十六難》云：「肝之積名曰肥氣，在左脇下，如覆杯，有頭足……。心之積名曰伏梁，起臍上，大如臂，上至心下……。脾之積名曰痞氣，在胃腔，覆大如盤……。肺之積，名曰息賁，在右脇下，腹大如杯……。腎之積，名曰奔豚，發於少腹，上至心下，若豚狀，或上或下無時……。」指出了肝、心、脾、肺之積皆有形可徵，謂積證，唯腎之奔豚，或上或下無時，若奔豚之狀，無形可驗，而爲當今所論的奔豚氣一證。以下就積聚一證，與痞滿和奔豚氣類證作以鑒別。

痞滿是患者自覺腹部（主要是胃脘部）痞塞不行，脹滿不舒的一種病證。外無形證可見，無論病之輕重，均觸及不到塊物。《丹溪心法・痞》曰：「痞者，與否同，不通泰也……。處心下，位中央，膜滿痞塞者，皆土之病也……。痞則內覺痞悶，而外無脹之形也。」《證治準繩・痞滿》：「痞在心下……，痞無形。」《景岳全書・痞滿》：「痞者，痞塞不開之謂；滿者，脹滿不行之謂。」它既不同於聚證的時聚時散，發時有形，散則無物，更不同於積證的有形有物，結而不散，這是其根本的鑒別要點。

　　奔豚氣是病人自覺有氣從少腹上沖胸咽的一種病證。如
《金匱要略・奔豚氣病》載：「奔豚病，從少腹起，上沖咽
喉，發作欲死，復還止。」其與積聚鑑別的關鍵在於：奔豚氣
是其氣由少腹上沖胸咽或有水氣自少腹上沖至心下，其特點是
自下逆上，如豚奔之狀。聚證是氣聚時聚時散，僅限於腹部。
積證是腹內結塊，固定不移。三者主證顯然不同。

第七章　肝癌中西醫結合治療

滿江紅（詞牌）·肝癌的治療

　　大小占位，內據肝膽淫腹壁。蠢蠢動，侵犯淋巴，流入血液。毒邪猖獗狂擴散，正氣內存談何易。整體觀免疫齊動員，定戰機。最優選，中西醫；介入法，岩龍液。結合要持久掌握朝夕。扶正蕩邪滅癌巢，攻補兼施抗轉移。要消除一切癌病灶，靠生機。

　　本章提要：原發性肝癌的治療，早期手術切除是首選方法，失去手術治療機會者，可選用介入療法、全身化療、放射治療、免疫治療、電化學治療、腫瘤熱療及中醫藥治療等。以上治療方法都不是單一的，需要採取綜合治療，如手術配合中藥治療，介入療法配合中藥治療及放療配合中藥治療等，這樣才會提高生存質量，延長生存時間。以下介紹治療肝癌的常用方法及如何採取中西醫結合治療措施。

第一節　肝癌的手術治療

一、手術治療的適應症

手術切除腫瘤是治療早期肝癌的首選方法，尤其是甲胎蛋白普查為早期診斷、早期治療創造了有利條件，提高了手術的切除率。

①全身一般狀況好，心、肺、腎功能正常。

②影像學顯示：病變局限於一葉或半肝，未侵及第一、二肝門和下腔靜脈者。

③無明顯黃疸、腹水或遠處轉移徵。

④肝功能代謝良好，凝血酶原時間和轉氨酶正常或接近正常，血漿總蛋白在 6g/dl，白蛋白 3g/dl，出凝血時間正常者。

⑤肝癌普查經重覆甲胎蛋白測定有動態升高或體驗 B 超發現為小肝癌者。

⑥手術後復發，病變局限於肝的一側者。

⑦經肝動脈結紮、栓塞或插管化療等治療後，病變明顯縮小，估計有切除可能者。

二、手術配合中藥治療

1.術前治療：肝癌的術前中醫藥治療應以調整患者的陰陽氣血，臟腑功能爲首要。盡量的使患者最大限度的恢復接近「陰平陽秘」狀態。使之能順利完成手術，較少的損耗人體正氣，防止癌細胞進一步擴散及轉移，早期進行綜合治療。

肝癌術前多預以補氣養血，健脾益氣，滋補肝腎等扶正治療，以增加機體的抵抗力。常用的方劑爲：四君子湯、四物湯、八珍湯、十全大補湯、保元湯、六味地黃丸、當歸六黃湯等；藥物爲：黨參、黃芪、茯苓、生地、白芍、當歸、白朮、甘草、山萸肉、生苡米、山藥、仙鶴草等。也可加用黃芪注射液、貞芪口服液治療。另在術前兩天，採用大黃、黃連、黃芩、絞股藍、麥冬、沙參、太子參、生芪、白毛藤、天冬、茯苓等隨症加減，以清除腸熱。排空糞便，可減少術後血氨增高等併發症。

2.術後治療：術後早期給予生脈散（人參、麥冬、五味子）及調胃承氣湯（人參、當歸、麥冬、五味子、制大黃、枳殼、苡仁、仙鶴草）等益氣生津之方。病人復原後用攻補兼施的消積軟堅湯（蛇舌草、黨參、黃芪、當歸、白朮、枳實、三棱、莪朮、鱉甲、地鱉蟲、紅棗）等方藥辨證加減，減少併發症，提高療效。另在術後用扶正培本、通腑清熱之法，藥用天冬、麥冬、黃芩、全瓜蔞、豬苓、內金、麥芽、白朮等隨症加減，以改善手術後創傷，消化失司，胃腸鬱熱之症。

肝癌手術後患者，經過手術創傷以後，病人仍有不同程度

的發熱、黃疸、腹脹、氣短、乏力、大便乾燥、尿少而色黃，
舌苔白膩、舌質紅絳及脈虛弱。中醫辨證屬肝膽濕熱，津液不
足和氣血兩虧，邪氣尚存的表現。另一方面，經過肝癌病變手
術切除之後，脅腹脹痛的程度明顯減輕，痞滿消失，食欲和精
神有所改善，正氣有所增長，正邪勢比由術前邪盛正衰漸轉入
正盛邪衰。對此階段患者給予清熱解毒、益氣養陰、活血化
瘀、扶正祛邪治療。藥物為散結靈（人工牛黃、天冬、蛇舌
草、鬱金、地龍、黃藥子、花粉、莪朮、牡蠣、海藻、豬苓）
合清肝散（丹參、雞內金、茵陳、青黛、黃芩、柴胡、白芍、
茯苓、苦參、三七、生苡米、乳香、沒藥），對提高機體抗病
能力，改善症狀，為放、化療創造條件。

第二節　肝癌的介入治療

一、介入治療的幾種方法

㈠經導管肝動脈化療栓塞

　　經導管肝動脈化療栓塞是 1976 年在國際上由 Glodstein
首次報告，國內 1983 年由林貴首先報導，目前已廣泛應用於
臨床。現已公認經導管肝動脈化療栓塞治療肝癌是非手術治療
方法中療效最好的一種。通過肝動脈栓塞，可使肝癌缺血、壞
死、縮小、甚至消失，AFP 降低或轉陰，一年生存率提高到

44～66.9％，現已有存活五年餘的報導。而且，部分中晚期肝癌經此方法治療使腫瘤縮小後獲二期切除的機會，從而使生存率進一步提高。

適應症

1.中晚期原發性肝癌。

2.轉移性肝癌。

3.肝癌術前：肝癌手術前化療栓塞可減少術中出血量，避免播散，同時作肝動脈造影時，可了解腫瘤的大小、部位、類型及血供情況，有助於手術方案的設計。

4.肝癌術後復發而不宜再手術者。

5.肝癌主灶切除，肝內仍有轉移灶者。

6.肝癌破裂出血的治療，既能起到止血的作用，又可對腫瘤進行治療。

7.控制癌腫疼痛。

禁忌症

1.腫瘤體積占肝臟的 70％以上者。

2.肝功能嚴重損傷，如重度黃疸、谷丙轉氨酶轉高、難以控制的腹水，Chid 分級 C 級者。

3.嚴重的心、肺及腎功能不全者。

4.明顯凝血機制障礙有出血傾向者。

5.糖尿病高血糖未控制者。

6.對碘過敏者。

7.門靜脈主幹有癌栓者。

治療方法

1.單純藥物灌注療法：這是最先應用的介入治療方法，其

優點是局部藥物濃度較全身靜脈給藥高，療效優於靜脈給藥，且毒副反應較輕。但由於局部的藥物較快地被血流沖刷，滯留時間短，療效不甚理想，目前經導管肝動脈單純灌注化療藥物已較少應用。已被灌注化療和栓塞同時進行的方法所代替，因後者療效明顯優於前者。若選擇插管困難，導管頭僅插至肝總動脈或門靜脈主幹有癌栓時仍可應用。

2.化療性栓塞：將特製的藥物微球或微囊、含藥碘化油乳劑等灌注到瘤區內，既可栓塞末梢血管，又可起到化療作用。其攜帶的抗癌藥物緩慢釋放，又不被血流沖刷，使局部濃度高，作用時間長，受到抗癌藥物作用的癌細胞對缺氧缺血的敏感性增，更易發生壞死，起到了栓塞與化療互相促進的作用。

3.夾心麵包法：日本佐佐木洋於 1986 年首先提出此種療法。其方法是先用碘化油或含藥碘化油作肝動脈末梢栓塞，其後灌注大劑量抗癌藥物，再灌注含藥碘化油，最後用明膠海綿顆粒栓塞肝動脈近段。此療法的優點是末梢血管栓塞後側支循環不易建立，近段血管被阻斷後夾於中間的抗癌藥物避免了在短時間內被血流沖刷，達到局部濃度高、作用持久的效果。如同時應用血管緊張素－Ⅱ（AT－Ⅱ）效果更好。佐佐木洋認為此方法能使小腫瘤完全壞死，可取代手術治療。

4.動脈升壓療法：經實驗證明，肝動脈內灌注血管緊張素－Ⅱ後，腫瘤區血流量比正常區高 3.3 倍。其原因是腫瘤血管壁發育不完整，對血管活性物質不起直接反應，在血管收縮藥的反應上反會產生被動性血管床擴張。根據此原理，在灌注抗癌藥物的同時灌注血管收縮藥，既使腫瘤局部有較高的藥物濃度，又使正常組織少受抗癌藥物損害。有學者用去甲腎上腺

素 20～50μg 混入抗癌藥物中灌注，使病人的生存期延長了 1 倍。

5.雙動脈化療栓塞：肝臟有豐富的側支循環，肝癌常有鄰近的血管通過側支循環參與供血，如靠近膈面的病灶常有膈下動脈供血。因此，在肝動脈化療栓塞的同時，應進行側支血管栓塞，可以大大提高療效。有時在肝動脈栓塞前，側支循環可能並不明顯，當肝動脈栓塞後，既會出現較明顯的側支循環，所以在再次化療時，應注意側支循環的栓塞。否則會影響療效。

6.肝動脈與門靜脈雙重化療栓塞：經肝動脈治療肝癌的主導性和經門靜脈治療肝癌的補充、輔助、協同作用不可忽視，均受到高度重視。1988 年 Nakao 報導 10 例肝癌先行肝動脈化療栓塞（TEA），並立即在 B 超引導下經皮經肝穿刺門靜脈用明膠海綿栓塞，10 例均獲成功，從其中 4 例和 1 例屍檢切除標本中，發現腫瘤包括浸潤包膜的瘤細胞及肝內小轉移灶均完全壞死，另 5 例隨訪 2～17 個月無腫瘤復發徵象。這說明肝動脈和門靜脈雙重化療栓塞的療效優於單純的肝動脈化療栓塞。

栓塞方法與經導管肝動脈栓塞法基本相同，但要求導管超選擇到肝段或亞肝段動脈，注入碘化油的量要比普通肝動脈栓塞多，以能顯示腫瘤區門靜脈分支為宜。一般來說，門靜脈內碘化油的量與肝動脈灌注量呈正相關。

㈡經皮下植入或輸注泵灌注化療

經皮下植入或輸注泵灌注化療是指通過剖腹術將輸注泵植入皮下組織內和與其連接的導管置於荷瘤臟器的供血血管內，

經輸注泵對腫瘤進行區域性灌注化療的一種治療方法。它主要應用於肝癌的灌注化療。

　　1.該方法治療其優點爲：

　　⑴方法簡單，安全可靠，無需特殊設備條件，只要有手術條件的區域均可開展。

　　⑵術中可以全面探查，並可進行活檢。

　　⑶選擇插管成功率和準確性高。

　　⑷輸注泵植入於皮下組織，不易脫掉，能長時間保存及重覆治療。

　　⑸術後可在門診治療，不需住院，減輕了病人的經濟負擔。

　　⑹除灌注化療藥物，還可灌注栓塞劑，以達到化療栓塞的目的，同時可經輸注泵注入造影劑，便於隨訪導管位置及腫瘤變化情況。

　　⑺術後可自由活動、入浴及做一般性工作。

　　⑻併發症較少。

　　2.適應症

　　⑴原發性中晚期肝癌，包括門靜脈有癌栓者。

　　⑵轉移性肝癌。

　　⑶肝癌姑息性切除，仍有殘癌者。

　　⑷肝癌切除術後預防復發或術後復發不宜再手術者。

　　3.禁忌症

　　⑴肝功能嚴重損害，或伴有心、肺、腎嚴重病變，出現肝細胞性黃疸，不可控制性腹水，不能耐受剖腹術者。

　　⑵不伴肝硬變的病人健肝少於 30％，伴有肝硬變健肝少

於 40％者。

⑶合併門靜脈主幹癌栓、造影或多普勒顯示門靜脈無血流者，此時經肝動脈灌注化療也可導致嚴重的肝功能不全。

⑷有肺、腦、骨胳等遠處轉移或腹腔廣泛轉移者。

⑸有骨骼抑制者。

4.輸入泵植入部位

輸入泵植入部位通常有兩處。一是上腹部腹壁皮下組織內，一般埋植於腹直肌外緣，肋弓下兩橫指左右處；二是埋植於左下胸壁的皮下組織內，臨床上以前者常用。

5.輸注泵植入和插管見圖 7－1。

6.治療方法

一般在術後兩週開始灌注化療，每週 1～2 次，8～10 次為一療程，間隔 1～2 個月後開始下一個療程。術中也可化療一次。若肝動脈和門靜脈同時植泵置管時，注藥化療可同時進行也可交替進行。

向泵內注藥化療時，穿刺部位皮膚嚴格消毒，術後戴無菌手套，觸知輸注泵穿刺窗口，用 6～7 號針頭進行穿刺。穿刺成功後，先注入生理鹽水 5～10ml 沖洗泵室及導管，再緩慢注入化療藥物，然後繼續注入生理鹽水 5～10ml，以便使泵室內藥物流入血管內，最後用每毫升含肝素 100 單位的生理鹽水 5～10ml，使泵室和導管腔充滿肝素溶液，防止血液反流至導管和泵室造成凝血堵塞，尤其是無抗返流膜的導管。注藥完畢後拔出針頭，用無菌敷料包紮穿刺處。

7.化療藥物的選擇

應用原則與本身靜脈化療類同，多採用聯合化療。常用藥

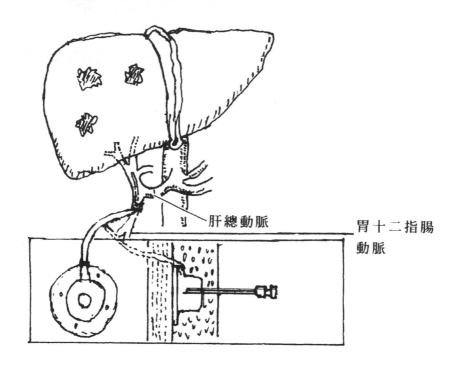

圖 7－1　輸注泵植入和插管方法示意圖

物有5－氟脲咱啶（5－FU）、絲裂霉素（MMC）、氨甲喋呤
（MTX）、阿霉素（ADM）、表阿霉素（E－ADM）、順氯
胺鉑（PDD）。5－FU＋MMC＋ADM 或 E－ADM 方案最爲
常用。每次常用劑量爲 5－FU 500～1000 mg、MMC 4～10
mg、ADR 10～20mg、E－ADM 20～40mg、MTX 20～30mg、
PDD 40～60mg。

　㈢肝癌經皮下注射酒精治療

　肝癌經皮下注射酒精（PEI）治療，是指採用超聲波顯示
癌灶，並在其引導下經皮穿刺將針直接插入肝內癌灶後注射酒

精的技術。作爲肝癌的一種非手術療法，1983 年由日本杉浦等首先報告用於治療直徑≦3cm的小肝癌。

1. PEI 療法的主要作用機理

是利用無水酒精對腫瘤組織的迅速脫水固定作用，使腫瘤內血管收縮，血管壁變性及內皮細胞破壞，局部血栓形成，致組織缺血、壞死，同時可使腫瘤細胞核和細胞質破壞，細胞輪廓消失，並引起中性白細胞、淋巴細胞浸潤合成纖維細胞增生，繼而發生纖維化。通過改變這些癌組織細胞的作用，達到最大程度滅活癌細胞的治療目的。

2.適應症

⑴因各種原因不能進行手術切除的小肝癌（直徑≦3cm）

⑵多發性癌灶，單個直徑≦3cm，癌灶不超過3個。

⑶單個的大癌灶，占據肝臟面積＜50％，須包膜完整，邊界清楚，病人全身情況良好。

⑷與其他非手術療法聯合應用，作爲肝癌切除術後復發的姑息性治療。

3.禁忌症

⑴中度以上黃疸，中等量以上腹水，並有肝功能衰竭傾向者。

⑵出凝血時間及凝血酶原時間明顯延長，有明顯出血傾向者。

⑶肝癌呈彌漫性生長或癌灶占據半肝以上。

⑷全身呈惡液質，並有門脈癌栓充填或肝外多處轉移。

4.操作方法

⑴確定皮膚穿刺點

通常選擇腫瘤距體表距離最近處進針，應盡量避開大血管、膽管、膽囊及肺臟。確定後用記號筆標明刺點。

(2)選擇穿刺體位

一般穿刺肝左葉及部分肝右前葉內腫瘤取仰臥位，穿刺肝右葉及部分肝右前葉內腫瘤取右前斜位或左側臥位。

(3)局部消毒及麻醉

皮膚消毒範圍應包括整個肝臟體表投影區，以便腫瘤作多點、多肋間穿刺注射。消毒範圍以穿刺點為中心，大小為 20 cm，鋪巾後，用消毒穿刺探頭再次核定穿刺點。用 1～2% 普魯卡因或利多卡因，對穿刺點和穿刺經路作浸潤麻醉，直至肝被膜。

(4)穿刺注入酒精

在超聲探頭引導下，穿刺針沿穿刺槽刺入皮下，囑患者屏氣，在超聲螢光幕監視下刺入腫瘤內後，改淺慢呼吸。拔出穿刺針蕊，接上裝有無水酒精的注射器，先注入 1ml 左右，見腫瘤內即刻顯示似「冒煙」樣增強回聲，說明針尖位於腫瘤內無疑，可繼續注射（見圖 7－2）。當酒精注射完畢，若為小肝癌，包膜完整，整個瘤區呈現均勻增強回聲；若大肝癌，則瘤區多呈現不規則斑塊狀強回聲。酒精的注入劑量視腫瘤大小而定。一般直徑小於 3cm 的小肝癌，每次注入 2～6ml；直徑在 5～10cm 肝癌，每次注入 15～30ml。全身情況較好的小肝癌，每週注射 2 次，5～6 次為一療程；反覆足夠次數，是取得較好療效的關健。

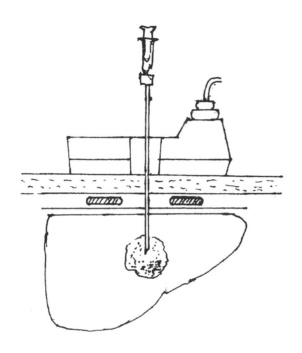

圖 7－2　超聲引導經皮注射酒精示意圖

二、介入治療常見合併症與中醫配合治療

(一)局部疼痛

1.刺痛

主要是多次穿刺或插管時間過長而造成動脈痙攣性疼痛，主要發生在穿刺局部，表現刺痛。

處理方法：輕者可用 2％普魯卡因局部封閉，無效時可用鹽酸罌粟鹼等血管擴張劑靜脈注射，中醫辨證多屬血瘀經絡，治宜：活血通絡；方劑：桃紅四物湯加減；藥物：桃仁 10

克、紅花 6 克、川芎 10 克、五靈脂 15 克、蒲黃 15 克、當歸
12 克、元胡 12 克、莪朮 10 克；每日一劑，分兩次，水煎內
服。單偏驗方：鳳仙花 15 克、鬧羊花 1.5 克，煎服，也可給
予體針治療。

2.脹痛

多困反覆插管、操作粗暴、拔管後壓迫時間不夠。病人凝
血機制障礙、加壓包紮鬆脫等而形成穿刺部位血腫，多表現為
局部脹痛。

處理方法：血腫不大時無需特殊處理，往往可自行吸收。
若血腫較大，可出現遠端肢體靜脈回流受阻或足背動脈搏動消
失，應及時治療，如局部濕熱敷、理療、血腫清除等。中醫辨
證：多屬氣滯不通；治宜：行氣導滯；方劑：理氣丸加減；藥
物：柴胡 12 克、鬱金 20 克、川芎 9 克、當歸 10 克、白芍 15
克、黃芪 15 克、丹參 20 克、紫草 10 克、甘草 15 克、每日
一劑，分兩次水煎內服。單偏驗方：小茴香 15 克，煎服。

3.灼痛

多因插管技術差，插管不到位，使部分藥液溢出皮下所
致。

處理方法：局部用 50％硫酸鎂濕敷及 2％魯卡因加地塞
米松 5～10mg，局部封閉。中醫辨證：毒邪蘊結；治宜：化毒
散結；方劑：五味消毒飲；藥物：野菊花 20 克、公英 15
克、草河車 12 克、莪朮 10 克、白屈菜 20 克、元胡 10 克，
每日一劑，分兩次水煎服。單偏驗方：白礬 6 克、胡椒 6
克，煎服。

㈡發熱

肝動脈化療栓塞治療後，常因腫瘤缺血壞死、吸收所引起，一般為低熱，少數病人可出現高熱，通常持續 1～2 週。

處理方法：低熱一般無需處理，高熱常給予物理降溫及退熱對症處理。中醫辨證：陰虛發熱；治宜：滋陰退熱；方劑：清蒿鱉甲湯、清骨湯加減；藥物：鱉甲 30 克、青蒿 20 克、知母 12 克，每日一劑，水煎分兩次內服。必要時柴胡注射液 10ml 肌注。針刺大椎穴。

藥膳處理

(1)翠衣番茄開洋湯，俗名天然白虎湯：翠衣 250 克、番茄 100 克、開洋 10 克、精鹽、味精、葱等。主要功效：清熱解暑，瀉火除煩。

(2)蘆根薏米綠豆湯：蘆根 30 克、苡仁 30 克、綠豆 30 克、糖適量。主要功效：清熱解毒、健脾滲濕、利水。

(3)西瓜飲：西瓜若干。製法：取西瓜汁，頻頻口飲。功效：清熱解毒。

(4)柴胡知母粥：柴胡 20 克、知母 20 克、大米 100 克、白糖少量。功效：清熱理氣。

㈢上消化道出血

肝動脈化療栓塞後併發上消化道出血，雖其發生率不高，但偶而有因此致命者。上消化道出血多因門脈高壓、食道或胃底靜脈破裂出血而致。

處理方法：對於嚴重門靜脈高壓或反覆因門脈高壓而有上消化道出血者應慎用肝動脈栓塞化療，一旦發生上消化道出血除西醫給予禁食及胃復安止血藥物外。中醫予以中藥方劑犀角地黃湯、十灰散；藥物：水牛角 10 克、生地 15 克、丹皮 12

克、小薊 20 克、灶心土 10 克、茅根 30 克、地榆 10 克、三七粉 20 克（沖服）。每日一劑，分二次水煎服。雲南白藥 2 克，每日 2～3 次，口服。

㈣肝區疼痛

多因肝動脈化療栓塞後，肝臟腫瘤及旁肝組織缺血所致。

處理方法：必要時予以癌痛定肌肉注射對症治療。中醫藥予以舒肝解鬱，利濕化毒。方劑：白蛇六味丸合茵陳蒿湯、隔下逐瘀湯加減；藥物：鬱金 30 克、當歸 10 克、丹參 20 克、白英 20 克、蛇莓 20 克、龍葵 20 克、公英 12 克、虎杖 10 克、川楝子 15 克、白花蛇舌草 20 克、枳殼 12 克。每日一劑，水煎分兩次內服。中成藥：舒肝丸、保和丸，口服。

㈤黃疸

肝動脈化療栓塞後，可引起谷丙轉氨酶、血清膽紅素一過性增高，表現全身皮膚和鞏膜黃染。

處理方法：部分患者 1～2 週後恢復到術前水平，不需治療；有時黃疸難以消退，中醫辨證認為熱重於濕；治宜：清熱利濕，泄肝膽；方劑：茵陳蒿湯合大柴胡湯、降火丸；藥物：茵陳 30 克、山梔子 10 克、丹參 20 克、黃芩 12 克、半枝蓮 20 克、白花蛇舌草 25 克、茅根 20 克、柴胡 12 克、金錢草 15 克，每日一劑，水煎分兩次內服。單偏驗方：茵陳 100 克、蘆茅根各 100 克，煎湯服，蟾蜍酒 20ml，每日 2 次，口服。

㈥腹水

肝動脈化療栓塞後，因化學藥物破壞了機體的的抵抗力，使其免疫功能低下，肝功能障礙，而致腹水。

處理方法：給予利尿藥如口服雙氫克脲塞、安體舒通，必要時肌注速尿及靜脈點滴甘露醇。同時給予蛋白質、氨基酸的補充。

中醫辨證

多因邪熱內盛，濕阻氣機而致濕熱蘊結；治宜：攻下逐水，清熱利濕；常用方劑：茵陳蒿湯合中滿分消丸、舟車丸加減；藥物為：炒黃芩 10 克、炒厚朴 12 克、陳皮 10 克、砂仁 10 克、茯苓 15 克、豬苓 20 克、澤瀉 15 克、人參 15 克、白朮 10 克、片姜黃 9 克、知母 9 克、甘遂、大戟、芫花可根據病情而定。單偏驗方：①馬鞭草、陳葫蘆、河白草、六月雪、石打穿、半邊蓮，上藥任選 1～3 種，每味用量一兩煎湯服。②九頭獅子草根（京大戟）適用於實證腹水。取根洗淨晒乾，微火炒成咖啡色研粉，裝人膠囊，每粒 0.3 克，成人每服 13～16 粒，早飯後 2 小時溫開水送服。一般情況改善後，隔 3～7 天再服一次，連服至腹水基本消退後，可服人參養榮丸調理。服藥期間，應進無機鹽飲食，並忌雞、豬頭肉等食品。

⑴藥膳處理：赤小豆鯉魚湯：鯉魚 1 斤（去鱗及內臟），赤小豆 1 兩，煎湯服，適用於虛證腹水。

⑵臍療：①紅商陸根，搗爛，貼臍上以布固定，用於腹水，水邪壅盛。②大蒜點、車前草各五錢，搗爛、貼臍上，一日一換，適用於氣滯溫阻之腹水症。

⑶氣功療法：可做導引之氣功。

㈦意外化學性胃十二指腸炎或潰瘍

據文獻報導其發生率約為 11～45%。發生原因多為少量的化療栓塞劑進入胃十二指腸的供血動脈或胃十二指腸應激反

應。主要病理改變是胃十二指腸粘膜糜爛和潰瘍。一般發生在術後 3 小時至 14 天。主要表現：噯氣、呃逆、噁心、嘔吐、右上腹或心窩部或右腰部疼痛並向背部放射，嚴重者可發生嘔血或便血。

　　處理方法：控制注射栓塞劑的速度，栓塞後應用保護十二指腸粘膜藥物如得樂沖劑、甲氰咪胍等，一旦發生上消化道出血，應給予止血藥物治療，必要時急診手術處理。辨證：濕毒不化，瘀血停滯；治宜：解毒化濕，化瘀通絡、理氣和胃。方劑：活絡效靈丹合失笑散加減；藥物：當歸 12 克、丹參 20 克、乳香 10 克、沒藥 6 克、五靈脂 15 克、蒲黃 10 克、烏賊骨 15 克。若胃區脹滿，加檀香、陳皮、砂仁理氣和胃；疼痛者，加延胡、鬱金、川楝子解鬱止痛；嘔血、便血者，可用花蕊石散加白芨、地榆、槐花、馬齒莧、側柏葉、白屈菜等止血、活血；胃脘劇痛，面色慘白、出冷汗可用獨參湯治之。

第三節　肝癌的全身化學藥物治療

　　肝癌的治療仍以手術切除的療效最好。但能作手術切除的病人極少數，絕大多數病人仍需依靠其他方法治療，其中全身化療曾作為輔助方法之一。

一、全身化學治療的適應症

1.一般狀況較好，心、肝、腎功能情況無異常者。

2.無嚴重的肝硬變、黃疸、腹水、低蛋白血症。

3.腫瘤已超出手術切除範圍，但尚不是過大，除可作放射治療外，可輔以化學治療。

4.作為不能手術切除治療的輔助治療。

5.作為其他療法的輔助治療，如中醫藥治療加化療等。

二、全身化學藥物治療

1.單藥化療：目前有效的單一用藥有絲裂霉素（MMC）、5-氟脲嘧啶（5-FU）、5-氟脲嘧啶脫氧核苷（5-FUDR）、呋喃氟脲嘧啶（FT-207）、優痛定（UFT）、噻替哌（TSPA）、阿霉素（ADM）、表阿霉素（E-ADM 或 EPR）、氨甲喋啶（MTX）、環磷酰胺（CTX）、順氯氨鉑（DDP）、環已亞硝脲（CCNU）、甲基環已亞硝脲（Me-CCNU）、喜樹碱（CPT）、消瘤芥（AT-1258）等。

給藥情況

①呋喃氟脲嘧啶（FT-207）

口服給藥：每日 800～1200mg，分 4 次服用，總量 20～40g 為一療程。

靜脈給藥：每次 15～20mg/kg，溶於 5% 葡萄糖 300～

500ml 中，每日一次；也可採用 60～120mg／kg，每週 2 次。

直腸給藥：每次用 1 個栓劑（含量為 500～1000mg），每日一次，總劑量為 20～40g。

②阿霉素（ADM）

40mg／m²，每 3 週用一次，靜脈注射，注射速度不應少於 10～15 分鐘；亦可 20mg／m²，每週 1 次，連用 3 週，休 1 週，再用 3 週。累積總量為550mg／m²。

③表阿霉素（E－ADM）60～8mg／m²，每 3 週 1 次，靜脈注射。累積總量為 450mg／m²。

④米托蒽醌10～14mg／m²，溶於 5% 葡萄糖 200mg 或生理鹽水 100ml，靜脈滴注 30 分鐘，每隔 3～4 週重覆，累積量不超 160mg。

⑤順氯氨鉑（DDP 或 PDD）

根據患者體質、性別、年齡不同、DDP 的用量亦不同，常有以下幾種方法：

DDP 10mg／m²，靜脈滴注，連用 10～15 日，休息 2 週後，再用 10～15 日。

DDP 20～30mg／m²，靜脈滴注，連用 7 日，休息 2 週，再用 7 日。

DDP 80～100mg／m²，靜脈滴注，每 3～4 週 1 次，用藥同時需水化、解毒。

　2.聯合化療

肝癌的聯合化療常用的方案見表 7－1。

表 7-1　　肝癌的聯合化療常用的方案

方案	藥物用法及用量	療　　程
MFA 方案	MMC　8mg/m² 　靜沖　第1日 5-FU　10mg/m² 　靜滴　第1～8日 ADM（DOX）　30mg/m² 　靜滴　第7日	每3週爲一周期，3周期爲1療程，有效率爲50％。
MFU 方案	MMC　80mg/m² 　靜沖　第1日 5-FU　10mg/m² 　靜滴　第1～8日 VCR　2mg　靜滴　每週1次	每3週爲一周期，3周期爲1療程，可用2～3療程，有效率爲50％。
AFD 方案	ADM（DOX）　30mg/m² 　靜沖　第7日、28日 5-FU　10mg/kg　靜滴　第1～8日 DDP　30mg　靜滴　第1～5日、29～33日	5週爲一療程，休息4～6週，重覆以上使用。
CMF 方案	CCNU　80mg/m² 　口服一次（或100mg/m²口服一次） MMC　3～4mg/m² 　靜沖　每週一次，用6週 FT-207　100～150mg/m² 　口服　每日三次，連用6週	6週爲一療程。
FMeA 方案	5-FU　325mg/m² 　靜滴　第1-5日、36～40日 Me-CCNU　150mg/m² 　口服　第1日 ADM（DOX）　40～60mg/m2　靜注　每3～4週一次	6週爲一療程，阿霉素可用3～4次。
FM 方案	5-FU　325mg/m² 　靜滴　第1-5日、36-40日 Me-CCNU　150mg/m² 　口服　第1日	每10週爲1周期，重覆應用。

　　國內聯合化療資料報導較少。今舉 Wanebo 與 Falkson 等（1984）所介紹聯合化療情況，見表 7-2。

表 7-2　　原發性肝癌聯合化療有效率

藥　劑	n	有效率（％）	平均最長生存期
5-FU+MeCCNU	55	13	＜3月
5-FU+STZ	49	9	＜3月
5-FU+DOX	38	13	3月
5-FU+DOX+MeCCNU	38	21	3月
5-FU+DOX+MMC	40	13	2月
DOX+BLEO	49	16	2月

三、全身化療併發症的防治

　　肝癌的化學治療，分爲全身化療和局部化療兩類，局部化療在上一節已介紹即肝動脈插管化療栓塞。肝癌全身化療併發症除參考有關局部化療併發症處理外，還常見有全身化療毒性反應，消化道毒性反應，骨髓抑制、脫髮及對生育的影響等。此外，肝癌全身化療對心、肝、腎、膀胱及神經系統的毒性反應也較常見，在此就不一一介紹了，請參考《腫瘤防治錦囊》一書。

　　㈠全身毒性反應

　　許多化療藥均可引起頭暈目眩、疲乏無力、精神不振、食欲欠佳、失眠多夢、口乾舌燥、二便失調、舌苔薄黃、脈弦數。

　　防治

　　1.注意休息，給予清淡營養飲食，補充維生素和有助於消化藥物，適當使用鎮靜劑，肝癌還要注意護肝治療，必要預以支持療法。

　　2.中醫藥以平肝潛陽，調理脾胃爲主，常用方藥爲：杞菊地黃丸、硃砂安神丸、棗仁安神沖劑及歸脾湯加減。虛證明顯者，予以補益扶正中藥如人參養榮湯，十全大補湯並酌情應用西洋參。

　　㈡消化道毒性反應

　　大多數抗腫瘤藥物都能引起不同程度的消化道毒性反應，表現爲口乾、噁心、嘔吐、食欲不振、腹痛、腹瀉等。常可導

致噁心、嘔吐的化學藥物主要爲：CCNU、Me－CCNU、卡氮芥（BCNU）、DDP、ADM、Ara－C、5－FU、MTX等，噁心、嘔吐與化療藥物的劑量有關，劑量越大，嘔吐發生率也越大，但化療前預防也是十分必要的。化療導致腹脹、腹痛、便秘，甚至血便也常發生，應用 VCB、VCR、VDS 常可引起不同程度腹脹，5－FU、MTX、Ara－C 常可引起頻繁的腹瀉、彌漫性腹痛等。

防治

1.化療前後分別給予止嘔藥，可減少嘔吐的發生。有些抗腫瘤藥如 Me－CCNU 可以睡前給藥，並加用鎮靜劑。配合健脾和胃之中藥可減輕症狀。

2.聯合用藥：胃復安＋安定或胃復安＋苯海拉明等，可用康泉和樞丹、樞復寧，靜點或口服。從而可達到增強止嘔作用。

3.脫水、便血、嘔吐、腹脹頻繁需停用化療、給予補液，糾正酸中毒和電解質紊亂，給予支持治療。

4.中醫藥治療消化道毒性反應常用方劑有：旋復代赭湯、橘皮竹茹湯、丁香柿蒂湯、二陳湯、六君子湯、參苓白朮散、健脾丸、補中益氣湯、平胃散、藿香正氣散等。驗方舉例：太子參、黃芪、半夏、赭石、復花、陳皮、竹茹、白朮、茯苓、雞內金、生苡米、扁豆、焦三仙等。藥膳舉例：①五米湯（生苡米、芡金米、蓮子肉、高粱米、赤小豆）可以健脾和胃，滋補肝腎、益氣養血。②醋製生薑片（製法：生薑洗淨切片，以醋浸泡一晝夜。使用時，取 3 片，加紅糖適量，以沸水沖泡，浸泡片刻，代茶頻飲）。有止嘔化痰，解毒和胃之功，針

灸治療也有一定療效，臨床選穴：足三里、內關、中脘、合谷、天樞、胃俞、梁門等穴。

㈢骨髓抑制

多數抗癌化學藥物均可引起不同程度的骨髓抑制。骨髓抑制，表現為白細胞（尤其是粒細胞）減少，血小板下降，嚴重者血紅蛋白也下降，各種抗癌藥物對骨髓抑制的程度，出現的快慢，持續的時間都不同。如：鹽酸氮芥、環磷酰胺對白細胞的影響出現較快，但恢復也較快，而環磷酰胺對血小板的影響輕微；噻嗒哌、阿霉素對白細胞、血小板抑制出現較慢，程度較深，恢復也緩慢，有些藥物如：爭光霉素對骨髓抑制很小。

骨髓抑制主要臨床表現：頭暈、乏力、面色蒼白或萎黃、四肢酸軟、納差、易感冒、心悸、失眠等症狀。舌質淡或淡紅，脈沉細。

防治

1.化療時，每週檢查血像 $1 \sim 2$ 次，WBC $< 3.5 \times 10^4$ /L，Plat $< 80 \times 10^9$ /L 時，須停藥觀察，若粒細胞 $< 0.5 \times 10^9$ /L，Plat $< 20 \times 10^9$ /L，要進行床旁隔離消毒或進入隔離病房。

2.給予升血藥：鯊肝醇、利血升、血白升、多抗甲素、升白胺、維生素 B_4、脫氫甲基睪丸素、格拉諾賽特、紅桃 K 補血沖劑等，必要時輸入成分血或新鮮血液。

3.中醫藥多給予益氣養血、健脾補腎為主。常用單味藥：黨參、黃芪、枸杞子、女貞子、三七粉、虎杖、雞血藤、何首烏、鹿茸、阿膠、龍眼肉、當歸、白芍、紫河車、菟絲子等。有效方劑為：八珍湯、歸脾湯、二至丸、龜鹿二仙膠、人參養

榮湯等。中成藥有：生血丸、補血片、貞芪沖劑、扶正沖劑、復方阿膠漿、生白寶、木雞沖劑等。藥膳方如：鯉魚湯、燒豬蹄、三七黃芪炖雞湯，花生大棗苡米粥等。針灸療法：針刺大椎或用注射用水雙側足三里穴封閉，每個穴位注射用水 1 毫升～2.5 毫升，每日一次，一連用 3 天～5 天。此法主要對白細胞升高有一定作用。

　　脫髮

　　應用 ADM、CTX、5－FU、MTX、VCR、MMC、CC-NU 等化療藥物，都可引起不同程度的脫髮，而且與應用的劑量成正比。其原因是抗腫瘤藥物損傷毛囊，導致毛囊內增殖較快的細胞死亡，使毛髮脫落。一般的毛髮脫落在停藥後 1～3 個月可恢復生長，且重新長出的頭髮較原來的頭髮更亮澤、更黑。

　　防治

　　1.在化療時給病人頭戴冰帽，使頭部皮膚冷卻，局部血管收縮，減少化療藥物到達頭皮特別是毛囊的藥物，減低毒性，從而減輕脫髮。

　　2.對於脫髮較輕者，一般不給予治療均可恢復。對於較嚴重的脫髮可給予中醫藥治療。主要以補血生血、補腎養陰，輔以散頭風，清熱解毒之法爲主。局部塗赤霉素軟膏，內服生血丸、美髯丹、八珍湯、六味地黃湯、養血生髮膠囊、首烏片及華珍沖劑等，均可起到減輕損害和促進新髮快生的作用。

　　㈤對生育的影響

　　肝癌化療應用烷化劑對生育的影響爲遠期毒性反應，如 CTX 和 TSPA 可引起睪丸萎縮；氮芥（HNV）可導致精子減

少，活動降低；婦女可引起月經不調甚至閉經，子宮內膜增生低下，損傷卵巢功能等。

臨床表現：垂體前葉功能低下可見發育遲緩，生長障礙停滯，內分泌功能紊亂，性器官萎縮，月經紊亂，月經明顯減少，繼發性閉經，乳房過早萎縮，性欲減退，陽痿。未成年者第二性徵不發育。垂體後葉功能低下，則主要表現多飲、多尿等。

防治

1.應用化療藥物治療時，應密切觀察，若出現症狀，及時停藥。

2.中醫藥治療原則為補腎壯陽，通經破瘀。方選二至丸、金匱腎氣丸、五子衍宗丸及桃紅四物湯加減合大黃蟅蟲丸。藥物：女貞子、旱蓮草、肉桂、附子、仙靈脾、大雲、當歸、川芎、丹參、澤蘭、益母草、桃仁、紅花等。

第四節　肝癌的放射治療

原發性肝癌不屬於放射敏感性腫瘤，但放射治療對根治肝癌仍有可能，或具有姑息治療和對症治療價值。放射治療分為外照射治療和近距離放射治療。

一、放射治療的適應症

1.外照射治療適應症

①由於肝臟以外的原因不能耐受剖腹探查或剖腹探查證實無法切除者。

②一般情況好，能耐受放射反應，無嚴重肝功能損害和肝硬變，無黃疸、腹水，腫瘤發展相對緩慢，癌塊局限，無遠處轉移的病人。

③已有肝內播散，但是局限在肝臟，一般情況好，中等程度的肝腫大，亦可試行全肝放療或移動條照射。

④若腫瘤位於第一肝門區，壓迫肝門引起黃疸和腹水，也可試行放療以緩解症狀。

2.近距離放射治療的適應症

①一般情況較好，瘤塊較大，孤立結節，手術不能夠完全切除者，可行術中植管，後裝治療。

②腫瘤位於肝門區或與大血管粘連無法切除，亦可採用術中植管，後裝治療。

③對於瘤體較少的孤立性病灶，可行 B 超或 CT 引導下進行穿刺，後裝治療。然後配合適量的外照射。

二、放射治療的禁忌症

1.全身情況較差。

2.肝硬變明顯。

3.肝功能嚴重損害。

4.伴有黃疸、腹水者。

5.併發肝昏迷、消化道出血。

三、肝癌放射治療的原則

肝癌的放療是姑息治療性質，所以，放射野只包括局部的腫瘤，不包括肝的淋巴引瘤區。其原則為：

1.對巨塊型肝癌，只能作局部放療或術中插植後裝治療。若放射野面積大於 200cm²，可用移動條照射野技術。

2.對巨塊型伴有肝內播散的，先作局部腫塊照射，若局部腫瘤對放射有反應，腫瘤消退，則可使用全肝照射。

3.對彌漫型的病灶，一開始就使用全肝照射。全肝照射的方法，移動條照射技術較使用兩個相對大野照射為好。

4.對同肝門區受腫瘤壓迫而引起黃疸和脫水者，先行照射肝門區，以緩解症狀。

關於放射總劑量，以照到病人肝功能不嚴重損害為限，盡可能給予較高的劑量。放射劑量給予的速度不能太快。若用常規的每日一次，每週 5 次的照射方法，局部小野照射（面積小於 20cm²），150～200 CGY /次。放療期間，須注意肝功能、甲胎蛋白、局部腫瘤退縮和病人的一般情況。在治療期間病人一般情況惡化，肝功能障礙，AFP 升高，腫瘤增大，應停止放療。

四、放射治療中輔助治療

保護病人的肝功能是最重要的輔助治療。每日給 B 族維生素、維生素 C、較大劑量的維生素 E（具有抗壞死的作用）和肝泰樂、肌苷等以保護肝臟。必要時靜脈滴注肝胺合劑、復方氨基酸等保肝藥物，同時予以中藥治療。

五、放療配合中藥治療

肝癌放射治療配合中藥治療，可以達到局部增敏，提高放射療效，預防和治療放射治療的副反應，防止後遺症產生。更爲重要的是放療後鞏固療效，防復發和轉移，提高長期生存率。

　　1.中醫藥的增敏作用：肝癌放療常配合活血化瘀藥物，如川芎、紅花、有緩解血管痙攣，改善微循環，增強組織血流量，抑制血小板聚集，調解組織代謝，從而增加放療敏感性作用。

　　2.中醫藥對肝癌放療副反應的治療

肝癌放療後常出現上腹部飽脹、胃納不適、肝區疼痛及肝功能損害。中醫治療給予清熱利濕，疏肝利膽，輔以健脾益氣治療。藥用茵陳、柴胡、鬱金、香附、太子參、白朮、茯苓、白芍、甘草、苡仁、半枝蓮等。其詳細治療詳見下一頁放射性肝炎的防治。

　　3.放療後的中醫藥鞏固治療

放射後的中醫藥治療，一方面治療放射副反應，防止後遺症產生，更爲重要的是防止局部復發和遠處轉移，改善患者的生存質量，提高長期生存率。肝癌放療後，還要考慮到惡性腫瘤毒邪未盡的特點，治療應以扶正驅邪，常用藥物：白花蛇舌草、白英、半枝蓮、蛇莓、龍葵、鬱金、當歸、黃芪、茵陳、虎杖、砂仁、白朮、丹參、梔子等。

六、肝癌放射治療併發症──放射性肝炎的防治

一、定義：放射性肝炎是肝臟腫瘤放療中最重要的併發症。一般在放射治療結束後數週至數月後才表現出來，其輕重取決於肝臟受損害的程度，輕者可無任何症狀，但肝功能檢查可有血淸酶學改變和輕度膽紅素升高，或出現輕型肝炎症狀，如納差、厭油、乏力、精神萎靡等。若全肝或大部分肝臟受到較大劑量的照射，可出現放射性肝臟綜合症又稱放射性肝炎。

㈡臨床表現：放射性肝炎一般發生在放療後的 1～2 月。根據潛伏期的長短，將它分成急性、惡急性和慢性三型。它們分別發生於放療後的 1～6 月、2～7 月和 6～10 月，但這種分型只是一種臨床特徵的描寫，對該病的治療和預後無指導意義。放射性肝炎的主要臨床表現：在短期內肝臟迅速增大，大量腹水，有時伴有黃疸，類似於肝靜脈阻塞性疾病時的 Budd Chiari 綜合症，生化檢測提示有肝功能損害。

㈢中西醫結合治療

1.西醫治療：主要給予積極的支持和對症治療，病人應臥床休息，給予高蛋白，高熱量飲食，限制鹽的攝入，靜脈給予

保肝藥物治療。對大量的腹水，除使用大量利尿劑外，必要時可行腹腔穿刺放腹水。

①服用胃復安、嗎丁啉、多酶片、肝泰樂、肌苷等消化及保肝藥物。

②出現黃疸可給予門冬氨酸鉀鎂、強力寧等。用法：門冬氨酸鉀鎂溶液 10～20ml 或用強力寧注射液 40～80ml 加入 10％的葡萄糖溶液 500ml 中靜脈滴注，每日一次。

③轉氨酶升高患者，可用齊墩果酸、聯苯雙酯口服。用法：齊墩果酸，每日 3 次，每次 40㎎；聯苯雙酯，每日 3 次，每次 50㎎，此劑量用 3～6 個月後可酌情減量。肝保健片對降低血轉氨酶、膽紅素含量，恢復肝功能有一定作用。用法：每日 3 次，每次 2 粒。重症患者可每日注射 2～4 支。

④腹水的治療：(1)限制水、鈉的攝入。進水量每日限制在 500～1000ml，鈉限制在每日 250～500㎎ 或氯化鈉 0.6～1.2g；(2)增加水，鈉排出。用安體舒通 20～40㎎，每日 3 次，若效果不明顯可加用速尿，每 40～60㎎，用排鉀利尿劑時需注意補鉀。若大量的腹水影響心、肺功能或壓迫腎靜脈影響血液回流可考慮放腹水，每次放腹水量不宜超過 2000～3000ml，注意電解質平衡；(3)提高血漿膠體滲透壓。如小量多次靜脈輸注血漿、白蛋白、新鮮血液或腹水濃縮回輸等。

2.中醫治療

中醫藥主要治則為柔肝養血、調整氣機、清熱解毒。常用的藥物有：丹參、鬱金、虎杖、茵陳、白芍、甘草、生地、黃芪、公英、黃芩、田基黃、柴胡、雞骨草、蛇舌草、半枝蓮、雞內金、五味子、垂盆草、豬苓、莪朮、車前子、炒棗仁等。

其辨證治療如下：

1.以肝區痛、脇脹不舒為主要症狀。舌質紫暗，苔白膩、脈弦。治宜：舒肝解鬱，柔肝養血；方劑：柴胡疏肝散合四物湯加減；藥物：柴胡 10 克、鬱金 15 克、薑黃 12 克、甘草 10 克、白芍 20 克、黃芩 12 克、香附 6 克、當歸 10 克、生地 12 克、元胡 12 克、川楝子 10 克、川芎 6 克。每日一劑，水煎分兩次內服。可配用成藥舒肝丸、云苓肝泰沖劑等。

2.以乏力、腹脹、腹瀉、納差為主要症狀，舌暗或淡紅，脈弦細或沉細。治宜：健脾益氣、和胃養血；方劑：補中益氣湯合四君子湯加減；藥物：黃芪 30 克、白朮 10 克、茯苓 12 克、甘草 10 克、陳皮 12 克、柴胡 6 克、黨參 12 克、當歸 15 克、砂仁 10 克、炒內金 20 克、白芍 20 克、神曲 10 克、山藥 12 克。每日一劑，水煎分二次內服。配合中成藥舒肝丸、保和丸、歸脾丸等。

3.以血瘀症為主要症狀，如肝區疼痛、面色黝黑、口唇發紫、肝大、舌暗有瘀斑、脈弦或澀。治宜：疏肝理氣，活血化瘀；方劑：逍遙散和膈下逐瘀湯加減；藥物：柴胡 10 克、當歸 12 克、赤白芍各 10 克、丹參 20 克、生甘草 12 克、川芎 10 克、虎杖 10 克、丹皮 15 克、紅花 10 克、香附 6 克、青陳皮各 12 克、鬱金 12 克、莪朮 10 克、元胡 10 克、鱉甲 20 克、三七粉 3 克（沖服）。每日一劑，水煎分二次內服。同時可服化瘀丸。

4.以黃疸為主要症狀，面色鮮黃伴腹脹，舌紅苔黃或脈弦。治宜：清熱利濕退黃；方劑：茵陳蒿湯加減；藥物：茵陳 30 克、梔子 12 克、鬱金 15 克、丹參 12 克、薑黃 10 克、金

錢草 20 克、赤芍 10 克、大黃 6 克、甘草 12 克、丹皮 20 克、車前子 30 克、虎杖 10 克、大腹皮粉各 30 克、枳殼 10 克、焦三仙 30 克。每日一劑，水煎分二次內服。同時服用中成藥垂盆草沖劑，每日 2 次，每次 24 克，肝得健，每日 3 次，每次 2 粒。

　　5.以單項轉氨酶為主。其它臨床症狀不明者。治宜：清熱解毒，柔肝養血；方劑：當歸六黃湯加減；藥物：當歸 15 克、生地 15 克、熟地 10 克、黃芩 12 克、黃柏 10 克、黃芪 20 克、藿香 12 克、鬱金 10 克、柴胡 12 克、丹參 20 克、甘草 10 克、五味子 30 克、蒲公英 12 克、蛇舌草 20 克。每日一劑，水煎分兩次內服。可配中成藥五味子糖漿，每日 3 次，每次 10ml 及六芒多糖沖劑、肝心復口服液口服。

　　㈣預防

　　愼重掌握適應症，合理制定治療計劃。成人全肝放療，總劑量宜控制在 3000～3500 CGY /3～4週。對肝硬化的兒童患者更應降低劑量或避免使用放療。肝臟放療中或放療後，酌情使用保肝藥物或活血化瘀類中藥，盡量將肝臟損傷降低到最低限度。

　　㈤預後

　　若肝臟受照劑量不大或部分肝臟受到照射，症狀輕微或無症狀，僅有輕度血清酶改變者，一般預後良好。表現爲放射性肝臟綜合徵的患者，仍有部份患者可能轉變爲慢性過程。有些患者的病情在短時間內迅速惡化，出現譫妄、昏迷、最終因肝功能衰竭而死亡。

第五節　肝癌的免疫、導向治療

隨著分子生物學的發展，以及基因重組技術的進步。使進一步停滯甚久的腫瘤免疫學，又重現生機，並爲導向治療注入了新的活力，成爲繼手術、放療，化療之後的第四種腫瘤治療模式。肝癌的免疫導向治療，在實體瘤中是較早的一種，也是當前研究工作者研究的熱點，在此作簡要介紹。

一、肝癌的免疫狀況

肝癌的免疫狀況，在免疫網絡各環節上，均有在不同程度的缺陷與紊亂，其中以細胞免疫改變爲主。有人研究肝癌淋巴細胞亞群的變化，發現肝硬變、肝癌患者 CD_4陽性細胞（T_4）比例降低，CD_8陽性細胞（T_8）比例增加，導致 T_4/T_8比值下降，並發現肝癌的變化比肝硬變更明顯。進一步比較非轉移組與轉移組的變化，後者 T_4/T_8比值更低。另有人觀察了肝癌組織內及其周圍非瘤區內 T 淋巴細胞亞群的分佈，發現癌組織內 OKT_4較少，OKT_8占優勢，提示腫瘤區域免疫反應較低。

除 T 細胞亞群變化外，自然殺傷細胞（NK），及淋巴因子激活性殺傷細胞（LAK）細胞活性亦發生變化。Chung、Saibra 等發現肝癌患者 NK 及 LAK 細胞活性呈明顯降低。林

芷英從肝癌的不同病期、有無轉移和腫瘤大小等方面，分析這些情況對 NK 細胞活性的影響，發現晚期肝癌有轉移灶者，NK 細胞活性降低較明顯。隨著腫塊的增大，NK 細胞活性亦呈下降趨勢，但無顯著性差異。細胞免疫功能降低，必然反映到細胞因子水平上，袁愛力檢測結果表明：肝癌外周血單個核細胞誘生白細胞介素－Ⅰ（IL－1）、干擾素－γ（IFN－γ）活力顯著降低，而腫瘤壞死因子（TNF－α）活力水平顯著升高。王愛民也觀測到肝癌組白細胞介素－Ⅱ（IL－Ⅱ）活性明顯低於肝硬變組及正常組，IL－2 受體表達的陽性率亦較肝硬變組及正常組顯著降低。據上所述，肝癌患者的免疫狀況仍呈全身低下，其原因尚不十分清楚。有人認為：①與先天有關，後天免疫缺陷病或器官移植長期應用免疫抑制藥者，腫瘤發生率均較同年齡組高，肝硬變在惡變前即有相似的免疫功能改變；因此，免疫功能低下是肝癌患者自身免疫監視作用減弱之故。②惡性腫瘤及通過生成多種血清抑制因子，對宿主的免疫功能起抑制或破壞作用，如果通過有效的治療，病情得以控制或緩解，可使肝癌患者免疫功能得到不同程度的改善，因而認為免疫低下與荷瘤宿主產生多種血清抑制因子有關。

二、免疫治療在肝癌的臨床應用

對於肝癌具有顯著療效的只有 LAK／IL－2 過繼性免疫治療，腫瘤浸潤淋巴細胞（TIL）/IL－2 過繼性免疫治療和導向治療等方法。

1.LAK／IL－2 過繼性免疫治療肝癌

　　大多數肝癌病人 NK 和 LAK 兩類細胞的活性低於正常人和肝硬化患者，特別是晚期肝癌病例，均顯著低下，爲探索肝癌病人 LAK 活性低下的原因，其結論爲：

　　(1)IL－2 活性低。白井等發現，肝癌病人血清中 IL－2 活性低於正常人，尤其是＞5cm 的病人，其 IL－2 活性顯著低下。藤州等證實，全身給予重組 IL－2（γIL－2）能顯著增強病人的 LAK 的活性，IL－2 活性低的原因可能是肝癌患者 IL－2 分解代謝亢進，血清中存在非特異性免疫抑制因子，或存在對 IL－2 產生抑制作用的細胞珠，以及 IL－2 形成中所必需的 IL－1 活性的降低。

　　(2)干擾素（IFN）呈低活性。松蒲等發現 LAK 活性高的肝癌組中 IFN 濃度亦顯著增高，LAK 活性的誘導可通過抗 IFN 抗體的添加而抑制，故認爲 LAK 活性誘導與 IFN 有關。高木等證實了 3 種重組干擾素（γIFN－α、β、γ）能使 LAK 細胞對肝癌細胞珠 PLC／PRF／5 的殺傷活性增強，特別利用 γIFN－α 和 γIFN－β 時，更能增強殺傷活性。

　　(3)B 型肝炎 e 抗原（HBeAg）和乙醇均使 LAK 活性下降，抑制其誘導生成。前者的作用機制是 HBeAg 引起淋巴細胞返動化反應，從而抑制淋巴因子 IL－2 對淋巴細胞殺傷性的誘導，後者由臨床研究證實。爲了消除患者血清中 HBeAg 等抑制因子對 LAK 活性的不利影響，有人已將血漿交換法用於臨床。

　　肝癌病人免疫活性下降的進一步機制可能是：①分泌 IL－2 的淋巴細胞減少及淋巴細胞 IL－2 受體功能的異常和數量的減少；②腫瘤誘導作用使細胞毒性 T 細胞（T_c）增多，抑

制巨噬細胞（M）增多；③血清抑制因子的存在，如 IL－2
的抑制物，腫瘤分泌的前列腺素樣物質等，使 LAK 前體細胞
向 LAK 細胞分化的過程異常。因此 LAK /IL－2 過繼性輸注
療法適用於晚期肝癌患者。

　　應用 LAK /IL－2 過繼輔注治療晚期肝癌患者收到顯著
的療效。井回等對常規療法無效或禁忌的 9 例肝癌患者（肝
占位），60％者 3 例、20～40％者 1 例、<20％者 5 例）採
用 LAK 細胞（總數 $2.1 \times 10^9 \sim 9.7 \times 10^{10}$）和 γIL－2（總量6
$\times 10^6 \sim 3.8 \times 10^8$U）過繼輸注，結果 2 例腫瘤縮小，4 例 AFP
下降，1 例 AFP 停止上升，1 例腫瘤壞死。其中 1 例巨大肝
癌（占位）60％患者，因骨髓抑制而中止化療，改用本法治療
後，血清中 ALT、ALP、AFP 均下降至正常，肝動脈造影可
見腫瘤明顯縮小，患者存活 2 年仍健在。另一到血管造影發
現整個肝臟癌變，絲裂霉素動脈化療栓塞治療無效，用本法治
療 1 個月後，AFP $9 \times 10^4 \mu g$ /L 降至 $3 \times 10^4 \mu g$ /L，血漿凝血
酶原時間自 40％提高到 100％，白蛋白（A1b）自 30g /L 上
升到 40g /L，肝臟縮小，全身狀況改善，10 個月後因胃潰瘍
出血死亡。森山氏對 2 例肝癌病人進行了 LAK /IL－2 長期
過繼輸注，其中 1 例經 6 個月輸注 1.6×10^6個 LAK 細胞，腫
瘤明顯縮小，又經 24 個月輸注 7.7×10^{10}個 LAK 細胞，病人
從確診肝癌至今已生存 29 個月。另一例經 2 個月輸注 $2.4 \times$
10^{10}個 LAK 細胞後，肝臟便從鎖骨中線肋下 10cm 縮小到 6
cm，AFP 從 $9 \times 10^4 \mu g$ /L 下降到 $2 \times 10^4 \mu g$ /L，A1b 和 PT 等
肝功能均獲得明顯改善。韓福剛等人以天然 IL－2 誘導自體
和同種異體 LAK 細胞（$1 \times 10^9 \sim 2 \times 10^9$/IL－2）（20 萬－30

萬 U ）治療 10 天爲一療程，10 例肝癌患者有 2 例癌塊消失，4 例縮小 50％，2 例縮小 30％以上，2 例無變化。多數病人症狀改善，免疫力增強，肝功能改善，2 例腹水消退。但有一過性發熱和乏力等副反應。

根據臨床研究提示：①單用 LAK 細胞或 IL－2 均無效，需兩者聯合應用和長期持續治療才有效；②療效受活化 LAK 細胞數和腫瘤細胞數的比例制約，對癌變程度較重的癌細胞增殖速度較快者，則需要快速大量 LAK 細胞和 IL－2；③採用低劑量 IL－2 持續注入有利於減輕 IL－2 的毒性；④LAK 細胞經肝動脈輸注有效；⑤若手術前加用 LAK 療法可減輕復發和轉移；⑥肝動脈插管栓塞術後 1～3 週內 IL－1.2 水平上升，IL－2 受體（IL－2R）陽性淋巴細胞增多，LAK 活性增強，趁此良機行 LAK 療法有效；⑦注射 IL－2 前預先注入小劑量環磷酰胺，能減少 T_c 的數量，可提高療效。

LAK /IL－2 過繼療法的毒性反應主要爲心、肺中毒、水腫，是由高劑量 IL－2 及其繼發性淋巴因子和過繼細胞所分泌的 IFN－γ，腫瘤壞死因子（TNF）－α 所致，致毒的生理病理學機理是毛細血管診漏綜合徵。改變 γIL－2 構形（如應用甲硫氨酰 γIL－2）、用低劑量 γIL－2 與其它細胞因子（如 γIFN－β、γIFN－γ、IL－1 等）聯用代替高劑量 IL－2 過繼輸注、用鈍化 LAK 細胞或殺死活性更強腫瘤浸潤淋巴細胞（TIL），減少對 IL－2 的依賴性，可使其毒性減低。

2.TIL /IL－2 過繼輸注治療肝癌

高山氏應用 TIL /IL－2 過繼輸注治療 1 例已有 5 個直腸癌肝轉移灶（最小 3.8cm、最大 5.6cm）的轉移性肝癌患者。

治療方法：首先經肝動脈注入 MMC 6mg 和 5－FU 50 mg，3 天後將 $10^8 \sim 10^9$ 個體外培養得到的 TIL 細胞注入，隨後持續輸注 γIL－2（5×10^5U /d）3 天，以此作爲一個療程，每月重覆一次。輸注 TIL 細胞 5×10^5、γIL－27.5×10^{16}U 後，使總體縮小率達 64%，CEA 降至 30μg /L。目前採用預先給予少量抗癌藥（如環磷酰胺），TIL 經肝動脈輸入 TIL 以及用 γIL－2 激活（抗癌藥－ TIL－γIL－2 三聯劑）三原則治療肝癌。

　　3.導向治療肝癌

　　腫瘤導向治療（即以親腫瘤物質作爲載體，以有細胞毒作用的物質作彈頭）在 80 年代已成爲腫瘤治療研究的重點。肝癌導向治療以美國 Johns Hopkins 爲主於 1980 年報告了以鐵蛋白抗體爲載體，以放射性核素治療原發性腫瘤的 I ～ II 期臨床實驗，至 1985 年已積累了 105 例。國內湯釗猷等用抗人肝癌鐵蛋白抗體標以 ^{131}I 於 1985 年起進入臨床試驗，到 1989 年底已治療 36 例，其中 10 例因腫瘤縮小而獲切除。碘油作導向治療載體療效顯著，一般用 ^{131}I－碘油，^{125}I－碘油，表阿霉素－碘油經肝動脈注入。以 ^{131}I－碘油肝動脈內注射治療 15 例 HCC，結果 AFP 下降者占 11 /12 例，腫瘤縮小 50% 者 9 /15 例，隨訪 5～12 個月，有 6 例仍生存，其中 1 例，經 3 次注射後切除，標本示明顯療效。日本（1988）報告 ^{131}I－碘油經肝動脈插管治療12例肝癌，每次 $0.205 \sim 0.764$MBg（7.6 ～28.3mCi /2～5ml），結果 AFP 下降者 9 /12，但有 3 例下降後 4 週又復上升，腫瘤縮小 50% 以上者6例。湯釗猷等用 ^{131}I－碘、^{131}I－碘苯酯，^{125}I－碘油、^{125}I－碘苯酯治療 24 例

HCC ，均經肝動脈注入 4ml，結果 AFP 下降者 13 /18，腫瘤縮小者占 71％（ 17 /24 ），其中腫瘤縮小 50％ 以上者占 8 / 17，其中 6 例因腫瘤縮小而獲切除，其中 1 例已存活 38 個月。

第六節　肝癌的電化學治療

電化學治療（ ECT ）肝癌、肝轉移癌是手術、化療、放療等治療方法後的又一種治療肝癌和肝轉移癌較好治療方法。它主要適應於不宜手術切除的中晚期肝癌或肝轉移癌。通過幾年來實驗研究及臨床療效觀察證實該方法療效可靠，併發症少，可行重覆治療。對病人的全身干擾少，此方法簡單、安全，不易引起肝功能的損害，不減低病人的心、肺功能，反而能明顯改善病人症狀，止痛及減輕腹脹療效甚佳。通過治療後大部份病人的腫瘤消失或有不同程度的縮小。北京中日友好醫院辛育齡教授統計388例電化學治療肝癌的近期療效完全緩解（ CR ）25.5％（ 98 /388 ），部分緩解（ PR ）50.5％（ 196 / 388 ），緩解率（ CR ＋ PR ）達 75.7％。其中中晚期癌（ T_3N_1M、$T_4N_2M_1$ ）占 76.4％。

一、適應症

1.病人全身情況及心肺功能較差，不能耐受手術者。

2.肝硬化嚴重者，肝功能差不宜行手術者。

3.肝癌過大或侵及周圍臟器或已侵及雙葉者。

4.肝內多發較大腫塊或肝左、右葉均有腫瘤，手術無法根除者。

5.腫瘤位於第 1、2 肝門處，手術困難或無法手術切除者。

6.剖腹探查腫瘤不能切除者。

7.轉移不宜行手術切除者。

8.術後復發無法再次手術者。

9.肝癌或肝轉移癌其它治療方法無效的患者。

二、禁忌症

1.全身衰竭，出現惡液質。

2.彌漫型肝癌，無明顯腫塊者。

3.有肝破裂出血史的患者。

4.有嚴重出血傾向者（血小板少於 5 萬、凝血酶原時間大於 20 秒）。

5.有門靜脈癌栓或大量腹水或黃疸嚴重者。

6.腫物侵及下腔靜脈或腫物侵及肝門嚴重或全身廣泛轉移者。

7.穿刺部位有感染者。

三、電化學治療肝癌的臨床療效觀察

電化學治療肝癌的療效經臨床數百例的觀察已得到證實，不低於一般常規方法的療效，尤其是近期效果多令人滿意，遠期療效還有待於進一步隨訪觀察。辛育齡敎授報導388例中期肝癌的電化學治療 CR + PR 75.7%，1~4 年生存率分別為 62.0%、55.1%、46.1%、11.9%，空軍濟南醫院王華靈敎授報告 74 例原發性肝癌的電化學治療總有效率為 63.51%。平均生存期 10.5±2.3 月，河南省腫瘤醫院勞農紅組 30 例報導六個月生存率為 90.4%，一年生存率為 75%。廣西壯族自治區人民醫院赫組 53 例報導總有效率為 56.6%。從各項報告的分析看臨床療效優劣：

1.同適應選擇有密切的關係，適應症嚴者收效佳，隨著適應症的放寬療效則會降低。

2.綜合治療較單純行電化學治療佳。王華靈敎授組報告：ECT + TAI + TAE 組 CR + PR 為 89.5%，一年生存率為 58.33%。ECT + 全身化療組 CR + PR 60.87%，一年生存率為 34.78%，二者均高於單純 ECT 組 CR + PR 44.44%，一年生存率為 33.33%。

四、中晚期肝癌的電化學治療近期療效

中日友好醫院自 1990 年 5 月至 1992 年 10 月，採用電化學治療肝癌 50 例，近期觀察效果較好。現介紹如下：

　　50 例中晚期肝癌病人中，男性 37 例，女性 13 例，年齡最大的 73 歲，最小 21 歲。其中 35～45 歲 33 例，占 66％。腫瘤大小直徑最大 21cm，最小爲 3.5cm。見表 7−3。

表 7−3　**腫瘤直徑大小（ cm ）統計**

直　徑	3.1～5	5.1～7	7.1～9	9.1～11	>11
例數（％）	3	7	9	17	14
	（6％）	（14％）	（18％）	（34％）	（28％）

　　本組肝癌病人的 TNM 腫瘤分期見表 7−4。

表 7−4　**腫瘤的 TNM 分期**

肝　癌	$T_1N_0M_0$	$T_2N_0M_0$	$T_3N_1M_0$	$T_4N_2M_1$
例數（％）	3	33	12	2
	（6％）	（66％）	（24％）	（4％）

　　本組肝癌病理組織學類型見表 7−5。

表 7−5　**腫瘤的病理組織學類型**

肝癌類型	例數	百分比（％）
肝細胞肝癌	43	86
膽管性肝癌	4	8
混合性肝癌	2	4
透明性肝癌	1	2
合併肝硬化	38	76

　　本組肝癌電化學治療後，病人術後 2～3 個月復查，近期療效 B 超複查見表 7−6。

表 7−6　**肝癌治療的近期療效（ B 超複查）**

效果	CR	PR	NC	PD	CR＋PR
例數（％）	11	17	14	8	28
	（22％）	（34％）	（28％）	（16％）	（56％）

本組病人治療後，AFP 術 2～3 個月變化見表 7－7。

表 7－7　AFP 術 2～3 個月變化

結果	例數	百分比%
下降至正常	14	28
稍有下降	18	36
無變化	8	16
原爲陰性者	10	20

一般情況下，腫瘤直徑大小應和其療效成反比，即腫瘤越大效果越差，但由於肝癌的病理組織類型和分化不同，以及病人是否存在肝硬化等原因，腫瘤大小和療效關係反差不明顯。見表 7－8。

表 7－8　腫瘤直徑大小與療效的關係

大小（cm）	CR	PR	NC	PD	CR＋PR
3.0～5.0	2	1			3
5.1～7.0	2	2	3		4
7.1～9.0	4	4	1		8
9.1～11	3	6	5	3	9
＞11		4	5	5	4

電化學治療中晚期肝癌，爲目前國內外新開展的治療肝癌，近期效果較好。但肝癌畢竟是一種發展快而治療極困難的腫瘤，被稱之爲「癌中之王」說法，因此術後觀察在電化療有效的作用下，可考慮綜合治療，如效療、化療、中藥及免疫等治療配合，以便達到提高生存率的目的。

第七節　肝癌的熱療

　　目前，肝癌治療效果雖仍以手術切除為三大療法（手術、放療、化療）之首。但科學的綜合治療將有助於提高肝癌的治療有效率。就此介紹肝癌的熱療，對肝癌治療方面的研究已有了很大的幫助。

一、肝癌熱療

1.體外局部熱療

　　加熱治療腫瘤的研究，部分是根據臨床發現腫瘤患者高熱後腫瘤意外消退的報告而引起重視。隨著高熱治療腫瘤的深入，目前一致認為全身熱療抑制免疫反應，而局部熱療可以提高免疫功能。局部熱療要達到人體能承受而又能按控制溫度實現熱生物治療的技術要求雖然很困難，但研究進展已使熱療和放療或化療結合實施增敏的方法已用於臨床，並獲得明顯療效，見表 7-9。

表 7-9　熱療在Ⅱ～Ⅲ期肝癌治療中應用（P＜0.01）

治療方式	例數	腫瘤直徑	臨床有效率	生存期（月）最短－ 中位－ 最長		
單純化療	43	≧7cm	18.6%（8／43）	2.5－	5－	10
熱＋化	71	≧7cm	70.0%（50／71）	4－	14－	40
分割放療	28	≧7cm	21.0%（6／28）	3－	8－	11
熱＋放	20	≧7cm	55.0%（11／20）	4.5－	12－	21
姑息手術治療	270	≧7cm	66.6%（180／270）	5－	18－	60
熱＋手術	276	≧7cm	84%（232／276）	6－	25－	96
三大治療總數	341			五年生存率 1.76%（6／341）		
熱療＋三大治療總數	367			五年生存率 10.0%（37／367）		

⑴微波與射頻在肝癌的應用

臨床常用的微波機，頻率為 915、2450MH$_2$等。根據 Arrhenius 圖熱滅活離體細胞研究，黃皎琳等用肝癌（H$_{22}$）進行重覆實驗，證實 42.5℃ 對癌細胞有直接致死性損傷作用，特別是高熱與放療或化療結合將產生協同增強效應。這一公認規律，從體外局部加熱綜合治療失去手術機會的中晚期肝癌，並獲得較好的反應，故屬當前的新技術之一。宋雪怡等報導應用 BSD-1000 型熱療和綜合治療原發性肝癌 23 例取得 78％的總有效率，並使其中 30.4％重獲再次手術機會並由術中證實原腫瘤縮小和腫瘤局部壞死、變性的病理資料。如 1 例原發性肝癌患者經外科檢查診斷肝癌不適合外科手術不能入院。但採取熱放化聯合治療，療程結束後轉入外科手術中順利切除一重達 10㎏的肝癌。證實熱療和放療或化療結合確有增敏殺滅

癌細胞作用。對肝癌的熱療，已開展選擇性栓塞加溫療法，常用的栓塞劑爲較澱粉微球（DSM）持久。 Hiraoka et al 報導使用日本 RF－γ 射頻電容式熱療機，工作頻率爲 $8MH_2$，該機有多個可換電極（直徑 $20\sim28cm$），可根據腫瘤大小和部位進行電極大小更換，每個電極有可控溫度鹽溶液水墊，以防作用電極部位皮膚Ⅰ－Ⅱ度灼傷，如加溫部位皮下脂肪 1.5－2cm，該機傳熱效果將不理想。曾報告在超聲指導下，用 TefLon 覆蓋小熱電偶進行腫瘤中心漸退性（1cm）測溫：當病人作用電極皮膚溫度爲 43.5℃，脈搏 $86\sim104$ 次／分，肛溫 38.6℃ 的條件下，距皮膚 $8\sim14cm$ 深度的溫度平均可達 42.3℃。

實驗證明，暫時栓塞動脈與局部加溫並用能提高肝細胞癌中溫度與熱量的分配。有關 RF－8 在臨床與放療（總照射量 $30\sim60GY$）或動脈化療結合應用於不能手術切除的肝癌 92 例（CR＋PR）有效率平均爲 51.4%，生存時間由 11 個月提高到 23 個月。收集有關資料經統計學處理認爲，如果局部癌加溫總熱劑量能達到 42.5℃/6h，其放射劑量和化療藥的總用量可減少 30% 而療效將提高 50%，因此體外熱放化增敏治療無法接受手術治療的肝癌可作爲最佳首選。

⑵超短波透熱

黃皎琳提出應用同步雙台超短波交叉區域熱療方法。任師顏等報告用兩台超短波機同步交叉區域透熱化學治療術後或放療後復發癌或轉移癌病人 30 例，平均生存 30.2 ± 4.5 個月，其中 2 例已生存 3 年 4 個月。而病情相似，僅接受化療的 30 例人，生存 8.9 ± 3.0 個月。兩組比較有效率呈明顯差異，故

認為超短波同步交叉透熱化療（也可與放療組合），是高溫治療的一種投資少，易開展的有效工作。

2.體內（手術中）熱療

手術中進行熱療似乎是多此一舉，因為手術能切除腫瘤，何以再行熱療。其實腫瘤外科術中所遇的情況是很複雜的，如腫瘤與重要臟器或血管浸潤粘連，衛星病灶，多處淋巴結轉移等都將使手術失敗。以肝癌為例，實際的手術成功率 30％，而 70％的病例多以剖腹探查，局部估息切除或插管化療等結束手術。因此術中如能開展熱療，將有效的提高手術成功率和有效率。黃皎琳（1985）首次報導肝癌術中應用熱療，並將熱增敏觀念，上升到熱固化方法來治療腫瘤，引起國內同行的重視。

(1)微波在手術中應用

局部高溫固化的方法是在肝癌術中應用微波組織間組合輻射器，植入瘤內進行輻射治療技術。其瘤內測溫度點溫度可達65℃～120℃，此種方法曾使肝癌手術切除率提高，術中失血明顯減少，但由於多針輻射器術中操作煩瑣盲目插入肝內腫瘤易造成鄰近主要血管燒灼性損傷，以致發生難以控制的出血危險。加之微波非熱效應對正常肝細胞損害，易誘發術後肝昏迷和腹水等嚴重併發症，因此近年微波術中應用漸被制約。

(2)超短波與射頻高溫固化機

為防止微波非熱效應對正常肝細胞的損害，勞衣紅等報導用超短波機進行肝癌組織間熱療加術後中劑量放療，因而構成手術熱療放療結合的新方法。並指出針型電極對大腫瘤可造成「冷點」影響治療效果。

　　爲克服微波非熱效應對正常細胞損害和針型電極易損傷或灼破大血管，以致造成癌復發的冷點等。黃皎琳等研製成射頻高溫固化機，選用 65℃ /5min 這一熱劑量，對肝癌（其他實質性臟器腫瘤）進行固化治療，電鏡證實：固化區細胞膜，細胞器大部份破壞呈片狀，核固縮，空間增寬，異染色質電子密度增強。非固化區正常細胞結構正常，細胞完整。治療方法是通過手術顯露腫瘤用平板式電極接觸實體瘤表面加熱，2～10分鐘內，使腫瘤整體均勻固化滅活，其溫度（45℃～95℃）深度範圍（1～10cm）可控。並有防重要器官或血管損傷的電腦監控，實現用熱療與手術、免疫三者結合的治癌新法——高溫固化。這種方法適用於無手術禁忌症的複雜肝癌（或其他實體瘤），臨床有效率爲 84.6％，並已在多所醫院應用，通過系列性研究，發現高溫固化治療與腫瘤免疫學有密切聯系。認爲臨床應用高溫固化機，將有效的提高手術切除率、臨床有效和防復發率。

第八節　肝癌的冷凍治療

　　目前，約半數以上原發性肝癌手術探查時腫瘤已不能切除。對這些不能切除的肝癌患者，過去很少有生存 5 年以上的。研究不能切除肝癌的局部治療，旣殺滅癌細胞又保存較多的正常肝細胞，對延長患者生命乃至治癒，是一項重要的課題。中國上海醫科大學肝癌研究所報導了冷凍治療肝癌療效的

研究報告，在這一領域進行了有益的嘗試。

一、冷凍治療肝癌的適應症

1.位於表淺的小肝癌，因合併重度肝硬化不能耐受手術切除者。

2.肝癌位置緊靠大血管，手術難以切除者。

3.多發性肝癌，因餘肝小，切除後肝功能可能失代償者。

4.主瘤切除後，全肝或切像有殘癌者。

5.不能切除的較大肝癌，冷凍作綜合治療的主要手段。

6.個別患者，當技術上難以一期切除，肝癌冷凍後，瘤體縮小，可行二期手術切除。

二、冷凍方法

硬膜外麻醉，剖腹顯露肝癌。應用噴射式液氮冷凍機，直徑 3～5cm 盤形冷凍頭接觸冷凍。將冷凍頭置於癌表面並輕輕按壓，使其與癌塊緊密接觸，然後開始降溫。如肝門解剖清楚，最好先阻斷肝動脈血流再冷凍，以提高冷凍療效。單項冷凍一般為 15～20 分鐘，待組織冰球在肉眼下完全融化後重覆冷凍。對癌塊較大者採用分區重覆冷凍，使冷凍區包括全部癌塊。近年應用術中 B 超測定冷凍區是否包括全部癌塊，如腫瘤基底部冷凍不夠徹底，可局部注入無水酒精。冷凍完畢，必要時用一片游離鐮狀韌帶或大網膜覆蓋冷凍區，以防術後出血。冷凍範圍較小或無肝硬化者術後恢復一般順利，大面積冷

凍尤其是合併肝硬化者，需早期積極的保肝治療，靜脈輸白蛋白及血漿。手術恢復酌情用免疫或小劑量化療以鞏固療效。觀察 70 例冷凍後總的 1～5 年生存率分別爲 59.1%（39 / 56）、37.5%（24 /64）、27%（17 /63）、17.5%（10 / 57）、12.5%（7 /56）。

三、液氮局部冷凍治療肝癌的優點

1.能導致肝癌細胞不可逆的凝固性壞死。

2.不需切除大量周圍正常肝組織，從而保存足夠的肝功能維持生命。

3.腫瘤靠近大血管時，即使大血管被冷凍，解凍後可復通而不破裂出血。

4.對術後復發性肝癌，因滯留肝臟小，再次切除易產生肝功能失代償而危及生命，而冷凍則可作再次治療。

5.冷凍後腫瘤凝固性壞死還可能誘發機體免疫功能。

6.冷凍療法比較安全簡便。

肝癌的其它治療如微波治療、雷射治療、肝臟移植及中醫治療。在此僅中醫治療作重點介紹，其它療法請參考有關腫瘤書籍。

第九節　肝癌的中醫治療

　　中醫藥學中並無肝癌的病名，根據其臨床表現與醫書中的描述，肝癌大概屬「肝積」、「肝癰」、「痞氣」、「積聚」等範疇。如《諸病原候論‧積聚》中記載：「診得肝疾，脈弦而細，兩脅下痛」《癖黃候》中說：「氣水飲停滯積聚成癖，因熱相搏，則鬱蒸不散，故脅下滿痛，而身發黃，名為癖黃」。《醫宗必讀‧水腫脹滿》篇記載：「肝脹者，脅下滿而痛引小腹」。《外台秘要‧溫白丸》條下：「心腹積聚瘕癖，塊大如盆碗，黃疸，支滿上氣，時時腹脹」。《聖濟總錄、積聚門》記載：「積氣在腹中，久不差，牢固推之不移者也，按之如杯盤牢結，久不已，令人瘦而腹大，至死不消」。此大概相似於今時之中，晚期肝癌的臨床表現及轉歸。又如《醫學心悟》記載：「治積聚者，當按初中末之三法焉。邪氣初容，積聚未堅，宜真清之，而後和之；若積日久，邪盛正虛，法從中治，須以補瀉相兼為用；若塊消積半，便以末治，即住攻擊之藥，但和中養胃導正經脈，俾榮衛流通，而塊自消矣。更有虛人患積者，必先補其虛，珍其脾，增其飲食，然後用藥攻其積，斯為善治，此先攻後補之法也」。此大概相似於所提出之肝癌治療法則。

　　對於肝癌的治療，根據中醫藥學的理論，證屬病人臟腑失調，正氣虛弱，由於氣滯血瘀，邪凝毒聚而成。病屬邪實，在

治療時應當考慮正邪兩方面。攻補兼施以補爲主，以攻爲輔贏得病情改善，得以緩解或治癒。

一、肝癌中醫藥辨證論治治療

1.瘀毒不化型

主症：肝臟腫大，質地堅硬，包塊不平，肝區疼痛，胃納著減，脘腹飽脹，面色失華，手見肝掌，頸項部或前胸及面部呈現蜘蛛痣。舌有瘀斑紫片，苔白厚，脈象沉弦。

治法：化瘀解毒，消癥散結。

方劑：白蛇六味合大黃䗪蟲丸加減。

藥物：白英 30 克、龍葵 30 克、蛇莓 30 克、丹參 30 克、當歸 20 克、鬱金 15 克、䗪蟲 10 克、川芎 10 克、仙鶴草 30 克、益母草 20 克、莪朮 10 克、乾蟾皮 15 克。

用法：水煎劑，每日一劑，分兩次內服，加服瘰癧膠囊。

隨症加減：

(1)肝癌以巨塊爲主，多屬膈下積聚之症合用膈下逐瘀湯加減，蟾蜍注射液6 毫升靜脈注射，每日 1 次，連用 5 天休 2 天爲一周期，四周期爲一療程。或用斑蝥素鈉片，每片 0.5 毫克，每次 1.0 毫克，每日 2～3 次。注意定期觀察尿的情況，若發現紅細胞，應停止使用或減量。如靜脈注射時更應愼重。還可服蟾龍粉（蟾酥 10 克、蜈蚣、兒茶各 50 克、白英、龍葵、山豆根、丹參、三七各 500 克，共爲細末，每次 1 克、每日 3 次），口服散結靈（天冬、海藻、蛤粉、夏枯草、半枝蓮、北豆根、莪朮、白英、薑蠶、鬱金、豬苓、黃芪、蚤休、苦參等），每粒 0.3 克，每日 3 次，每次 2 粒，口服。

(2)肝癌以出血爲主時（嘔血、便血、局部破裂出血），多

屬血瘀化熱迫血妄行，合用十灰散加減，加用雲南白藥或三七粉，每次 1～2 克，每日 2 次，仙鶴草 40 克煎湯代茶飲。清血散（青黛 0.5 克、白礬 0.5 克）1 克沖服。口服止血粉（仙鶴草、阿膠、大小薊、血餘炭、地榆、白茅根、丹皮、白芨、三七粉等）每粒 0.3 克，每日 3 次，每次 2 粒。

(3)肝癌以痛為主時，多屬氣滯血瘀，肝鬱不舒，合用舒肝丸加減，加用蟾蜍酒，每次 10 毫升，每日 3 次。蒙肝 1 號方（火硝 30 克、硫黃 30 克、無名異 15 克、血餘炭 15 克，共研細末）每服 15 克，每日 2 次。或白屈菜注射液 2ml，肌肉注射，每日 1～2 次。口服止痛膠囊（白芷、元胡、蒲黃、木香、五靈脂、莪朮、白屈菜、薑黃、罌粟殼、白芍、甘草等），每粒 0.3 克，每日 3 次，每次 2 粒。

2.熱毒蘊結型

主症：腹脹肝痛、肝脾腫大、腹壁靜脈怒張、胸悶痞滿、飲食難下、不能平臥、坐臥不安、煩熱、噁心、嘔吐、大便乾、小便少、口乾渴、少津液、舌質燥、舌黃膩、脈沉細弦數。

治法：龍膽瀉肝湯加減。

藥物：龍膽草 15 克、梔子 10 克、柴胡 10 克、車前子 20 克、水紅花子 10 克、半枝蓮 30 克、白花蛇舌草 30 克、七葉一枝花 20 克、藤梨根 30 克、茵陳 30 克、藿香 20 克。

用法：水煎劑，每日一劑，分兩次內服。

隨症加減

(1)肝癌以腹水為主，多屬脾困濕鬱，水氣不化，合用五苓散加商陸，加用葫蘆素片，每次兩片，每日 3 次；或豬苓注

射液或核葵注射液，每次 4 毫升，每日 1 次，肌肉注射。

(2)肝癌以黃疸爲主，多屬肝膽濕熱，蘊瘀「血黃」，合茵陳蒿湯合腫節楓注射液或鴉膽子注射液，每次 4 毫升，每日一次，肌肉注射，30 天爲一療程。同時口服肝復樂片，每日三次，每次 3～4 片。口服退黃膠囊（茵陳、栀子、金錢草、虎杖、雞內金、鬱金、陳皮等），每粒 0.3 克，每日 3 次，每次 3 粒。

(3)肝癌以噁心、嘔吐爲主，多爲氣機失調，邪氣上逆所致，應以降逆止嘔。給予止嘔膠囊（赭石、復花、陳皮、竹茹、柿蒂、藿香、砂仁、生薑、清半夏、白芍等）。每粒 0.3 克，每日 3 次，每次 2 粒。

(4)肝癌以發熱爲主，多屬熱邪亢盛或陰虛化熱。合用牛黃清熱散，每次 3 克，每日 1～2 次。六方藤片，每次 5 片，每日 3 次，或青蒿鱉甲湯加減。同時還可應用醒腦靜注射液，每日 1 次，每次 4 毫升，肌肉注射。口服退熱膠囊（青蒿、鱉甲、銀柴胡、丹皮、地骨皮、生地、紫草、牛黃、連翹、栀子等），每粒 0.3 克，每日 3 次，每次 3 粒。

　3.正虛邪實型

主症：凡呈虛象，肝大腹脹，疲乏無力，少食懶言，精神不振，腰酸腿軟，心悸氣短，呼吸無力，轉側艱難，面色晦暗，形體消瘦，或有浮腫，尿少便溏，舌少苔，質艷紅或胖，脈沉細而弱。

治法：香砂六君子湯合理中地黃丸加減。

藥物：黨參 15 克、白朮 10 克、豬苓 20 克、甘草 10 克、枸杞子 10 克、黃芪 30 克、生地 15 克、山萸 10 克、女

貞子 30 克、旱蓮草 20 克、寄生 30 克、仙靈脾 15 克。

隨症加減

(1)肝癌以脾虛瀉泄為主時，應調理脾胃合參苓白朮散加人參、三七粉，每次 2 克，每日兩次沖服。口服健脾靈（黨參、白朮、茯苓、厚朴、白芍、甘草、生苡米等），每粒 0.3 克，每日 3 次，每次 2～3 粒。

(2)肝癌以肝腎枯竭為主，應益腎柔肝，合用杞菊地黃丸加用胎盤糖衣片。口服補腎膠囊（桑寄生、何首烏、大雲、生地、女貞子、旱蓮草、補骨脂、枸杞子等）及清肝散（青蒿、茵陳、丹參、虎杖、丹皮、苦參、柴胡、田基黃、山楂、大黃）每粒 0.3 克，每日 3 次，每次 3 粒。

(3)肝癌以氣陰兩虛為主，應滋陰補氣。合用人參養榮丸加用蜂乳片或蜂皇精製劑為宜。口服滋陰膠囊（花粉、石斛、沙參、知母、生地、黃精、玉竹、回首烏、女貞子、百合、烏梅等）。每粒 0.3 克，每日 3 次，每次 3 粒。

二、肝癌的單偏驗方治療

本書共收集治療肝癌有效的單偏驗方 49 個，以下分別做詳細介紹：

1.天龍理肝飲

組成：天龍 15 克、龍葵 30 克、白英 30 克、白花蛇舌草 30 克、大腹皮 30 克、合歡皮 30 克。

方解：天龍即壁虎，屬於壁虎科蜥蝪類屬無疣壁虎及同屬它種壁虎的乾燥全體。別名守宮、蠍虎、爬壁虎、廣東人稱監

蛇。含馬蜂毒樣有毒物質及組織胺、蛋白質和維他命 F。據
《本草綱目》記載，壁虎性味鹹、寒，有小毒。主治中風癱
瘓，血積成痞，瘋瘋瘰癧。臨床藥理，祛風鎮痙，解毒散結，
體外實驗證明，壁虎水溶液對人體肝癌細胞的呼吸有明顯抑制
作用。此外對結核桿菌及常見致病性真菌具有一定的抑制率，
並有抗驚厥和溶血作用。為君藥。龍葵、白英、白花蛇舌草有
解毒清熱，化痰散結抗癌作用，為臣藥。合歡皮安神解鬱，活
血消腫，為佐藥，大腹皮行氣利水，消積殺蟲為使藥。

功效：破積散結，清熱解毒。

主治：肝癌、肺癌、食管癌、胃癌、宮頸癌、卵巢癌。

用法：水煎劑，每日一劑，每劑分兩次內服。

歌訣：

　　天龍理肝消臟癥，白花蛇草大腹龍，

　　佐藥安神合歡皮，抗癌臣藥配白英。

2.八月柴胡湯

組成：八月扎 30 克、柴胡 10 克、黃芩 10 克、當歸 20
克、半夏 10 克、人參 10 克、甘草 10 克、生薑 10 克、大棗
20 克、蛇莓 30 克、龍葵 30 克。

方解：八月扎為木通科植物木通、三葉木通或白木通的果
實。別名木通子、八月瓜等。果實中主要成分含糖類。抗癌藥
理，本品製劑對小鼠肉瘤－180、肉瘤－37 有抑制活性的作
用。對 JTC－26 抑制率為 50～70％，臨床藥理，性寒無毒，
清熱降逆，消脹化瘀，主治胃口熱閉，反胃逆食，為君藥。方
中龍葵、蛇莓解毒利濕，化瘀消癥為臣藥。《傷寒雜病論》中
小柴胡湯（柴胡、半夏、人參、甘草、生薑、大棗）疏通肝

膽，清理脾胃為佐藥。當歸生心血，養肝血，化瘀調經為引經使藥。

功效：疏肝理氣、清熱降逆、化瘀消癥。

主治：肝癌、膽囊癌、食管癌、胃癌、卵巢癌。

歌訣：

　　　小柴胡湯和解供，八月柴胡抗癌腫，

　　　蛇莓龍葵為臣藥，當歸養肝兼調經。

　3. 解毒茵陳湯

組成：半枝蓮 40 克、茵陳 30 克、梔子 15 克、大黃 15 克、丹參 25 克、生苡仁 30 克、白花蛇舌草 30 克。

方解：半枝蓮為唇形科黃芩屬植物半枝蓮的全草。別名並頭草、牙刷草、狹葉韓信草、四方馬蘭。全草含生物鹼、黃酮甙、甾體、酚類及鞣質等。臨床藥理，清熱解毒，化瘀消腫。動物實驗證明，對小鼠 S_{180}、Ec、腦瘤 B_{22} 等均有一定的抑制作用。此外，尚有較廣譜的抑菌作用，以及利尿、止咳、祛痰、平喘作用，為君藥。《傷寒論》中茵陳蒿湯（茵陳、梔子、大黃）為張仲景治療濕熱黃疸首方，茵陳清熱利濕，退黃健脾，梔子通利三焦，導熱下行，引濕與小便排出，大黃瀉血中實熱，滌胃腸積滯，使鬱毒從大便排出，本方借以古人茵陳蒿湯化瘀退黃作用引為臣藥。生苡仁健脾和胃，淡滲利濕。白花蛇舌草，清熱解毒兼有提升紅細胞作用，因此兩味藥物具有扶正蕩邪的雙重作用，為方中佐藥，丹參活血祛瘀，涼血消癰，調經止痛為方中使藥。

功效：化瘀解毒，利濕退黃。

主治：肝癌、膽囊癌、胃癌、腸癌、胰頭癌。

用法：水煎劑，每日一劑，分兩次內服。

歌訣：

> 解毒茵陳清肝積，白花蛇草配半枝，
>
> 丹參大黃生苡米，通利三焦炒山梔。

4.蘇鐵化瘀湯

組成：蘇鐵樹葉 20 克、半枝蓮 30 克、丹參 30 克、生苡米 30 克、黨參 15 克、地鱉蟲 10 克。

方解：蘇鐵科蘇鐵屬植物的葉，別名鐵樹、鳳尾棕、鳳尾焦、鐵甲松、金邊鳳尾。其成分內含氧化偶氮類甙：蘇鐵甙、新蘇鐵甙 A、B 等。雙黃酮化合物：蘇鐵雙黃酮及多量葉臘。此外，尚有胡蘆巴碱、膽碱、有機酸、糖類、油脂等。有毒成分為蘇鐵甙。臨床藥理，解毒止痛，收斂止血。動物實驗證明，對多種癌細胞有明顯抑制作用，所含甙類為有毒成份，動物致死原因多為呼吸麻痺，小鼠的 LD_{50} 為 1.67 毫克／克體重，大鼠的 LD_{50} 為 1 克／公斤體重，為君藥；方中地鱉蟲別名土鱉蟲。藥用雌蟲，氣味鹹，寒有毒，破堅通閉。主法血積癥瘕，乳脈不通，木舌口瘡，半枝蓮清熱利濕解毒化瘀二味藥合為臣藥。黨參、生苡米，健脾補氣，滲濕利水，扶正抗癌為佐藥。丹參活血化瘀，解毒養肝，消腫調經為使藥。

功效：化瘀解毒，止痛消腫，健脾利濕。

主治：肝癌、胃癌、膽囊癌、胰頭癌、口腔腫瘤、宮頸癌。

用法：水煎劑，每日一劑，每劑分兩次，內服。

歌訣：

> 蘇鐵化瘀用樹葉，癥瘕積聚雌土鱉，

丹參黨參生苡米，半枝蓮草不可缺。

5. 石見穿湯

組成：石見穿 30 克、田基黃 30 克、漏蘆 10 克、夏枯草 30 克、海藻 30 克、白朮 10 克。

方解：石見穿爲唇形科鼠尾草屬植物石見穿的全草，別名紫參、石打穿、月下紅、小紅參、紫丹花。其主要成份全草含有甾醇、三萜類及氨基酸等。臨床藥理清熱解毒，活血鎮痛。動脈實驗證明，對小鼠 S_{180} 有抑制作用，尙有一定的抗菌消炎作用，爲君藥。方中海藻鹹寒軟堅散結；夏枯草清熱解毒，消癭散腫，軟堅散結；漏蘆清熱解毒，消癭散腫，通乳化滯；三藥合用爲方中臣藥。白朮健脾利濕補氣和胃爲方中佐藥。田基黃，舒肝和絡，清熱利濕，解毒退黃爲方中使藥。

功效：清熱解毒，利濕退黃，消癭散腫。

主治：肝癌、甲狀腺癌、胰頭癌、胃癌、子宮肉瘤。

歌訣：

　　石見穿湯田基黃，漏蘆海藻肝腫瘍，

　　消癥散結夏枯草，健脾白朮稱良方。

6. 茵陳化瘀湯

組成：茵陳 40 克、豬苓 30 克、生苡仁 30 克、厚朴 10 克、半夏 10 克、赭石 30 克。

方解：茵陳爲菊科艾屬植物茵陳蒿的幼苗，別名茵陳蒿、白蒿、細葉青蒿、臭蒿等。主要成份爲蒿屬香豆精、綠原酸、咖啡酸和揮發油。本屬很多植物都有抗癌活性，如日本民間就以其同屬植物魁蒿的葉子煎服治療各種癌症。抗癌原理，茵陳蒿有極爲強烈的抗癌毒素作用。對黃麴霉菌抑制率、黃麴霉素

B₁抑制率和小梗囊胞菌素抑制率均爲 100％，熱水提取物對腹水型肉瘤－180 的抑制率爲 21.6％；乙醇的提取物抑制率爲18.5％，爲君藥。豬苓、生苡仁利利濕逐水，化滯解毒，健脾舒肝，清熱抗癌，協助茵陳芳香除穢，化瘀消癥爲臣藥。厚朴、半夏性溫燥濕，寬腸降逆，化痰散結爲佐藥。赭石平肝潛陽，降逆止血，理氣化瘀，爲使藥。

功效：芳香化濁，利濕退黃，扶正抗癌。

主治：肝癌、肺癌、食管癌、胃癌、腸癌、膀胱癌。

用法：水煎劑，每日一劑，每劑分兩次內服。

歌訣：

　　茵陳化瘀消肝癥，厚朴半夏配豬苓，

　　健脾滲濕生苡米，赭石平肝會引經。

7.硇砂煎丸

組成：硇砂 10 克、黑附子 30 克（炮去皮臍）、補骨脂 30 克、木香 10 克、蓽茇 30 克。

方解：硇砂是天然氯化銨、氯化鐵、鐵、鎂、硫、硫酸的結晶體。別名北庭砂。據《本草綱目》的記載：氣味鹹苦，辛溫有毒，破結血，消積聚，去惡肉，生好肌，爛胎，止痛，下氣除腐爛。主治惡瘡腐肉，消肉積。治療噎膈、癥瘕、積痢、骨哽，除痣魘疣贅。《丹房鑑源》，硇砂有大毒，有沉冷之疾，則可服之，疾減便止，多服則成擁塞癰腫。雖治婦人丈夫羸瘦積病，血氣不調，腸氣，食欲不消，腰腿冷痛，痛痺，痰飲，喉中結氣，反胃吐水，大益陽事，補水臟，暖子宮，但使用硇砂時，劑量必須審愼，孕婦尤忌內服，爲君藥。補骨脂爲豆科植物補骨脂成熟果實，補腎壯陽，固精縮尿，溫脾止瀉，

含多種呋喃香豆精類、二氫黃酮、豆甾醇等，實驗證明對小鼠 S_{180} 有較強抑制作用，可謂扶正驅邪雙重作用。協助硇砂抗癌為方中臣藥，方中黑附子辛熱有毒，回陽救逆，散寒止痛，蓽茇辛熱，溫中止痛，二藥在本方中為佐藥。木香性溫，舒肝理氣為使藥。

功效：破結、消積、去腐生肌、補腎助陽、散寒化堅。

主治：肝癌、食管癌、胃癌、腸癌、子宮肉瘤。

用法：先將硇砂用水一盞，將其化開，放甕內熬乾為末，放在附子甕內，再用碗扣上裝附子皮末的甕口，用麥粉漿裏好，約半指厚，柴火慢慢燒勻呈黃色，去麵粉，同餘藥為細末，醋調為糊，做梧子大小藥丸，備用。每服十五至三十丸，每日兩次生薑湯送下。

注意：硇砂腐蝕力較強，病灶潰瘍型慎用。

歌訣：

> 硇砂性烈除惡瘡，骨脂補腎服之良，
>
> 佐以蓽茇黑附子，引經舒肝貴木香。

8.溫肝消癥丸

組成：烏頭 80 克（炮）、蜀椒 15 克、肉桂 15 克、乾薑 15 克、吳茱萸 15 克（湯浸七日）、皂莢 15 克、人參 15 克、茯苓 15 克、厚朴 15 克、桔梗 15 克、黃芩 15 克、柴胡 15 克、紫宛 15 克、菖蒲 15 克。

方解：烏頭為毛茛科川烏或草烏的塊根。主要成份為烏頭鹼類生物鹼。抗癌藥理，烏頭（川烏和草烏）提取物製備注射液對小鼠肝癌實體瘤的抑制率為 47.77～75.38%（P＜0.01）。烏頭提取物以200微克／毫升時，能抑制所有存活可

增殖的胃癌細胞。對小鼠肉瘤－180 有抑制作用，抑制率隨劑量增加而提高。體外實驗證明，可抑制胃癌細胞的有絲分裂，為君藥。方中蜀椒、肉桂、乾姜、吳茱萸、皀莢等五味藥性辛溫散寒，溫中補陽，化滯散結協助烏頭抗癌爲臣藥。人參、茯苓、厚朴、桔梗、紫宛、菖蒲等六味藥甘溫健脾補氣及苦溫降火，化痰醒脾調理肝胃爲佐藥。柴胡與黃芩和解少陽經小柴胡湯的主藥，是治療肝病的代表方選爲使藥。

功效：溫陽散寒，化滯消癥。

主治：肝癌、食管癌、胃癌、胰體癌、淋巴瘤、骨肉瘤。

用法：上藥共爲細末，煉蜜爲丸，如梧桐子大。備用。每日 3 次，每次 5 丸，白開水送下。服藥過程中如無發熱反應，可逐漸加量至每日 50 丸。60 天爲一療程。

歌訣：

　　溫肝化癥桂烏頭，吳薑椒皂朴癌瘤，

　　茯苓桔參芩菖菀，引經選方小柴胡。

9.馬錢消癥丸

組成：炙馬錢子 4 克、赤練蛇粉 45 克、水蛭 5 克，炙全蝎 60 克，炙蜂房 120 克、炙鱉甲 50 克、牡蠣 20 克、半邊蓮 15 克、炙乳香 20 克、炙沒藥 20 克、代赭石 30 克、生黃芪 20 克、北沙參 50 克、炒蒼朮 15 克、鈎藤 15 克、木香 10 克、香附 20 克、佛手花 15 克、陳皮 15 克。

方解：馬錢子爲馬錢科馬錢屬植物馬錢及長籽馬錢的成熟種子，別名番木鱉。主要成份，種子中含生物碱：番木鱉碱（即土的寧）、馬錢子碱、番木鱉冷碱、僞番木鱉碱、僞馬錢子碱、綠原酸、脂肪油及蛋白質類。臨床藥理，通經絡，消結

腫，止疼痛，活關節。動物實驗證明，對小鼠 S_{180} 及白血病細胞有抑制作用。能興奮背髓，提高反射能力，興奮延髓及興奮大腦皮層，加快呼吸、視、聽、嗅覺過敏，同時提高橫紋肌、平滑肌及心肌的張力，促進消化液分泌。大劑量時，可致強直性驚厥。此外，對嗜血流感桿菌及皮膚致病眞菌有抑制作用，並有顯著的鎭咳袪痰作用。方中乳香、沒藥、香附、蒼朮，活血化瘀，補氣健脾，脾主四肢，通經活絡有助馬錢子助陽之功，組成方中君藥組。半邊蓮、代赭石、生牡礪、炙鱉甲清熱解毒，鹹寒軟堅，補腎壯骨，爲臣藥組。赤練蛇、全蠍、蜂房、水蛭、鈎藤，甘鹹息風，平肝潛陽，鎭痙，抗癎、抗風濕合用，生黃芪、北沙參、木香、陳皮、補氣滋陰，活血通經爲方中使藥組。

功效：活血通絡，散結止痛，疏肝化瘀，消癥抗癌。

主治：肝癌、胃癌、腸癌、食管癌、背髓腫瘤、肺癌、皮膚癌、白血病。

用法：以上藥物，共硏細末，水泛爲丸，綠豆大，每日兩次，每次兩克，內服。

注意

1.馬錢子爲劇毒藥，不宜過量。

2.中毒搶救用巴比妥類藥物鎭靜，不可用嗎啡類藥品。

歌訣：

　　馬錢消癥沒乳香，蛇蠍蜂鱉礪赭蒼，

　　半邊沙芪鈎佛手，陳皮香附配馬蝗。

10.八月化瘀湯

組成：八月扎 30 克、地膽草 30 克、黨參 15 克、茯苓 30

克、車前子 30 克、神曲 15 克、炒麥芽 12 克、焦山楂 15
克、沉香曲 12 克、烏藥 10 克、降香 15 克。

方解：八月扎爲木通科植物木通，三葉木通或白木通的果
實，別名木通子、八月瓜，果實中主要成份爲糖類。臨床藥
理，性寒無毒，舒肝理氣，活血止痛，消瘤癖腫塊，抗癌藥理
對小鼠 S_{180}、肉瘤－37 有抑制活性的作用，對 JTC－26 抑制
率爲 50～70％，協同地膽草爲君藥組。地膽草爲菊科地膽草
屬植物白花地膽草。全草含半倍萜烯丙脂、地膽草吐品、地膽
草亭，正品地膽草有生物鹼、黃酮甙、酚類、氨基酸的反應。
臨床藥理，地膽草吐品對瓦克癌肉瘤、淋巴細胞白血病－
120、淋巴細胞－388 有抑制作用，地膽草對 WM 有效，國外
其同屬植物高苦地膽動物實驗也證明有抗癌作用，用噬菌體說
明地膽草（正品）有抗噬菌體作用，提示有抗癌活性的作用。
方中黨參、白朮、茯苓、車前子爲健脾四君子湯，爲治肝虛實
脾之理，用車前子取代甘草，用意爲通便利水，消脹利氣是去
甘草之甘緩減少方中藥力之功，爲方中臣藥組。烏藥、沈香、
降香舒肝理氣，降逆止嘔，下氣消脹並防其四君子湯補中滯氣
之弊，爲方中佐藥組。神曲、麥芽、焦山楂，疏肝健脾，消導
和胃爲引經使藥組。

功效：舒肝健脾、活血化瘀。

主治：肝癌、胃癌、食管癌、肺癌、淋巴瘤、絨毛膜上皮
癌。

用法：水煎劑，每日一劑，每劑分二次內服。

歌訣：

　　化瘀地膽八月扎，神曲山楂焦麥芽，

參苓朮車沉降香，烏藥利氣臟脹佳。

11.白蛇消癥湯

組成：白花蛇舌草 30 克、蛇莓、龍膽草 30 克、丹參、鬱金 30 克、當歸 30 克、蟅蟲 10 克、乾蟾 15 克、黃芪 40 克、女貞子 30 克、茵陳 20 克。

方解：白蛇六味為本方君藥組，臨床總結對肝癌有效率 73%，顯效率 56%；白血病緩解率 76%，完全緩解率 41%，對中晚期惡性腫瘤均有減輕症狀，改善體質，延長生存期，提高生存質量的效果。

實驗研究表明：用該藥作用小鼠肝癌腹水型癌細胞的增殖，有明顯的抑制作用，抑制率可達 87.35%，P 值小於 0.001，效果非常顯著，對 L_{1210} 白血病小鼠，給藥組比對照組生命延長率 24.2%，其中 40% 的白血病小鼠存活兩個月以上，達到治癒的水平。另一組藥理實驗結果，對小鼠艾氏腹水癌抑制率 63.5%，S_{180}（肉瘤）抑制率 35.9%，U_{14}（宮頸癌）抑制率 43.2%，Lewis 肺癌 44.3%，並有明顯的抗肺轉移作用。

該藥毒理實驗結果：小鼠的 LD_{50}（半數致死量）為 144.6 ± 4.1g / kg 體重給的生藥量。

該藥在抗癌機理研究表明：

1.具有抑制磷酸二酯酶和 $Na^+ - K^+ - ATP$ 酶的活性作用。而使細胞內的（AMP）的水平提高，抑制癌細胞的生長增殖。

2.對小鼠腹腔巨噬細胞的吞噬功能有明顯促進作用。

3.對 $C_5 7BL$ 小鼠的 Lewis 肺癌有抗轉移作用，並有直接

殺傷癌細胞作用。

　　4.對 L_{1210} 白血病小鼠細胞 DNA 與 RNA 合成有明顯的抑制作用。

　　䗪蟲爲鱉蠊科昆蟲地鱉或姬蠊種昆蟲赤邊水䗪的雌蟲合體，別名地鱉蟲、土鱉蟲、土元等，抗癌藥理，用美蘭法體外實驗表明，地鱉蟲浸膏有抑制白血病患者白細胞作用，能抑制人肝癌、胃癌細胞的呼吸。《本草經》血積癥瘕，破堅，下血閉。臨床有人用生土鱉炖服，治胃癌、肝癌、鼻咽癌，總有效率達 66.7％。乾蟾中華大蟾蜍乾燥全體，蟾蜍含蟾蜍毒素、華蟾蜍素及其次素、乙醯華蟾蜍素、甾體類、5－羥基吲哚膽鹼、精氨酸、烏本甙、辛二酸、蟾蜍鹼、膽力蘇、蟾酥中的甾體化合物。臨床藥理，解毒消腫，通竅止痛，強心利尿，蟾毒內酯類有明顯抗癌作用，在體外能抑制人卵巢腺癌、顴上下頜未分化癌、間皮瘤、胃癌、脾肉瘤、肝癌等腫瘤細胞的呼吸。動物實驗表明，華蟾蜍毒素、華蟾蜍次毒，均有較強的抗癌作用。蟾蜍皮對小鼠移植性的 U_{14} 及 EC 細胞的生長有抑制作用，蟾蜍皮對小鼠 S_{180} 及兔 BP 瘤亦有抑制作用，對呼吸心臟用藥過量中毒時有麻痺現象，經煮沸的蟾蜍則大大降低毒性。䗪蟲與蟾蜍合用有助於白蛇六味抗癌之功爲本方臣藥。方中黃芪性溫，收汗固表，托瘡生肌，氣虛莫少。女貞子味甘苦，性涼滋補肝腎，清肝明目，二藥合用，補氣滋陰，增強機體的免疫功能，提高抗癌能力，爲方中佐藥。茵陳芳香化濁，清肝退黃爲方中使藥。

　　功效：利濕化瘀，解毒削堅，破積消癥。

　　主治：肝癌、食管癌、胃癌、胰頭癌、鼻咽癌、白血病、

淋巴瘤。

用法：水煎劑，每日一劑，每劑分兩次，內服。

歌訣：

　　白蛇六味消肝癥，蟋蟲蟾蜍善協同，

　　茵陳利濕黃芪補，滋陰清熱女冬青。

12. 加味膈下逐瘀湯

組成：地龍 30 克、山甲 10 克、桃仁 10 克、丹皮 20 克、赤芍 20 克、烏藥 10 克、元胡 10 克、川芎 10 克、五靈脂 10 克、紅花 10 克、香附 10 克、當歸 30 克、枳殼 10 克、甘草 10 克。

方解：地龍為巨蚓科動物，亦指毛蚓或正蚓科動物背暗異唇蚓等的全體。別名蚯蚓、土龍、寒蚓等，各種地龍（即蚯蚓）含蚯蚓解毒碱、蚯蚓素及多種含氮物質（氨基酸、膽碱等），尚含一種自體溶解酶，在 PH8.0～8.2 時，能使自體溶解。抗癌藥理，蚯蚓提取物在美蘭法中，對人結腸癌、肝細胞癌有效。還能誘導噬菌體的產生。地龍熱水提取物對 JTC－26 抑制率為 50～70％，穿山甲為鯪鯉科動物鯪鯉的鱗甲，別名川山陽。含川山甲碱，有抗白血病的作用。與銀花、公英相配有抗乳突狀癌細胞活性的作用，地龍與山甲合用臨床治療肝癌、淋巴瘤、乳腺瘤有顯著效果，因此選為本方君藥組。配以《醫林改錯》中的膈下逐瘀湯活血祛瘀，行氣止痛加強抗癌作用。方中桃仁、紅花、川芎、五靈脂活血散瘀，烏藥、香附理氣逐瘀，丹皮赤芍清肝涼血解毒，當歸養血，元胡止痛，均為逐瘀臣藥組。甘草味甘，調和諸藥，炙則溫中，生則瀉火為佐藥。枳殼舒肝和胃為引經使藥。

　　功效：破堅散結，活血逐瘀，消癥抗癌。

　　主治：肝癌、胰腺癌、脾肉瘤、淋巴瘤、宮頸癌、骨肉瘤。

　　用法：水煎劑，每日一劑，每劑分兩次內服。

　　歌訣：

　　　　清任膈下逐瘀湯，加入地龍抗癌強，

　　　　山甲破癥消積聚，古方新用除腫瘍。

　　13.三棱消癥丸

　　組成：三棱 10 克、莪朮 30 克、澤漆 30 克、大黃 30 克、巴豆 30 克、訶黎勒 10 克、生苡米 30 克、茵陳 20 克。

　　方解：三棱爲黑三棱科植物黑三棱或小黑三棱，藥用塊莖。沙草科植物荊三棱亦作本品使用稱作京三棱。抗癌藥理，動物體內篩選，對腫瘤生長有抑制作用。（實驗所用品種爲黑三棱），莪朮與三棱臨床常以同性同功的對藥使用，本方配爲君藥組。莪朮爲薑科薑黃屬植物，含莪朮醇與莪朮酮具有抗癌活性已被實驗與臨床證實並廣泛應用治乳腺癌、甲狀腺癌、宮頸癌，取得滿意效果。方中澤漆爲大戟科大戟屬植物澤漆的全草，別名貓眼草、五朵雲、五鳳草、燈台草、爛腸華等。含溶血皂甙澤漆素、黃酮類化合物、大戟乳脂、麥芽糖鈣及丁酸等。臨床藥理，逐水消腫，散結殺蟲。動物實驗證明，對小鼠 S_{180}、S_{37}、L_{16} 等瘤株具有抑制作用，與逐水消腫清血中濕熱之巴豆、大黃有協同作用，故此組成爲本方臣藥組。訶黎勒即訶子，爲使君子科植物，藥用果實，幼果（藏青果）及葉、核等。別名隨風子。果實含大量鞣酸（23.6％～37.3％）尚含本草酸、奎定酸、果糖、氨基酸、番瀉甙等。抗癌藥理，體外實

驗，其熱水提取物，對 JTC－26 抑制率爲 100％，乙醇提取物，抑制率亦是 100％，體內實驗，對小鼠 S_{180} 的抑制率，熱水提取物爲 29.9％，乙醇提取物爲 7.6％，本品對小鼠艾氏腹水癌和梭形細胞肉瘤有抑制活性的作用。與生苡米滲濕健脾，解毒抗癌合用爲方中佐藥。茵陳芳香化濁，清肝退黃爲使藥。

功效：消堅化積，散結化癥。

主治：肝癌、食管癌、喉癌、腸癌、白血病、骨肉瘤、淋巴瘤。

用法：共爲細末，醋糊爲丸，如綠豆大，每日三次，每次服三至七丸，空腹米湯送下。

歌訣：

　　　　三棱消癥莪澤漆，巴豆大黃生苡米，·

　　　　收神斂氣訂藜勒，茵陳引經方最宜。

14.大黃蟅蟲消癥煎

組成：大黃 10 克、蟅蟲 10 克、虻蟲 10 克、水蛭 6 克、蠐螬 6 克、黃芩 10 克、乾漆 10 克、桃仁 10 克、杏仁 10 克、芍藥 20 克、地黃 10 克、甘草 10 克、苡仁 30 克、三七 20 克、柴胡 10 克。

方解：大黃蟅蟲丸爲張仲景《金匱要略》的經方，主要功用爲祛瘀生新。主治五勞極虛，形體羸瘦，腹滿不食，肌膚甲錯，兩目黯黑者。用大黃逐瘀攻下，蟅蟲攻化積血，桃仁、乾漆、蠐螬、水蛭、虻蟲助以活血通絡，大黃、黃芩清肝瘀熱、桃仁、杏仁以潤燥結，地黃、芍藥養血滋陰，甘草調和諸藥。諸藥合用，祛瘀血，清瘀熱，滋陰血，潤燥結。即尤在經《金

櫃心典》所說：（潤以濡其乾，蟲以動其瘀，通以去其閉）之意，與肝病癥瘕，臌脹病機雷同，若加抗癌之品，三七、薏苡仁，止血止痛，健脾滲濕，佐其過，助其功，柴胡舒肝和脾引經以舉藥力達於病位，加強療效。

　　關於薏苡仁、三七略加介紹。薏苡仁為禾木科薏苡仁屬植物薏苡的種仁，別名苡米，苡仁米、溝子米。主要成份含脂肪油、薏苡仁酯、薏苡內脂（薏苡素）氨基酸類（谷氨酸、精氨酸、賴氨酸、酪氨酸），尚有多種糖類及豆甾醇、B－、γ－谷甾醇等。臨床藥理，健脾利濕，清熱排膿，動物實驗證明，對小鼠 S_{180}、YAS 癌株有抑制作用，薏苡仁酯對小鼠 U_{14}、EC 細胞亦有抑制作用，對大、小鼠實驗，都表現有解熱鎮靜、鎮痛作用。三七為五加科人參屬植物，藥用塊根，含有多種皂甙。抗癌藥理，熱水提取物有很強抑癌作用。對 JTC－26 體外實驗抑制率 90％以上。體內實驗對小鼠 S_{180} 有抑制作用，三七多糖以 2.5 毫克／kg 體重口飼給移植肉瘤小鼠二週後腫瘤縮小，五週後消失。並有抗噬菌體的作用，因此本方以大黃蟅蟲丸為君，以薏苡仁為臣，以三七為佐，以柴胡為使。

　　功效：祛瘀生新，通竅消癥。

　　主治：肝癌、食管癌、胃癌、腸癌、骨肉瘤、多發性骨髓瘤、白血病。

　　用法：水煎劑，每日一劑，每劑兩次，內服。

　　歌訣：

　　　　大黃蟅蟲消癥煎，癥瘕積聚腹中塡，

　　　　三七苡米抗癌藥，柴胡引經並舒肝。

　15. 芫花圓

　　組成：芫花 130 克、三棱 120 克、莪朮 120 克，苡米 120
克。

　　方解：芫花爲瑞香科瑞香屬植物，藥用花蕾、葉、根。其
同科植物，黃芫花亦作芫花用。化學成份：花含黃酮甙、芹
素、谷甾醇、苯甲酸及刺激性油狀物，根皮含 B - 谷甾醇、芫
根甙及黃色結晶性物質，具有抗癌活性的成份爲芫花烯。抗癌
藥理，芫花的揮發油水溶液注射於直腸癌瘤體局部，可見腫瘤
迅速壞死。芫花的甲醇提取物對淋巴性白血病 - 388 有明顯抑
制作用，藥理功用爲瀉水逐飲，袪痰止咳，外用殺蟲療惡瘡，
內治大腹水臌，胸脇積液。三棱爲黑三棱科植物的莖塊，破血
袪瘀，行氣止痛，化飲散結，破癥積聚。莪朮爲薑科多年生草
本植物莪朮的根莖，破氣破血，行氣止痛，癥瘕積聚，體內包
塊與三棱合用協同奏效，以上三藥均有抗癌作用，加入生薏米
健脾扶正，防其藥力過猛，損耗正氣，但薏仁有較強抗癌作
用，早已被動物實驗與臨床病人證實。故而芫花逐水，袪瘀散
結爲君，三棱破血逐瘀爲臣，生薏仁健脾扶正，滲濕抗癌爲
佐，莪朮化瘀消堅，善消癥瘕積聚爲使。

　　功效：逐水袪瘀，化痰消堅。

　　主治：肝癌、胃癌、食管癌、成骨肉瘤、淋巴瘤。

　　用法：統將上藥置入磁器缸以米醋五百毫升浸入，封口後
以文火煨其質乾爲度，取出三棱、莪朮、薏米剩下芫花與餘醋
炒之，令其微焦存性，全藥合之焙乾爲度，研末以醋爲丸如綠
豆大，每日二次，每次十五丸，薑湯送服。

　　歌訣：

　　　　胸腹積液芫花圓，三棱莪朮消癥堅，

健脾滲濕生苡米，配合補中益氣丸。

16. 五靈化瘀圓

組成：五靈脂 30 克、水蛭 30 克、蜣螂 30 克、僵蠶 30 克、全蠍 30 克、蜈蚣 30 克、守宮 30 克、乾蟾皮 30 克。

方解：五靈脂爲鼯鼠科動物復齒鼯鼠的糞便。活血止痛，溫經止痛，化瘀止血，苦泄溫通入肝經，是一味治療血滯諸痛的要藥。常配以蒲黃爲失笑散，配以延胡、香附、沒藥爲手拈散，治以胸腹瘀血疼痛。水蛭爲水蛭科動物螞蟥其性是：氣味鹹苦，有毒。逐瘀血、惡血，破癥積聚，利水墮胎，含抗凝血的水蛭素，減少血液凝固力，主治肝癌、子宮癌、胰腺癌，及體表腫瘤。蜣螂別名蜣蛝，其性能是：氣味鹹寒，有毒，含蜣蛝素。主治癲癇瘈瘲，賁豚，惡瘡，骨疽瘡。香港張氏用於食管癌、胃癌、腸癌、肝癌顯效。以上三味活血化瘀，解毒止毒，消堅藥爲君藥組。守宮、蟾皮解毒化瘀，通利開竅爲臣藥組。僵蠶、全蠍平肝潛陽，熄風鎮驚爲佐藥組。蜈蚣熄風鎮痙，解毒消腫，通達肝經爲使藥。

功效：活血化瘀，消癥止痛。

主治：肝癌、食管癌、胃癌、白血病、骨肉瘤。

用法：以上諸藥，共爲細末，水泛爲丸，每日兩次，每次三克。

歌訣：

五靈化瘀圓螞蟥，僵蠶全蠍蚣蜣螂，

強心抗癌乾蟾皮，守宮散結消腫瘍。

17. 剋堅化瘀酒

組成：急性子 100 克、水紅花子 100 克。

　　方解：急性子爲鳳仙花科鳳仙花屬植物鳳仙花的種子。別名鳳仙花、透骨草。含有皀甙、脂肪油，油中含鳳仙甾醇、杷荏酸、帕靈銳酸、檞皮素、黃酮類化合物，揮發油、氨基酸、蛋白質及多糖類。臨床藥理活血通經，軟堅消積，體外實驗，對胃淋巴瘤細胞表現敏感，對小鼠 S_{37} 有抑制活性的作用，水煎液對金黃色葡萄球菌、溶血性鏈球菌、綠膿桿菌、痢疾桿菌、傷寒桿菌均有不同程度的抑制作用。水紅花子爲蓼科屬植物一年生草本藥用果實。性寒味苦，破血消痞塊積聚，療婦人石瘕症，抗癌藥理，體外實驗，本品對腫瘤細胞有抑制作用。體內實驗用本品煎劑，或石油醚提取物提取連續十天灌胃給荷瘤小鼠，表明對艾氏腹水癌（腹水型、實體型）和肉瘤$_{180}$有一定的抑制作用。急性子與水紅花子二藥共性均有活血通經，破血消堅功效，抗癌功效同時見到在體內、體外對癌細胞均有抑制作用，在臨床治療方面，古今文獻記載均有治療癥瘕積聚的實例，兩味藥物結合相輔相承，組成有效方劑。

　　功效：活血化瘀，消堅散結。

　　主治：肝癌、胃癌、食管癌、子宮肉瘤、淋巴瘤、骨肉瘤。

　　用法：將上二味淨爲細末，高粱酒一千毫升，浸泡七天，埋於地下。備用。每日三次，每次十毫升，飯後時呷服，不能飲酒者用水一千毫升，同本劑熬膏內服。

　　歌訣：

　　　　剋堅化瘀酒抗癌，水紅花子力能排，

　　　　鳳仙花果消腫塊，活血止痛亦悠哉。

　18.蓽回頭丸

組成：墓回頭 180 克、三棱 150 克、莪朮 150 克、陳皮 150 克、胡椒 30 克、乾薑 30 克。

方解：墓回頭爲敗醬科敗醬屬植物異葉敗醬或選葉敗醬的根或全草。別名回頭草、追風箭、虎牙草。主要成份含有揮發油物質。臨床藥理，清熱燥濕，止血消腫，動物實驗證明，對小鼠 EC 細胞有破壞作用，給小鼠灌胃對艾氏腹水癌療效顯著。尤以腹腔注射療效更好。腫瘤抑制率達 82％，尙可使小鼠實體型、腹水癌、局部腫塊變硬變乾，從基底部脫落，潰瘍面逐部修復，爲君藥。三棱、莪朮、破血逐瘀，理氣消癥，軟堅散結，主治癥瘕積聚，實性腫塊，爲方中臣藥。因墓回頭性寒味苦，剋傷脾胃陽氣，故選用散寒溫腎，回陽救逆的胡椒，乾薑爲佐藥，且有溫補肝腎，消壅散結之功。陳皮，青皮健脾和胃，化痰舒肝爲方中使藥。

功效：燥濕消腫，化瘀散結，回陽救逆。

主治：肝癌、食管癌、胃癌、胰腺癌、膀胱癌。

用法：全法諸藥共爲細末，醋煮麵糊爲丸，梧桐子大，每日三次，每次五至七丸。白開水送服。

歌訣：

　　回陽救逆墓回頭，三棱莪朮消腫瘤，

　　乾薑川椒驅寒痹，青皮陳皮調中州。

19. 抗癌逍遙飲

組成：柴胡 10 克、當歸 20 克、鬱金 20 克、白芍 20 克、蘇梗 20 克、川朴 10 克、山豆根 10 克、白花蛇舌草 30 克、新癀片 3 克（廈門中藥廠出品）。

方解：本方繼承《太平惠民和劑局方》逍遙散的方劑中主

要藥物，柴胡、白芍、當歸又加入抗癌藥物。原方義爲疏肝解鬱，健脾養血。用於兩脇作痛，頭痛目眩，口燥咽乾，神疲食少，月經不調，乳房作脹等。具有保肝、抗炎鎮痛、鎮靜等功效。本方白花蛇舌草，山豆根爲君藥。白花蛇舌草爲茜草科耳草屬植物白花蛇舌草及同屬植物水線草的全草。別名蛇舌草，蛇針草、蛇總管、二葉葎、白花十字草、尖刀草、甲猛草、龍舌草、仙鶴草。含有生物碱、蛇舌草素、強心貳、黃酮類、香豆精等。從中乙醇提取物可分離得三十一烷、烏索酸、土當歸酸、豆甾醇、B－谷甾醇－D－葡萄糖貳，對香豆酸等。藥理作用：清熱解毒利尿消腫，活血止痛。體外實驗，有抑殺肝細胞及噬菌體作用。體內實驗對小鼠 S_{180} 有明顯抑制作用。能使瘤細胞核分型，特別是有絲分裂顯著受到抑制。

　　瘤體變性壞死，瘤組織周圍有淋巴細胞及中心粒細胞浸潤，淋巴結及肝、脾中網狀內皮系統增生，網狀細胞增生肥大，胞漿豐富，吞噬活躍，淋巴結、肝、脾等組織中嗜銀物質呈致密化改變，亦能增強白細胞的吞噬功能，實驗研究，平板法體外篩選對人體肺癌細胞有抑制，對急性淋巴性、粒性白血病細胞，及子宮頸癌細胞有一定的抑制作用。此外尚可增強小鼠腎上腺皮質功能。臨床已廣泛用於各種腫瘤，尤其是消化系統腫瘤、淋巴系統腫瘤和白血病。山豆根爲豆科槐屬植物柔枝槐和防已科蝙蝠葛屬植物蝙蝠葛的根和根莖。前者稱廣豆根，後者稱北豆根，廣豆根含苦參碱及黃酮類衍生物，北豆根含生物碱有蝙蝠葛碱、粉漢防已碱、山豆根諾林。藥理作用清熱利濕，止痛殺蟲。動物實驗證明，本品粗提取物及單體生物鹼、苦參鹼、氧化苦參碱，對小鼠 S_{180}、S_{37}、U_{14} 和大鼠吉田肉瘤

實體型及腹水型，肝癌腹水型均有明顯抑制作用。並能延長生存期，平均 60％大鼠可獲得治癒，並在治癒中發現有腫瘤抗體，此外美蘭試管法證明對白血病細胞有抑制作用，尚對網狀內皮系統功能有興奮作用。毒性試驗，口服 LD_{50} 為 198 ± 14 毫克／kg 體重。主要毒性表現在神經系統及心血管系統，少量興奮，大量抑制。臨床應用於肺癌、咽喉癌、食管癌、膀胱癌、白血病等。方中選用新癀片為臣藥，清熱解毒，活血化瘀，有一定抗癌作用。方中鬱金活血化瘀，舒肝抗癌，蘇梗與厚朴芳香理氣，降逆寬腸，健脾舒肝為佐藥，以逍遙散中的主藥（柴胡、白芍、當歸）為使藥。

功效：清熱解毒，活血化瘀，健脾舒肝。

主治：肝癌、食管癌、肺癌、白血病、宮頸癌。

用法：水煎劑，每日一劑，每劑分二次內服。

歌訣：

逍遙散用當歸芍，鬱金豆根蛇舌草，

活血解毒新癀片，蘇梗厚朴為佐藥。

20.百順丸

組成：綿紋川大黃 500 克、豬牙皂角 50 克（炒微黃）。

方解：綿紋川大黃為蓼科多年生的草本植物掌葉大黃的根和根莖。本品產於四川的優質藥用大黃，別名錦紋、將軍、川軍。含大黃素和大黃酸、蒽醌類等抗癌藥理，藥用大黃的粗提取出物皮下注射，對小鼠肉瘤 $S-37$ 有傷害作用，大黃素對艾氏腹水型癌細胞呼吸有明顯抑制作用。對這種癌的某些氨基酸糖代謝中間產物的氧化和脫氫也有很強的抑制作用，大黃素對小鼠黑色素瘤有明顯的抑制作用，抑制率為 76％，大黃酸為

艾氏癌腹水型抑制率爲 15％，對小鼠肉瘤－$_{180}$抑制率爲
48.8％，臨床功用，瀉下攻積，清熱瀉火，活血祛瘀，解毒。
豬牙皂角爲豆科植物皂莢樹的果實，形扁長者稱大皂莢：其小
型果實，呈圓柱形而略扁者，稱豬牙皂，同等入藥。本品含黃
酮類化合物爲黃顏木素，非瑟素及無色花青素，莢果中含三萜
皂甙，水解後生成皂甙元，尚有皂莢碱等有毒成份。臨床藥
理，開竅去痰，活血通乳，排膿解毒，實驗動物證明，對小鼠
S$_{180}$有抑制作用。皂甙具有祛痰作用，在試管內有一定抑菌能
力。大黃合皂角伍用，前者苦寒，後者辛溫，其藥性辛開苦
降，寒性醫熱證，溫性醫寒症，腫瘤病人，寒熱挾雜，本方辨
症，相輔相成，且具有抗癌之功效，諸症可用。

　　功效：瀉下攻積，活血祛瘀，祛痰開竅，散結化毒。

　　主治：肝癌、乳癌、肺癌、食管癌、宮頸癌、卵巢癌、淋
巴瘤、腸癌。

　　用法：上藥共爲細末，用水浸蒸爲餅後，搗成丸，綠豆
大，每次二至三克，每日二次，逐漸增量每次十克。

　　21.天龍化瘀丹

　　組成：天龍 100 克、乾蟾蜍 30 克、地鱉蟲 50 克、蜘蛛
80 克、制馬錢子 25 克、五靈脂 12 克、乾漆 12 克、火硝 36
克、明礬 36 克、丁香 50 克、莪朮 30 克、仙鶴草 20 克、廣
鬱金 30 克、枳殼 60 克。

　　方解：天龍爲蜥蜴類動物全體。常在居室內外牆壁行動又
名壁虎、守宮，廣東人稱爲監蛇。喉頭部有聲帶可以發聲，在
遇到危險時，壁虎的尾會自斷，斷尾在離體後，仍然跳動一時
方休。供藥用的有乾燥全體，選用時，以色白，體大爲佳。根

據《本草綱目》的記載：天龍的性能是：（氣味鹹寒，有小毒，平肝息風，鎮靜，破堅，消積，主治中風，癱瘓，手足不舉，或瘰節痛及風痙，驚癇，小兒疳痢，血積成痞，癘風瘰癧，療蠍螫。善透經絡，入血分祛風）。天龍的體內含豐富的維生素 F，治療癌症對此是否有關，尚未確定，但安哥拉有人用鱷魚油治癒三例癌症患者，認為與天龍抗癌原理相同。在中國有人用天龍焙乾酒服治瘰癧；用天龍、人參、乳香、硃砂為丸治食管癌。泰國民間生吞活天龍加鹹菜葉治癌症；香港張氏用天龍治療食管癌、乳腺癌及宮頸癌，晚期侵犯神經時顯效。方中乾蟾、地鱉蟲、蜘蛛、馬錢子均有平肝息風解毒化瘀功能，其抗癌作用已在前方介紹，不再贅述。因此作為本方君藥組。五靈脂、乾漆、火硝、莪朮為破血消堅，解毒化瘀之品，有助於君藥輔助作用，故為臣藥組。仙鶴草、明礬、丁香、枳殼為收斂止血，解毒理氣和胃之品，為方中佐藥組。廣鬱金，舒肝理氣，活血化瘀為使藥。

　　功效：平肝化瘀，解毒消癥。

　　主治：肝癌、食管癌、胃癌、胰體癌、白血病、淋巴瘤。

　　用法：上藥為細末，混勻，貯瓶中密封，勿泄氣，每次三克、每日二次，溫開水送下。

　　注意事項：方中馬錢子有大毒，服六日休一日，若長期服用時引起強直驚厥，濃茶、甘草湯可解，如不可解者可服解痙湯：丹參 20 克、蚤休 20 克、八月扎 20 克、鬱金 20 克、平地木 10 克、茵陳 20 克、婆羅子 10 克、半枝蓮 20 克、老鴉柿根 10 根、四季青 10 克、黃連 10 克、甘草 30 克、苦丁茶 10 克，（此方為解毒抗癌）。

歌訣：

蟾蜍天龍化瘀丹，火硝蚰鱉漆馬錢，

莪朮丁香鬱靈脂，仙鶴止血配明礬。

22.斑蝥丹

組成：斑蝥二隻（去頭足），鮮雞蛋二枚。

方解：芫青科斑蝥屬昆蟲南方大斑蝥，或黃黑小斑蝥的乾燥全體及其提取物。別名芫青、羌巴、斑貓、花殼蟲、黃豆蟲。主要成份：斑蝥素，單萜烯類、脂肪、樹脂、蟻酸及色素等。抗癌活性成份為斑蝥素（亦稱芫青素）。約含 $1\sim2\%$，為一酸酐物質，體內部分游離，一部分以鎂鹽形式存在，遇鹼成可溶性斑蝥酸鹽，遇酸又重析出無色斜方形結晶的蝥酸酐，可溶於熱水中。近年國內半合成了羥基斑蝥胺（Ⅱ）及甲基斑蝥胺（Ⅲ），是斑蝥素的羥基（或甲基）酰亞胺衍生物，為白色針晶，無臭而苦味，能溶於熱水及乙醇。其治療指數較斑蝥素高毒性小。臨床藥理，攻毒蝕瘡，破血散結。動物實驗表明，斑蝥素對小鼠 S_{180} 及網狀細胞肉瘤有抑制作用，對小鼠腹水肝癌細胞的核酸和蛋白質合成有嚴重干擾，從而抑制肝癌細胞生長。以小鼠移植瘤進行免疫實驗，對機體免疫機能影響。但大劑量有免疫抑制作用。斑蝥素口服或腹腔注均易吸收。在胃腸道肝膽中有較高含量。腫瘤組織中含量亦較多，且可維持較長時間，表明對腫瘤有一定的親和力。毒性實驗病變多集中於心、腎、肝，小鼠急性 LD_{50} 為 25 微克／20 克體重，安全劑量為 15 微克／20 克體重，表明治療量與中毒量相距較近，羥基斑蝥胺的抗癌譜較斑蝥素為廣，而毒性則小，僅為後者的 $1/500$，本製劑外用能引起充血、發泡、灼痛，經皮膚大量吸

收後，亦可引起腎炎和膀胱炎，能刺激骨髓功能，使白細胞增生活躍。

功效：攻毒蝕瘡，破血散結。

主治：肝癌、食管癌、胃癌、直腸癌、乳腺癌、肺癌、皮膚癌。

用法：將雞蛋鑽一小孔，置入斑蝥二隻，再用棉紙封口，文化燒熱，去斑蝥吃蛋。每日兩次，連服三日，休四日再服，四週為一療程。

歌訣：

　　實體腫瘤斑蝥丹，治療肝癌它優先，

　　民間單方燒雞蛋，合成羥基斑蝥胺。

23.海斑膏

組成：海金砂 30 克，斑蝥兩隻（去頭足）。

方解：海金砂子為海金沙科多年生攀援蕨類植物海金沙的成熟孢子。性味甘寒，歸膀胱及小腸經。臨床藥理利水通淋，排石化瘀。海金砂草為海金沙植物的全草，性味與海金砂相似，並能清熱解毒。除用於淋病、水腫外，亦可用於黃疸、癥、腫、瘡毒等。所以本方選用海金砂的孢子及全草合用對腫瘤病人肝腎病變呈現的腹水、黃疸、尿少者。斑蝥為芫青科斑蝥屬昆蟲全體，所含斑蝥素為抗癌活性的主要成份。中醫認為攻毒蝕瘡，破血散結，有毒，外用過量皮膚發泡，內服過量，損害腎臟，出現血尿。提取合成的羥基斑蝥胺製劑毒性減少，並製成各種復方，本方為作者本人臨床應用有效驗方。方劑組成以斑蝥為主藥（即君藥、臣藥）以海金砂全體（孢子及全草）為輔藥（即佐藥、使藥），即有抗癌、退黃功能，又能通

淋利尿，排泄斑蝥的毒性作用。可謂二藥配方，相輔相承，提高斑蝥抗癌功效，呈現增敏作用。

功效：攻毒散結，利尿退黃。

主治：肝癌、肺癌、膀胱癌、宮頸癌。

用法：文火水煎，濃縮軟膏，每日二次，每日二至三毫升。

歌訣：

　　攻毒退黃海斑膏，海金孢子海金草，

　　斑蝥砍頭又削足，減毒增敏服之好。

24.兒茶化瘀粉

組成：孩兒茶 100 克、三七粉 500 克、廣豆根 500 克、蜈蚣 50 克、蟾酥 10 克、生黃芪 500 克。

方解：孩兒茶爲豆科落葉喬木植物兒茶的枝幹及心材煎汁濃縮而成的。別名黑兒茶、兒茶膏。另一種爲茜草科常綠藤本植物兒茶鉤藤的帶葉嫩枝煎汁濃縮而成。稱方兒茶、棕兒茶，性味、澀、涼。收濕斂瘡，生肌止血。用於濕瘡流水、潰瘍不斂、牙疳、口瘡、下疳，以及外傷出血等症。伍用抗癌之品對癌性瘡面、糜爛、潰瘍及放療輻射引起之局部損傷有較好療效，與三七合用。止血、收斂，生肌化腐，抗癌爲君藥。廣豆根、蟾酥、蜈蚣解毒清熱，化瘀抗癌爲臣藥。生黃芪性甘溫，收斂固表，托瘡生肌，補中益氣爲佐藥。兒茶即是君藥，又能引經肝肺，作爲使藥。

功效：收斂止血，清熱除腐，抗癌止痛。

主治：肝癌、肺癌、鼻咽癌、白血病。

用法：諸藥共研細末，備用，每日三次，每次二克。

歌訣：

　　　　抗癌兒茶化瘀粉，蜈蚣蟾酥廣豆根，

　　　　三七止血潔瘡面，黃芪補中治其本。

25.雙半煎

組成：半枝蓮 30 克、半邊蓮 30 克、黃毛耳草 30 克、生苡米 30 克、天胡荽 60 克。

方解：半枝蓮為唇形科黃芩屬植物半枝蓮的全草。別名並豆草、牙刷草、狹葉韓信草、四方馬蘭。全草含生物碱、黃酮甙、甾體、酚類及鞣質等。臨床藥理，清熱解毒，利尿消腫。動物實驗表明，對小鼠 S_{180} 有明顯抑制作用。對家兔有降低血壓作用，乙醇提取物給狗靜注，降壓而不減心率。對豬毒性較大，食之則病，故有豬殃殃之名。半邊蓮為桔梗山梗菜屬植物半邊蓮的全草。別名半邊花、細米草、長蟲草、蛇脷草、急解索。含有多種生物碱，主要有山梗菜碱、山梗菜酮碱、異山梗菜酮碱及皂甙、黃酮、氨基酸等。臨床藥理，清熱解毒，利尿消腫，動物實驗證明，對小鼠 S_{37} 有明顯抑制作用。體外抑菌試驗對金色葡萄球菌、傷寒桿菌，綠膿桿菌等亦有一定抑制作用，此外，尚有利尿止血及解除蛇毒作用，為君藥。黃毛草為茜草科植物，藥用全草，別名石打穿、地蜈蚣、含傘花草素、二萜酸類化合物，抗癌藥理，體外有抗癌活性，體內對小鼠 U_{14} 有抑制作用。具有清熱解毒，利尿止血功效。為輔助以上半枝蓮、半邊蓮君藥組協同藥物為臣藥。生苡米，滲濕利尿，健脾和胃為佐藥，天胡荽辛溫通竅，內通肝脾，外達四肢，能辟一切不正之氣為使藥。

功效：清熱解毒，利尿消腫，健脾滲濕。

主治：肝癌、胃癌、白血病、淋巴瘤、乳腺癌、下頜腺癌、甲狀腺癌、宮頸癌、前列腺癌。

用法：先用冷水浸泡六十分鐘，濃煎 200 毫升，每日二次，每次 100 毫升。

歌訣：

解毒利尿雙半煎，半枝蓮合半邊蓮，

黃苞耳草生苡米，香菜胡荽善舒肝。

26.黛金錠

組成：紫金錠 18 克、青黛 36 克、牛黃 15 克、野菊花 15 克。

方解：紫金錠來源於明代《外科正宗》，其主要成份為紅大戟、山茨菇、千金子、麝香、雄黃等。本品含毒性成份較多，加入糯米糊，用模具壓製成錠劑，內治暑濁穢濁，悶亂煩燥，外治疔毒惡瘡，結核腫痛。具有攻毒散結，消腫除穢之功。本品所含的紅大戟苦寒有毒，而攻長於以毒攻毒，山茨菇辛寒有小毒，也可清熱解毒，消腫散結，千金子辛溫有毒，性烈，可攻毒殺蟲。麝香芳香通竅，可內透鬱邪，雄黃解毒殺蟲。以上諸藥，應用於除穢惡，祛痰開竅，氣阻中焦，百用百效。現代科學研究表明，紫金錠有一定抗癌作用。臨床多用於肝癌、胃癌、肺癌、腸癌等症，適用於氣血凝滯，熱毒熾盛，嘔吐腹瀉，神志昏迷者，為本方君藥。青黛為爵床科植物馬蘭、豆科植物瘰藍等葉中的乾燥色素，別名靛青、藍靛。主要成份含靛甙、靛玉紅、Ｂ－谷甾醇等。靛玉紅是抗癌有效成份，現已製成各種劑型。抗癌藥理，靛玉紅對實驗動物淋巴性白血病－$_{7212}$小鼠有延長存活期作用。對大鼠瓦克氏癌－$_{256}$抑制

　　率爲 4.7～58％，靛玉紅能提高正常或帶瘤動物單核巨噬系統的吞噬功能，青黛能縮短粒細胞的成熟時間，從而使骨髓緩解，達到治療慢性粒細胞白血病的目的，因此青黛在本方中爲臣藥。牛黃爲動角科動物牛的膽囊結石。也有山羊、羚羊膽囊結石，現已合成人工牛黃，含有膽酸、膽甾醇、麥角甾醇、膽紅素、維生素 D、Ca、Ec、Cu 等元素。抗癌藥理，人工牛黃混懸液，口飼於接種小鼠 S_{180} 抑制率達 60.9％，同批實驗的抗癌製劑喜樹碱組抑制率爲 40.8％，本品對肉瘤－37 的抑制率，兩批實驗分別爲 54.3％和 72.2％，對艾氏腹水癌（實體型）的抑制率平均爲 18.9％，具有一定抑制腹水癌細胞分裂功能，但不能完全抑制其生長。本品毒性甚低，對小鼠具有紅細胞增生的功能，本身兼有扶正培本作用的抗肉瘤型藥物。此外，牛類膽汁中得到一種不能透析的物質，腹腔注射給豚鼠，能抑制瓦克氏瘤－256 生長，劑量適當，可使腫瘤廣泛壞死。人工牛黃也有類似作用，因此牛黃即是（驅邪扶正）之品，應作爲本方佐藥。野菊花爲菊科植物野菊，北野菊或岩香菊的頭狀花序或全草。含有野菊花內酯、苦味素、矢車菊甙、揮發油、維生素 A 和 B 等。一般藥理，其水煎劑對孤兒病毒、金黃色葡萄狀球菌、白喉及痢疾桿菌均有抑制作用。抗癌藥理，熱水提取物，體外實驗對 JTC－26 抑制率爲 90％以上，以噬菌體法檢測有抗噬菌體作用，提示有抗腫瘤活性的作用。白菊花日本人以熱水提取物進行動物實驗有類似抗癌作用。但野菊花性味苦寒，白菊花，甘寒，均作用於肝、肺二經，因此皆可作爲本方引經藥的使藥。

　　功效：攻毒散結，消腫辟穢，清熱解毒，殺菌抗癌。

主治：肝癌、肺癌、白血病、淋巴瘤、乳腺癌、骨肉瘤、各種肉瘤。

用法：共研細末，裝入中號膠囊中，密封備用。每日二次，每次三粒。

歌訣：

攻毒散結黛金錠，牛黃散清毒熱盛，

野菊消腫兼舒肝，白菊引經更適用。

27.龍虎解毒湯

組成：龍葵 30 克、虎杖 30 克、羊蹄根 30 克、半枝蓮 30 克、蒲公英 30 克、小葉金錢草 30 克、薑黃 15 克、梔子 10 克、丹皮 10 克、大腹皮 30 克、厚朴 10 克、炒萊菔子 30 克、茵陳 20 克。

方解：龍葵爲茄科茄屬植物龍葵植物的全草。別名天茄子、野葡萄、烏鴉眼。含甾體生物鹼、龍葵鹼、茄邊鹼及皀甙元等。臨床藥理清熱解毒，活血消腫，祛痰止咳。動物實驗證明對胃癌有抑制作用。其煎劑對金黃色葡萄球菌、痢疾桿菌、傷寒桿菌、綠膿桿菌有一定抑制作用。尙有提神興奮、利尿止血及升高血糖作用。虎杖爲蓼科蓼屬多年草本植物虎杖的根和莖，別名陰陽蓮、大葉蛇總管。臨床藥理活血定痛，清熱利濕，解毒化痰止咳，治療風濕痺痛、跌打損傷、瘡癤腫毒、毒蛇咬傷等。因此龍葵與虎杖合用，清熱解毒，活血消腫，作爲本方君藥組。羊蹄根爲蓼科酸模屬植物羊蹄及皺葉酸模或巴天酸模的根。別名牛西西、土大黃、羊舌頭、癬大王等。含蒽醌類化合物、大黃酚、大黃素、大黃素甲醚及糖類、有機酸、樹脂、鞣質、草酸鈣等。臨床藥理，清熱解毒，止血殺蟲。動物

實驗證明，對急性單核細胞性白血病及急性淋巴細胞性白血病有抑制作用。蒽醌類使動物腸管蠕動加快，有峻瀉作用，大黃酚可縮短家兔凝血時間，增強毛細血管抵抗力，促進骨髓生成血小板功能。半枝蓮、蒲公英、金錢草均有清熱解毒，利濕消腫，退黃散結作用。與羊蹄根合用均有輔助本方君藥加強抗癌作用，故此為臣藥組。薑黃活血，梔子清心，丹皮涼血，大腹及厚朴理氣消脹，萊菔子健脾和胃，皆為調正機體兼有解毒化瘀作用，為本方佐藥組。茵陳利濕退黃，健脾舒肝為使藥。

功效：清熱解毒，活血化瘀，健脾舒肝，退黃抗癌。

主治：肝癌、胃癌、肺癌、白血病、淋巴瘤、多發性骨髓瘤。

用法：水煎劑，每日一劑，每劑分兩次內服。

歌訣：

　　抗癌龍虎解毒湯，羊蹄半枝蒲薑黃，

　　丹梔金錢茵陳腹，厚朴萊菔調胃腸。

28.遇仙丹

組成：黑牽牛子 120 克、檳榔 110 克、三棱 10 克、莪朮 10 克、茵陳 10 克、皂角 100 克。

方解：牽牛子為旋花科一年生攀援草本植物裂葉牽牛或圓葉牽牛的成熟種子。表面灰黑色者稱黑丑，淡黃色者稱白丑，同等入藥應用。性味苦寒有毒，瀉下逐水，殺蟲，有毒，清胃腸積滯，理腸胃腹痛，腹水便結者適用。檳榔為棕櫚科植物乾燥成熟的果實，苦寒破滯，辛溫散邪，抗癌藥理，對腹水型肉瘤的小白鼠體內實驗，抑制腫瘤生長率達 91.9%，（乙醇提取物）和 93.9%（熱水提取物），對 JTC－26，體外實驗抑

制率爲 50～70％，對小鼠肉瘤爲 50～70％，用 Hela 細胞單層培養法篩選結果，本品有抗 Hela 細胞性作用。本方選用以上二藥古人配成逐水殺蟲的牛榔丸爲君藥。伍用破氣化瘀的三棱與莪朮，莪朮實驗表明有較強的抗癌作用，爲本方臣藥。茵陳利濕退黃，舒肝和胃即是佐藥也是使藥。本方命名遇仙丹，因臨床肝癌腹水、呼吸困難、心律加速，病呈危象，服用本品之後，二便齊下，腹脹減輕，呼吸，心律明顯改善，病人因得救而提意將本方命爲遇仙丹，意思是好像遇到仙人給予靈丹妙藥一樣。

功效：逐水破滯，消積化瘀。

主治：肝癌、胃癌、腸癌、膀胱癌、宮頸癌。

用法：將上藥研成細末，加入皂角 100 克、煎水 240 毫升，混合藥末，再濃縮成糊狀，製成綠豆大丸劑，每日二次，每次10克。

歌訣：

　　牽牛檳榔遇仙丹，肝積脾濕攻當先，

　　三棱莪朮皂角刺，茵陳退黃兼舒肝。

29. 白屈化瘀湯

組成：白屈菜 30 克、蘇羅子 20 克、鬱金 20 克、丹參 20 克、瓦楞子 20 克、蜂房 10 克、全蠍 10 克、蛇蛻 10 克、龜板 10 克、鱉甲 10 克、貫眾 15 克、大青葉 30 克。

方解：白屈菜爲罌粟科植物，藥用全草，別名山黃連、土黃連、八步驚，主要含生物鹼、黃酮類。鮮植株有濃澄黃色乳汁，乳汁中亦含多種生物鹼。抗癌藥理，白屈菜所含的白屈菜鹼是一種有絲分裂毒，體外實驗，能抑制纖維母細胞的分裂。

白屈菜能延緩惡性腫瘤的生長，對小鼠 S_{180} 及艾氏癌有抑制作用。白屈菜 40％甲醇提取物也有抗癌作用，但能減少毒副反應。白屈菜紅碱有去膚疣贅作用，其所含的黃連碱是一種細胞毒成份，白屈菜臨床藥理，活血化瘀，疏肝止痛，清熱解毒。蘇羅子為七葉樹科植物七葉樹或天師栗的果實。別名娑羅子、開心果。疏肝理氣，寬中和胃，治療胸悶、脇痛、胃痛腹脹。以上兩味藥物為本方君藥組。鬱金與丹參舒肝化瘀，解毒化癥。蜂房、全蠍、蛇蛻平肝息風、解痙止痛共為方中臣藥組。龜板、鱉甲滋陰補腎，軟堅散結。貫眾，大青葉清肝熱，瀉血毒共為佐藥組。瓦楞子為軟體動物蚶科泥蚶和毛蚶或魁蚶的貝殼。性味鹹平入肝經。藥理為消痰化瘀，軟堅散結，應用於瘰癧癭瘤，癥痕痞塊。因入肝經散結故為本方引經藥。

　　功效：止痛化瘀，軟堅散結。

　　主治：肝癌、乳腺癌、甲狀腺癌、胃癌、肺癌。

　　用法：水煎劑，每日一劑，每劑分兩次，內服。

　　歌訣：

　　　　　白屈化瘀止痛湯，蘇羅鬱丹貫蜂房，

　　　　　蠍蛇龜鱉大青葉，瓦楞消癥肝腫瘍。

　　30.貓人參煎

　　組成：貓人參 30 克、紫杉 20 克、活血連 30 克、皂角刺 30 克、白芷 30 克、苦參 30 克、雙花 30 克、龍膽草 30 克。

　　方解：貓人參為彌猴桃科植物鑷合獼猴桃的根。功用為清熱解毒，應用於麻瘋病、結核型麻瘋結節及神經炎，也治療白帶與癰瘡。近年來發現對肝癌有一定療效。與紫杉合用治療肉瘤、白血病見可喜療效。紫杉為紅豆杉科紅豆屬植物，別名東

北紅豆杉、米樹、赤柏松。其同屬植物漿果紫杉，也含有抗癌作用的物質。葉中有效成份為紫杉素，金松黃酮，尚含糅質。莖皮含紫杉醇等。抗癌藥理，紫杉素對淋巴細胞性白血病－388、淋巴細胞性白血病－534 有顯著抑制作用，對瓦克氏癌瘤－256 有較高的抑制作用，對 S_{180} 淋巴細胞細胞白血病－1210 Lewis 肺癌以及人鼻咽上皮癌細胞有一定抑制作用。國外用其同屬植物短葉紫杉進行腫瘤的治療，有一定效果。國內對紅豆杉實驗結果表明，對動物體內腫瘤生長有抑制作用，莖皮中的紫杉酚亦有抗白血病和其他腫瘤活性的作用。本方以貓人參、紫杉為君藥組。皂角刺、白芷辛溫開竅化痰、活血通經，苦參、雙花苦寒，解毒清熱，涼血退黃，共為方中臣藥組。活血連為毛茛科植物鞘柄烏頭的根，辛溫有小毒，功用活血化瘀，治月經不調，跌打損傷及癥積腫物為本方佐藥。龍膽草苦寒降肝火為引經藥，即方中使藥。

功效：清熱解毒，活血化瘀。

主治：肝癌、白血病、淋巴瘤、宮頸癌、肉瘤。

用法：水煎劑，每日一劑，每劑分兩次內服。

歌訣：

　　清肝解毒貓人參，皂刺白芷合紫杉，

　　苦參雙花龍膽草，消癥化瘀血連根。

31.化瘀犀黃丸

組成：牛黃 3 克、麝香 3 克、乳香 30 克、沒藥 30 克、熊膽 3 克、三七 30 克、人參 30 克。

方解：犀黃丸來源於清代《外科證治全集》。主要成份為牛黃、麝香、乳香、沒藥。牛黃味苦性涼，其氣芳香，苦能清

熱解毒，豁痰散結爲主藥，輔以麝香辛散溫通，芳香走竅，能通行十二經，旣能通諸竅之不利，又可開經絡之壅遏。牛黃得麝香之助則化痰散結之功更大，使壅滯之氣血得以消散；麝香得牛黃之助，則辛溫走竅而無助火毒之弊，而淸熱解毒，活血化瘀之力更強。此外佐以乳香通經脈，苦瀉血瘀，辛散氣滯，沒藥散血消腫，定痛生肌，又能活血祛瘀，陳醋調胃氣，令其攻邪而不礙胃。陳酒少量，行氣活血，以助藥性，共爲使藥，以上諸藥相配，可奏淸熱解毒、化痰散結、活血祛瘀之功效。本方化瘀犀黃丸，重在化瘀消癥，治療肝膽腫瘤或惡性癌症，因此借用傳統犀黃丸爲君藥，三七爲臣藥，人參爲佐藥，熊膽爲使藥。三七爲五加科人參屬植物，藥用塊根。抗癌藥理，熱水提取物有很強抗癌效果，體外實驗 JTC－26 抑制率高達90％以上。體內實驗對小鼠 S_{180} 有抑制作用，以三七中多糖口飼小鼠，兩週後腫瘤縮小，五週後 6/10 小鼠腫瘤消失。以噬菌體法篩選抗腫瘤藥物，三七有抗噬菌體的作用。人參爲五加科植物，抗癌藥理，人參總甙及多糖部份對小鼠艾氏腹水癌有一定抑制作用。人參甾體化合物，對小鼠肉瘤 $-_{180}$、腺癌 $-_{755}$ 有抑制作用。人參水浸物體外實驗對 JTC 26（人子宮頸癌細胞）抑制率 90％以上，而對正常細胞沒有抑制作用。人參與黃芪、靈芝等製成復方，對癌細胞抑制率高於單味人參。對患白血病的豚鼠注射高麗參提取物，有效率達 99.98％，存活時間是對照組的兩倍。高麗參乙醚提取物，對小鼠 $S-_{180}$、腺癌 $-_{755}$ 均有抑制作用。近年來從人參中提取一種蛋白質合成促進因子（Prostisol）的物質；具有促進核糖核酸、蛋白質、脂質生物合成的作用，能提高機體免疫力，對癌症的防治有輔助效

果。熊膽爲熊科動物黑熊、棕熊的膽，主要產地爲雲南及東北，所以有雲膽、東膽之分，二者均同等入藥。由於膽仁的顏色不同，雲膽分爲金膽、黑膽及荣花膽；東膽分銅膽、鐵膽。雲膽質佳，東膽量大。已知成份，主要含膽汁酸類的金屬鹽、膽甾醇及膽色素。從黑膽中可得約 20％的牛黃熊脫氧膽酸，此是熊膽的主要成份。被水解則產生牛磺、熊膽氧膽酸。熊膽又含少量鵝脫氧膽酸，及膽酸。熊脫氧膽酸爲鵝脫氧膽酸的立體異構物，乃熊膽的特殊成份，可與其他獸的膽相區別。臨床藥理解痙作用，對小鼠的離體腸管實驗，麂膽解痙作用主要是牛黃熊脫氧膽酸，解毒作用是鵝脫氧膽酸鈉及膽酸鈉合用能增強其解毒作用，熊膽脫氧酸鈉有抗驚厥作用，對心臟影響，小量興奮，大量抑制。主要功能淸心火，療諸瘡，平肝退熱，明目殺蟲，鎭驚解毒。

　　功效：淸熱解毒，化痰散結，化瘀消癥。

　　主治：肝癌、膽囊癌、肺癌、胃癌、白血病、淋巴瘤、乳癌及各種肉瘤。

　　用法：共研細末，黃米漿爲丸，綠豆大，每日二次，每次三克，黃酒送服。

　　歌訣：

　　　　傳統解毒犀黃丸，加入三七化瘀斑，

　　　　人參補氣爲佐藥，抗癌引經黑熊膽。

　32.守宮酒

　　組成：活守宮五條。六十度高梁酒500毫升。

　　方解：守宮爲壁虎科蜥蜴動物無疣壁虎，及同屬他種壁虎的乾燥全體。別名守宮、天龍、蠍虎、爬壁虎。主要成份含有

馬蜂毒漿物質及組織胺、蛋白質等。藥理作用：祛風鎮驚，解毒散結。體外實驗證明，壁虎水溶液對人體肝癌細胞的呼吸有明顯的抑制作用。此外，對結核桿菌及常見致病性真菌具有一定的抑制率，並有抗驚厥及溶血作用。臨床應用，消化系統腫瘤、食管癌、胃癌、肝癌等，亦有用於宮頸癌、肺癌、鼻咽癌、淋巴瘤及腦腫瘤，上海市與啟東縣協作觀察原發性肝癌四十八例，總有效率 54％，此外，對小兒驚厥、肺結核、淋巴結結核、骨結核、骨髓炎、神經衰弱、頑固性頭痛及視神經萎縮等。高粱酒功能一是溶媒使守宮抗癌有效成份溶於酒內，二是本身功能通經活絡，助藥力達病位，並有解毒之功，所以從方劑組成來講，酒即是佐藥又是使藥。

功效：祛風鎮驚，解毒散結。

主治：肝癌、食管癌、胃癌、腸癌、肺癌、宮頸癌、白血病、淋巴瘤、骨肉瘤。

用法：將守宮浸入盛高粱酒的磁罈內，埋於地下一米深處七日後。每日三次，每次十毫升。內服。

歌訣：

　　　守宮酒內浸壁虎，高粱美酒盡解毒，

　　　內含蜂毒組織胺，善療肝癌與癭疽。

33. 蒙古肝癌方

組成：雄黃 30 克、預知子 30 克、元明粉 10 克、血餘炭 15 克。

方解：雄黃為含硫化砷的天然礦石，即二硫化二砷（ AS_2S_2 ）質量最佳者稱為雄精，其次為腰黃或明雄黃。性味辛、苦、溫，歸肝、心、胃經。有解毒殺蟲作用，療癭疽疔

瘡，毒蛇咬傷。《本草綱目》記載：療惡瘡，死肌，殺精物惡鬼邪氣，積聚癖氣，飲酒成癖，化腹中瘀血，孕婦忌用。抗癌藥理，體外實驗對 JTC－26 抑制率達 90％以上，體內實驗，有抗動物腫瘤活性作用。預知子爲木通科木通植物的種子，白木通和木通三種，皆可入藥。其果實又名八月扎。性味苦寒無毒，抗癌藥理，體外實驗對 JTC－26，水煎液抑制率爲 50～70％，體內實驗對小鼠 $S-_{180}$、$S-_{37}$均有抑制作用。故而本方中雄黃爲君，預知子爲臣。元明粉含硫化鈉的天然礦物，經精製而成，芒硝結晶體，再用蘿蔔水煎煮冷卻析出，而成去結晶水的白色粉末，爲元明粉。可供內服外用，性味鹹寒苦，有瀉下軟堅，清熱之功用。治療惡瘡。因本品與雄黃在方劑配伍相畏，故爲方中佐藥。血餘炭爲人髮洗淨之加工品，性味苦平，歸胃，肝經。有止血散瘀，補陰利尿作用。治療肝病不能藏血的諸種血症。故爲本方引經藥。

功效：解毒化積，軟堅散結。

主治：肝癌、腦腫瘤、胃癌、腸癌、白血病。

用法：共爲細末，裝入大號膠囊，每日三次，每次四粒。

歌訣：

　　少數民族肝癌方，君藥爲首明雄黃，

　　預知子合元明粉，血餘引經效力強。

34.春蠶解毒膠囊

組成：僵蠶 30 克、天龍 25 克、地龍 25 克、蛇蛻 20 克、蟬蛻 20 克、蟑螂 20 克。

方解：僵蠶爲蠶蛾科昆蟲家蠶的幼蟲感染了白僵菌後而僵死的乾燥全蟲。別名天蟲。其體表的白粉含草酸銨，僵蠶的醇

水浸出液對小鼠和家兔有催眠作用。動物體內實驗，其醇提物能抑制小鼠肉瘤－180 的生長。體外實驗可抑制人體肝癌細胞的呼吸。臨床藥理，解毒、化瘀、活血、通絡為本方君藥。天龍即壁虎為壁虎科蜥蜴動物無疣壁虎的乾燥全體入藥，含有馬蜂樣毒物和組織胺、蛋白質等。藥理作用有祛風鎮痙，解毒散結作用，體外實驗表明對人體肝癌細胞的呼吸有明顯抑制作用。地龍為巨蚓科環節動物參環毛蚓和縞蚯蚓的乾屍。藥理作用為清熱息風，平喘通絡，利尿化瘀。與天龍合用為本方臣藥。蛇蛻為游蛇科動物黑眉錦蛇，或錦蛇、烏鳳蛇等蛻下的乾燥皮膜。抗癌藥理：本品對動物移植性腫瘤有抑制作用。蟬蛻為蟬科昆蟲的幼蟬羽化時的蛻殼。抗癌藥理：對 JTC－26 抑制率為 100％，同時對人正常維性細胞也有制作用，抑制率為 50％，但臨床證明蟬蛇開始對人正常細胞確實有抑制作用，而用藥五個月後，這種抑制正常細胞作用卻消失了。蟬蛻與蛇蛻同用本方的佐藥。蟑螂為蜚蠊科昆蟲東方蠊等的全蟲。抗癌藥理，用去翅足的醇提取物，對小鼠肉瘤－180 有顯著抑制作用，體外證明對 S－180 細胞有直接殺滅作用。醇提取物能使小鼠腹腔巨噬細胞的吞噬指數顯著增加。本品藥性歸經鹹寒，去瘀血，破積聚，化癥消堅。歸肝經，故可為使藥。

　　功效：解毒、平肝、息風、化瘀、通經、消癥、破堅。

　　主治：肝癌、甲狀腺癌、腦膜瘤、唇癌、唾液腺腫瘤、造釉細胞瘤、急性粒細胞性白血病、淋巴瘤。

　　用法：共研細末，裝入中號膠囊，每日三次，每次一粒。內服。

　　歌訣：

春蠶解毒裝膠囊，天龍地龍配蟑螂，

蟬蛻蛇蛻破積聚，諸般諸瘤服之良。

35.美登雞蛋湯

組成：美登木 20 克、核桃皮枝 15 克、金蓮花 10 克、白菊花 10 克、雞蛋三枚。

方解：美登木為衛茅科美登木屬植物雲南美登木及同屬植物廣西美登木、密花美登木的莖桿。主要成份從美登木乙醯提取物中分離得到抗癌活性成份美登素的木乙醯提取物中分離得到抗癌活性成份美登素的化學結構已搞清楚。藥理作用，活血化瘀，抗癌消炎。動物實驗證明，用美登木的乙醇提取物對人鼻咽表皮樣癌 KB 組織細胞培養有很強的抑制力，對小鼠 S_{180}、EC、Lewis 肺癌、L_{1210} 白血病、P_{388} 白血病、黑色素瘤 B_{18}、及大鼠 WK_{256}、吉田肉瘤、吉田腹水瘤等均有明顯抑制作用。對小鼠成腦室膜細胞瘤的作用尤為突出，生命延長率大於 44％。本製劑的抗瘤譜廣，有效劑量小，體外實驗顯示直接的抑制細胞作用，對 KB 細胞的半數有效量（ED_{50} 為 $10^{-4}\sim10^{-5}$ 微克／毫升）。體內動物實驗用 10 微克／公斤體重即可奏效。毒性作用為骨髓造血功能受到抑制。使血紅蛋白降低，白細胞及網組織細胞減少，末稍血管及淋巴組織中的淋巴細胞亦減少。小鼠的 LD_{50} 大於 300 毫克／公斤體重，本品為本方君藥。核桃皮、枝為胡桃科胡桃屬植物核桃及胡桃的樹皮，種膈（胡桃膈，分心木）未成熟果實的果皮。別名胡桃皮，果皮亦稱青龍衣。主要成份，含有胡桃醌（$C_{10}H_6O_3$），黃酮甙、鞣質及沒石子酸等。外果皮中尚含有少量揮發油。抗癌成份尚待探索，藥理作用，解毒消腫，止癢除癬。動物實驗證明，對小

鼠 S$_{37}$有明顯抑制作用，並能提高白細胞與血小板，總數低者可升總數，分葉核低者可提高分葉核。此外，對改善臨床症狀，（減輕疼痛，增進食慾）有優良效果，對支氣管平滑肌具有抗組織胺作用。本品爲本方臣藥。金蓮花，性味苦、甘、微寒，活血涼血，清肝明目爲佐藥。白菊花性味甘，微寒，歸肝經，疏風清熱，解毒明目，平肝息風，爲引經使藥。

功效：活血化瘀，解毒止痛。

主治：肝癌、乳腺癌、食管癌、胃癌、鼻咽癌、白血病。

用法：四味藥物，合煎加入帶皮鮮雞蛋二枚文火共煮六十分鐘。吃蛋喝湯，每日一劑，連服七日爲一小療程，休三天再服六個小療程爲一大療程。

歌訣：

　　　抗癌美登雞蛋湯，核桃皮枝解毒強，

　　　金蓮花絮爲佐藥，白菊引經效益彰。

36.實脾治肝湯

組成：白朮 30 克、豬苓 25 克、黨參 20 克、甘草 15 克、生苡米 30 克、黃氏 30 克、生地 20 克、女貞子 20 克、吳蓮草 10 克、枸杞子 20 克、桑寄生 20 克、仙靈脾 10 克。

方解：本方以仿四君子（黨參、白朮、甘草、豬苓）爲君藥組：以溫腎的枸杞子、仙靈脾、桑寄生爲臣藥組。以生地黃、二至丸（女貞子、吳蓮草）、貞芪沖劑（女貞子、黃芪）爲佐藥組。以滲濕利竅的生苡米爲使藥，四君子湯中的茯苓，用抗癌增強免疫功能較強的豬苓取代，加強治療腫瘤的效果。四君子湯來源於《太平惠民和劑局方》，其功用益氣健脾，藥理主要有抑制胃腸蠕動，抗胃潰瘍，提高免疫功能，抗腫瘤和

抗突變，促進組織代謝。增強垂體－腎上腺皮質系統功能，升高血壓，抗血小板聚集等作用。在抗腫瘤與抗突變研究：本方煎劑，每天灌胃 40 克／公斤體重，連續治療 10 天，對小鼠 S_{180} 荷瘤有明顯抑制作用。可以延長腹水型 S_{180}（A）小鼠的存活時間。四君子湯水煎醇提水液對體外培養 ECa109 食管癌細胞和肺鱗癌細胞具有抑制分裂的作用。枸杞子、仙靈脾、桑寄生溫腎補陰，增強機體免疫功能。中醫有治肝先實脾和補脾應補腎之說，臨床證實確有療效。固脾腎雙補，恐有助熱之弊，故用生地黃、女貞子、生黃芪、吳蓮草滋腎陰、清虛熱為佐藥，生苡米滲濕解毒清肝熱引藥下行。

功效：健脾補腎，益肝扶正，蕩邪抗癌。

主治：肝癌、胃癌、腸癌及腫瘤晚期呈現虛症者。

用法：水煎劑，每日一劑，每劑分兩次內服。

歌訣：

　　四君保元扶正湯，二至枸杞鮮地黃，

　　寄生仙靈生苡米，實脾治肝第一方。

37.養中煎

組成：人參 10 克、乾薑 6 克、白朮 10 克、甘草 10 克、生苡米 30 克、山藥 20 克、白扁豆 10 克、花粉 15 克、百合 10 克。

方解：本方中的人參、乾薑、白朮、甘草為《傷寒論》的理中丸（湯），其功用為溫中祛寒，補氣健脾。藥理作用主要有抗消化潰瘍，調整腎上腺皮質功能，提高中樞神經系統興奮性，促進骨髓造血功能，提高基礎代謝率等作用。白扁豆為豆科扁豆屬植物。藥用葉子、種子含澱粉、脂肪、蛋白質、維生

素 A、B、C 和酒碱酸及兩種非特異性的植物血細胞凝集素。抗癌藥理，體外實驗有抑制腫瘤細胞生長作用。已知植物血細胞凝集素，體外實驗證明具有使惡性腫瘤細胞發生凝集反應，腫瘤細胞表面結構發生變化，近而發揮細胞毒的作用。植物血細胞凝集素可促進淋巴細胞的轉化，從而增強對腫瘤的免疫能力。生苡米為禾本科薏苡屬薏苡的種仁，含有脂肪油，油中成份為薏苡仁酯、薏苡內酯（薏苡素）、氨基酸類、多種糖類及豆甾醇、B－、γ－、谷甾醇等。藥理作用健脾利濕，清熱排膿。動物實驗證明，對小鼠 S_{180}、YAS 癌株有抑制作用。薏苡仁酯對小鼠 U_{14}、EC 細胞亦有抑制作用。因此以上六味藥物作為本方健脾補氣抗癌的君藥組。山藥性味甘溫，補腎健脾，調整機體免疫能力為本方臣藥。百合屬百合科植物，藥用鱗莖。甘淡微寒，斂氣養心和胃，抗癌藥理，對小鼠 S_{180}、U_{14} 有抑制作用，臨床用於肺癌、肝癌、乳腺癌，為本方佐藥。天花粉為葫蘆科，栝蔞屬植物栝蔞的根，稱天花。抗癌藥理：本品提取物對絨毛膜上皮癌治癒率達 50％。對惡性葡萄胎治癒率達 100％，對肝、腎無副作用，能提升白細胞。對小鼠 U_{14}、S_{180} 和艾氏腹水癌細胞有抑制作用。體外對 JTC－26 抑制率達 90％以上。本品抗癌機理：滋養液細胞凝固性壞死；干擾癌細胞呼吸和無氧酵解。其有效成份為糖蛋白，對內分泌調節有作用，本品可作方劑中使藥。

功效：溫中袪寒，補氣解毒，扶正驅邪。

主治：肝癌、乳腺癌、宮頸癌、惡性葡萄胎、絨癌。

用法：水煎劑，每日一劑，每劑兩次內服。

歌訣：

溫脾抗癌養中湯，參薏尤草炙乾薑，

山藥扁豆天花粉，百合益氣和胃方。

38.絞股削癥丸

　　組成：絞股藍 30 克、人參 20 克、靈芝 20 克、豬苓 20 克、三七 10 克。

　　方解：絞股藍爲葫蘆科植物絞股藍莖葉入藥。藥理作用，活血化瘀，清熱解毒，補腎益肝。試驗證明降低血清總膽固醇、甘油三酯、鐵纖維蛋白原以及升高酯蛋白密度，並調整機體免疫功能，臨床對晚期腫瘤減輕症狀、改善體質有顯著療效。人參爲五加科植物，人參總甙及多糖部份對小鼠艾氏腹水癌有一定抑制作用：人參甙體化合物對小鼠 S_{180}、腺癌 755 抑制作用顯著，人參水浸物體外實驗對 JTC－26（人子宮頸癌細胞）抑制率 90％以上，而對正常細胞沒有抑制作用。對患白血病的豚鼠注射高麗參提取物，有效治癒率 99.9％，存活時間是對照組的兩倍。人參與黃芪、靈芝等製成復方，對癌細胞的抑制率高於單味人參。靈芝爲多孔菌科植物紫芝或赤芝，紫芝含有麥角巢醇、延胡索酸、氨基葡萄糖、甘露醇等；赤芝除含有以上成份外，尚含香豆精，生物碱、內脂和多種酶類。抗癌藥理：赤芝子實體熱水提取物，以皮下注射法移植接種七天的小鼠 S_{180} 腹水癌到雌性小鼠的右腹股溝內。每天注射溶解在鹽水中的赤芝提取物共 10 天，抑制率達 95.6～98.5％。並有增強免疫功能和抗 γ 射線損傷作用。日本長野縣連北信綜合病院研究結果，單口服靈芝液對癌細胞抑制率僅有 24.5％，而用注射液阻止癌細胞增殖率可達 98.6％。因此本方中以絞股藍扶正培本作用爲君藥，而人參的扶正驅邪爲臣藥，豬苓爲

多孔菌科多孔菌植物，藥用菌核。主要成份含麥角甾醇、粗蛋白、多糖、可溶性糖分 α－羥基二十四碳酸。多糖類是抗癌有效成份，爲葡聚糖類（PGU）。抗癌藥理：豬苓水溶物對小鼠 S_{180} 抗瘤效果，劑量 0.5 毫克／公斤體重，三十隻小鼠，腫瘤完全消退者二十五隻，經換算抑制率爲 100％；豬苓多糖（DGU－1），以 0.1 毫克／公斤體重，腹腔給藥對小鼠 S_{180} 抑制率 97.2％，十二隻荷瘤小鼠有十隻在五週時腫瘤就完全消退。用甲基甲蒽誘發小鼠肺癌 7423，用豬苓多糖（一百毫克／公斤體重）給藥在七週後，腫瘤明顯縮小，四十一天後腫瘤完全消失者 50％，經換算抑制率爲 100％；豬苓提取物能增強肝、脾、腹腔巨噬細胞的吞噬活性，促進荷瘤動物脾臟抗體產生的細胞形成和患者血液淋巴細胞轉化率，提高癌細胞內環核甘酸的含量，本身無明顯毒性，且對氨甲喋呤的致死毒量有減輕作用。因豬苓滲濕利水滋陰，調理君藥、臣藥的甘溫過補作用。所以本品爲方中佐藥。三七爲五加科人參屬植物，藥用塊根。抗癌藥理：熱水提取物有很強的抑癌作用，體外實驗對 JTC－26 抑制率高達 90％ 以上。體內實驗對小鼠 S_{180} 有明顯抑制作用。三七氣味苦溫入血分，在本方中爲引經使藥。

　　功效：補益肝腎，健脾化瘀。

　　主治：肝癌、肺癌、胃癌、白血病等。

　　用法：以上藥物共研細末，煉蜜爲丸，每丸六克，每日三次，每次兩丸。內服。

　　歌訣：

　　　　　絞股削癥丸最宜，補氣活血參三七，

　　　　　豬苓滋陰清毒熱，扶正蕩邪雲靈芝。

39.暖肝煎

組成：高良薑 20 克、肉桂 5 克、小茴香 10 克、香附 10 克、烏藥 10 克、沉香 3 克、木香 6 克、鬱金 10 克、當歸 10 克。

方解：高良薑爲薑科植物，藥用塊莖。別名良薑、佛手根。根莖含 0.5～1.5％揮發油及黃酮類、山奈酚、檞皮素和高良薑酚等。其水煎液對炭疽桿菌、肺炎球菌等多種細菌有抗菌作用。抗癌藥理，熱水提取物小鼠 S_{180}（腹水型）體內實驗，抑制率達 51.8％，有明顯的抗癌活性。本品對黃曲霉菌素 B_1抑制率高達 100％。因此在臨床用本品軟膏外用治療皮膚癌及煎劑內服治療肝癌均見到滿意療效，爲本方君藥。肉桂辛熱，暖胃祛寒。小茴香辛溫走竄，溫腎經，通肝絡。木香辛苦，散三焦寒邪凝滯。香附與烏藥辛溫理氣，溫經散寒，暖肝溫胃。五味藥物合用助良薑暖肝散寒之力，爲方中臣藥。當歸，鬱金爲活血生血，暖肝化瘀之品，實驗表明均有抗菌抗癌之功爲本方佐藥。沉香爲瑞香科植物沉香或白木香的含有樹脂的木材，又稱密香、水沉香等。進口沉香的原植物爲沉香，國產沉香原植物爲白木香。抗癌藥理：沉香的熱水提取物體外實驗對 JTC－26抑制率爲 70～90％之間。從沉香的莖皮中提得兩種細胞毒成份，經淋巴細胞性白血病 388 細胞系統體外實驗，它們分別在 0.8 微克／毫升和 0.0022 微克／毫升濃度顯示活性，均達到該系統體外實驗規定的半數有效量 ED_{50}＜4 微克／毫升的標準。性味溫而不燥，沉而不滯，扶脾達腎，攝火歸原，疏通經絡，血隨氣行，可爲本方之引經藥。

功效：溫腎散寒，化滯消癥。

主治：肝癌、胃癌、食管癌、乳腺癌、腎癌、膀胱癌、宮頸癌。

用法：水煎劑，每日一劑，每劑分兩次內服。

注意：陰虛火旺，虛火上炎者忌服。

歌訣：

　　暖肝煎用高良薑，香附肉桂小茴香，

　　沉香木香台烏藥，佐藥鬱金當歸裏。

40.回陽救逆圓

組成：大蒜 60 克、附子 30 克、乾薑 30 克、甘草 20 克、川椒目 15 克、桂心 15 克、苦參 20 克。

方解：大蒜為百合科蔥屬植物大蒜的鱗莖。為多年生草本，具強烈臭氣。性味辛溫，健脾殺蟲，消癥腫，破癥積。抗癌藥理：動物實驗證明，腹腔注射大蒜水浸液對小鼠艾氏腹水癌有一定抑制作用。蒜粗提物對大鼠腹水癌細胞能抗有絲分裂作用：飼以鮮大蒜的雌鼠可完全抑制乳腺癌的發生。對小鼠網織細胞肉瘤 180、肝癌實體型、宮頸癌 14 等均有一定的抑制效果。對體外培養的 JTC－26 抑制率為 70～90％。臨床表明 64.8％的病人淋巴細胞轉化率提高。《本草綱目》記載：〔大蒜下氣消穀化肉，散癥腫蠱瘡，搗汁飲，治吐血心痛；煮汁飲，治角弓反張；同鯽魚丸，治膈氣；同蛤粉丸，治水腫；同黃丹丸，治痢疾、孕痢；同乳香丸，治腹痛，納肛中，能通幽門，治關格不通。〕〔療腫惡瘡〕用門白灰一撮，以獨頭蒜或鮮蒜染灰擦瘡口，髮背痛腫亦可擦之。〔血逆心痛〕生蒜搗汁服二升。《驗方新編》載：〔一個噎膈，飲食不下，華佗視之，云是蛇瘕。〕用醋泡大蒜汁飲二，三碗並多食大蒜。據日

本《特許公報》昭 53－27775 號和昭 37－12000 號：以蒸氣短時間蒸大蒜，使蒜氨酶滅活，再以甲醇提取。提取液用氫氧化鐵處理所得到的大蒜無臭物，具有美容，抗脂肪肝，保護維生素 C、B 等作用，對腫瘤也有防治的作用。由於沒有刺激味，故可廣泛合用。最近兩位日本學者製成一種含有大蒜提取液處理過的腫瘤細胞，把這種細胞注射給小鼠，隨後再給小鼠注入上百萬的癌細胞，令人驚異的是竟無一隻小鼠患癌。也就是說大蒜（疫苗）的防癌效果高達 100％。1958 年的英文版《腫瘤學問題》報告了兩位蘇聯醫生用大蒜治療唇癌前期白斑，共收治 194 人，結果 184 人獲得痊癒，有效率達 95％，大蒜爲本方君藥。附子、乾薑、甘草爲《傷寒論》中的四逆湯，主治陽氣虛衰，陰寒內盛。藥理：強心，抗休克，增加冠狀動脈血流量，增強垂體－腎上腺皮質，鎮靜、鎮痛、解熱等。腫瘤晚期病人衰竭搶救服用。該四逆湯劑量（附子 4 克、乾薑 3 克、甘草 3 克）急性毒性實驗，小鼠腹腔注射 LD_{50}爲 5.821±0.599 克／公斤體重。該方爲本方臣藥。苦參爲豆根植物，藥用根，別名苦骨、牛參。根含多種生物鹼：如苦參鹼、氧化苦參鹼、槐果鹼等；尚含黃酮類化合物。抗癌藥理，苦參總鹼及生物總鹼單體（苦參鹼、氧化苦參鹼，脫氫苦參鹼），對小鼠 S_{180}抑制率爲53％左右。以苦參中生物鹼單體不同比例組合成的抑瘊鹼，劑量在 113 毫克／公斤體重時，對小鼠 S_{180}抑制率爲 61.38％，比總鹼提高 323.5％，比絲裂霉素的活性還高，抑瘊鹼對肉瘤 37、U_{14}的抑制率均在 40％以上。爲本方佐藥以防方中諸藥過熱耗津。桂心爲樟科常綠喬木植物肉桂去皮稱爲桂心。性味辛甘熱，補火助陽，散寒止痛，

溫經通脈。川椒目為芸香科灌木或小喬木植物花椒乾燥的成熟果仁，四川產地花椒仁為佳，故稱川椒目。性味辛熱，小毒，溫中止痛，殺蟲。二藥共性善止肝氣寒通，選為使用。以助藥力，肉桂選用桂心，花椒選用椒目為遵照中醫藥傳統理論經引於實質臟器病灶發揮作用。

功效：散寒破積，健脾和胃。

主治：肝癌、胃癌、乳癌、膀胱癌、淋巴瘤。

用法：先把大蒜蒸熟與諸藥粉混合，煉蜜為丸，每丸三克，每日三次，每次二丸，飯後服用。

歌訣：

　　　大蒜回陽救逆圓，附子乾薑甘草全，

　　　引經桂心川椒目，佐藥選用苦參鹼。

41.保和消癌丸

組成：豬苓 60 克、連翹 30 克、陳皮 30 克、半夏 30 克、神曲 30 克、炒萊菔子 40 克、炒山楂 40 克、炒麥芽 30 克、厚朴 30 克、內金 20 克、檳榔 20 克、生苡米 30 克、白朮 30 克、茵陳 20 克。

方解：本方君藥選用傳統方劑《丹溪心法》之保和丸（山楂、神曲、麥芽、陳皮、萊菔子、半夏、連翹、茯苓），本方將抗癌之豬苓取代茯苓，保持原藥滲濕利水之意。原方功用消食和胃。藥理：全方單味藥分別具有助消化，調理平滑肌，鎮吐，抑菌等作用。山楂、神曲、麥芽含脂肪酶、澱粉酶，有助於消化食物；陳皮含揮發油，對胃有溫和刺激作用，能促進消化分泌。陳皮配茯苓（豬苓）能抑制腸蠕動，萊菔子有消導作用，神曲所含豐富維生素 B_1，能抑制膽碱酯酶，表現出乙酰

膽鹼樣作用，可促進腸蠕動，從而調節胃腸平滑肌。抑制與促進腸蠕動藥物配伍應用，共同調節消化道作用，並依據疾病時消化功能狀態，便能產生解痙、止痛、止瀉或緩解脘腹脹滿之作用。連翹、半夏均有鎮吐作用，茯苓（豬苓）有助於鎮靜利尿作用，亦助於嘔吐之緩解。山楂、連翹、萊菔子對痢疾、大腸桿菌有明顯的抑制作用。總之保和丸對腫瘤病人的消化系統起調節作用。動物實驗表明山楂、半夏對小鼠 S_{180} U_{14} 均有抑制作用。方中雞內金爲雉科動物家雞的乾燥沙囊內膜，含維生素 B_1、B_2 和 C 及一種糖蛋白。體外實驗雞內金有抑制癌細胞的作用。厚朴、檳榔爲寬腸理氣殺菌，調理胃腸功能之品，三者合用爲本方臣藥。生薏苡仁、白朮甘溫滲濕利竅，健脾和胃，在動物實驗表明有較強的抗癌作用。可爲方中佐藥。菌陳芳香化濁，利濕退黃，清肝要藥，故爲引經使藥。

功效：消食和胃，補氣健脾，化滯抗癌。

主治：肝癌、食管癌、胃癌、腸癌等放療反應等。

用法：上藥共研細末，鮮薑汁混合爲丸，梧桐子大，每日三次，每次四丸，飯後服。

歌訣：

　　　保和消痞抗癌方，厚朴內金焦檳榔，

　　　薏苡白朮爲佐藥，引經菌陳氣芬芳。

42. 鈎吻解毒膠囊

組成：鈎吻 20 克、夏枯草 20 克、甘草 20 克、金錢草 20 克。

方解：鈎吻爲馬錢科胡蔓藤的全草，別名野葛、毒根、斷腸草、爛腸草等。含生物鈎吻素子、卯、甲、丙、辰，其中鈎

素寅有劇毒。治瘰癧，破癥積。抗癌藥理，鉤吻總生物鹼對動物移植性腫瘤小鼠 S_{180} 有抑制作用。鉤吻對小鼠有鎮痛作用，對止癌痛也有效，爲本方君藥。夏枯草爲唇形科夏枯草屬植物夏枯草全草。含夏枯草甙、金絲桃甙、烏索酸、齊墩果酸、芸香甙、揮發油、維生素 B_1 及少量生物鹼、咖啡酸等。藥理作用：清熱散結，清肝明目，動物實驗證明對小鼠 S_{180}、U_{14} 等癌細胞有抑制作用，對多種桿菌有抑制作用，並有降壓利尿功能，爲方中臣藥。甘草爲豆科多年生草本植物甘草的根及根莖。性味甘平，補脾益氣，潤肺止咳，緩急止痛，調和藥性，爲方中佐藥。金錢草爲報春花科多年生草本植物過路黃的全草。別名神仙對座草，利水通淋，除濕退黃，解毒消腫，爲方中使藥。

功效：治瘰癧，破癥積，軟堅散結，利濕退黃。

主治：肝癌、肺癌、膽囊癌、淋巴瘤。

用法：上藥共研細末，裝入中號膠囊，每粒0.3克，每日3次，每次2粒。內服。

歌訣：

　　鉤吻解毒裝膠囊，以毒攻毒囊內藏，

　　甘草枯草金錢草，祛毒散結是良方。

43. 腫瘤外敷膏

組成：蟾皮 200 克、全蠍 50 克、蜈蚣 50 克、蟑螂 50 克、水蛭 30 克、馬錢子 50 克、黃丹 50 克、黑白丑 150 克、甘遂 100 克、大黃 200 克、龍葵 200 克、青黛 200 克、紫草 100 克、夏枯草 100 克、冰片 5 克、明礬 200 克、五倍子 100 克、沒藥 200 克、丹參 100 克、牛膽汁 100 克。

方解：外敷局部，皮膚吸收藥理分四類：①以毒攻毒類：蟾皮、全蠍、蜈蚣、蟑螂、水蛭、馬錢子、黃丹爲君藥組。本組藥味動物實驗表明均有抗癌作用；②清熱解毒類：黑白丑、甘遂、龍葵、大黃、青黛、紫草、夏枯草、冰片爲臣藥組，本組藥味動物實驗半數有抗癌作用；③活血生津抗癌類；丹參、沒藥、明礬、五倍子爲佐藥組；④引經化毒藥類：牛膽汁爲使藥。

功效：以毒攻毒，清熱化瘀，消癥散結。

主治：肝癌、胃癌、膽囊癌、肺癌、諸種肉瘤、淋巴瘤。

用法：共研細末，牛膽汁調勻，分裝每袋五十克，備用。使用時以米醋調成軟膏狀，外敷患處，三日換一次。

歌訣：

腫瘤體表外敷膏，外用內服善協調，

局部攻毒全身補，內外兼顧促癌消。

44.水紅消癥膏

組成：水紅花子 100 克、密陀僧 200 克、阿魏 200 克、羌活 100 克、沒藥 50 克、穿山甲 50 克、麝香 5 克。

方解：水紅花子爲蓼科蓼屬植物。藥用果實。性味苦寒，破血消癥、化痞克積，療婦人石瘕症。抗癌藥理，體外實驗本品對腫瘤細胞有抑制作用。體內實驗本品煎劑、酊劑，或石油醚提取物，連續十天灌入荷瘤小鼠表明艾氏腹水症（腹水型及實體型）、S_{180}有一定抑制作用。本方爲君藥。穿山甲爲鯪鯉科脊椎動物穿山甲的鱗片，性味鹹寒，活血通經，消腫排膿，療癥瘕腫塊。阿魏、密陀僧均有化痰，消堅散結功效，三藥合用爲方中臣藥。羌活爲傘形科多年生草本植物羌活的根莖及

根。性味辛、苦、溫，解表散寒，祛風勝濕，止痛消痺。沒藥為橄欖科植物樹莖幹皮部滲出的油膠樹脂，性味苦平，活血止痛，消腫生肌，療惡瘡，與羌活合用為方中生肌止痛之佐藥。麝香為麝科動物麝的雄體香囊內的分泌物乾燥而成。雄者有一腺囊，在臍與陽部中間，充滿分泌物，即名麝香，易溶於水，難溶於乙醇，有一種異常臭味，遇硫黃、木炭、動物炭等其臭即分。抗癌藥理：對健康綿羊腹腔內埋藏香囊，發現淋巴結增生活躍，並能改善微循環，輸通淋巴管。能增強腫瘤的免疫。破壞癌細胞外周防護因子，有利於捕捉癌細胞作用。用掃描方法可以觀察到麝香對 HeLa 及腹水癌細胞有較強的殺滅作用。為本方使藥。

功效：破血削堅，化痞攻瘕，止痛生肌。

主治：肝癌、胃癌、乳癌、骨癌、腹腔惡性腫瘤。

用法：以煉膏藥方法製成軟膏，攤於布上，再撒少許麝香，外敷七日一換。

歌訣：

　　水紅花子消瘕膏，阿魏麝香不可少，

　　羌活山甲密陀僧，加入香油文火熬。

45.雷公化癖膏

組成：雷公藤 90 克、皂角刺 30 克、白芥子 30 克、阿魏 90 克、大黃 50 克、五靈脂 30 克、穿山甲 30 克、丙酮 2 千克。

方解：雷公藤是衛茅科雷公屬植物雷公藤的根及莖。別名黃藤、紅藥、蝗蟲藥、山砒霜、昆明山海棠。雷公藤已分離出來三種微量成份，屬二萜內酯類，亦即二萜醇三環氧化物，定

名為雷公藤素甲、雷公藤素乙，及雷藤酮。係抗癌活性較高的天然化合物。另從雷公藤莖中分離出來另一類生物碱物質，稱為 Ce Lacinnine，亦具有抗白血病的活性。此外，雷公藤葉中也發現含生物碱，內酯類及黃酮類物質。藥理作用：袪風除濕，消腫殺蟲。動物實驗證明，雷公藤素甲，乙對小鼠 L_{1210}、P_{388}等瘤株均有抑制作用，其有效量為 0.1 毫克／公斤體重。雷公酮對 KB 細胞有抑制作用：其 ED_{50}為 $10^{-3} \sim 10^{-4}$微克／毫升。雷公藤水煎液對金黃色葡萄狀球菌有明顯的抑制作用。但是雷公藤有大毒，注意給藥劑量口服不可過大。本品為方中君藥。皂角刺、白芥子、阿魏為辛溫性燥，破積化痰，消痞散積藥物為方中臣藥，大黃苦寒，滌腸胃積滯，瀉血中濕熱，五靈脂活血化瘀，止痛散結為方中佐藥，穿山甲為鯪鯉科穿山甲的鱗片有破積削癥作用，為方中使藥。

功效：袪風除濕，消堅破癥。

主治：肝癌、胃癌、腹腔及體表腫物。

用法：先將丙酮倒入狹口玻璃瓶內，然後置入群藥（阿魏除外）七日後，將藥渣濾出，再混阿魏，待藥完全溶後備用。外塗患病腫塊處，每日三次。

歌訣：

　　雷公化癖膏丙酮，浸泡皂芥雷公藤，

　　山甲大黃五靈脂，阿魏後下待藥溶。

46.消腫止痛膏

組成：白屈茱 60 克、姜黃 50 克、大黃 50 克、龍膽草 20 克、生乳沒 20 克、蟾皮 30 克、寒水石 60 克、蜜陀僧 30 克、雄黃 15 克、生南星 20 克、公丁香 20 克、細辛 10 克、

冰片 5 克。

方解：白屈菜為罌粟科植物，藥用全草。別名山黃連，八步緊。含生物碱、黃酮類：鮮植株有濃橙色乳汁，乳汁中也含有多種生物碱。抗癌藥理：本品所含白屈菜碱是一種有絲分裂霉，體外實驗：能抑制纖維母細胞的有絲分裂。白屈菜碱能延緩惡性腫瘤的生長，對小鼠 S_{180}，艾氏腹水癌均有抑制作用，但毒性也大。白屈菜 40％ 的甲醇提取物也有抗腫瘤的作用，而且毒副反應較低。白屈菜紅碱有除去皮膚疣贅的作用：其所含的黃連碱是一種細胞毒成分。內服對胃癌、肝癌、食管癌均有療效，其性味苦寒、有毒、鎮痛、殺菌、利尿、止咳、為方中君藥。薑黃、大黃、龍膽草均為苦寒清熱解毒止痛消腫之品，乳香、沒藥為活血化瘀止痛藥，蟾皮為中華大蟾蜍表皮，其皮膚分泌物及耳下腺分泌物為蟾酥類物質，止痛消腫，解毒化腐抗癌。故與以上五種止痛消腫藥物合用為方中臣藥。寒水石碱寒清熱瀉火，樟丹辛熱解毒除濕，密陀僧碱寒軟堅化痰，雄黃辛熱有毒，散結消腫，南星辛熱有毒，化痰燥濕，祛風解痙，消痞散結，動物實驗表明，對 S180 有較強的抑制作用，對 HeLa 細胞也有較高的抑制率，其水煎劑有良好的祛痰、鎮靜、解痙、止痛作用。丁香為馬兜鈴科多年生草本植物北細辛的全草。性味辛溫，祛風散寒，止痛通竅。以上七味藥物多為辛味，散寒止痛消腫且防君藥及臣藥過於苦寒傷正，為方中佐藥。冰片為龍腦科常綠喬木龍腦香的樹幹經蒸餾冷卻而得的結晶稱龍腦冰片。性味辛苦寒，開竅醒神，清熱止痛，為本方引經使藥。

功效：清熱解毒，鎮靜解痙，消腫止痛。

　　主治：肝癌、胃癌、食道癌、肺癌、骨肉瘤及晚期腫瘤疼痛者。

　　用法：上藥共研細末，外敷局部患處，使用時取適量藥粉，調入凡士林內，攤於紗布之上，貼於腫塊部位，隔日一換。

　　歌訣：

　　　　抗癌止痛消腫膏，局部外敷凡士調，

　　　　燥痰軟堅消癥瘕，妙用麝香痛盡消。

　　47.軟堅丹

　　組成：夏枯草 30 克、莪朮 20 克、生南星 10 克、蟾酥 10 克、蜈蚣 30 條、山甲 20 克、紅芽大戟 20 克、甘遂 15 克、半夏 10 克、銅綠 2 克、朴硝 10 克、僵蠶 30 克、蛤殼 30 克、阿魏 10 克、麝香 2 克。

　　方解：夏枯草爲唇形科夏枯草屬植物夏枯草的全草。別名燈籠頭、棒槌草、木頭花、鐵色草。主要成份含有夏枯草苷、金絲桃苷、鳥索酸、齊墩果酸、芸香苷、揮發油、維生素 B_1 及少量生物碱、咖啡酸等。藥理作用，性味屬苦辛寒，清熱散結，舒肝明目。動物實驗：對小鼠 S_{180}、U_{14} 均有抑制作用。抑菌試驗對痢疾桿菌、結核桿菌有抑制作用，且有降壓利尿作用。方中具有類似軟堅散結，消腫塊，抗腫瘤的莪朮、生南星、蟾酥、蜈蚣、穿山甲等均可作方中君藥組。方中瀉水逐飲，消腫散結的大戟、甘遂、銅綠、朴硝，還有燥濕化痰軟堅的半夏，鹹寒軟堅的蛤殼等六味屬本方臣藥。阿魏爲膏藥裏的削堅化瘀必用輔型之品，合爲臣藥組。以上藥物半數均有一定毒性，故而用解毒散結，息風止痙，祛風止痛的白僵蠶爲佐

藥，再用解毒化瘀芳香走竄通經活絡的麝香爲使藥。

功效：軟堅散結，燥濕化痰，解毒消腫。

主治：肝癌、食管癌、胃癌、肺癌、淋巴瘤、骨腫瘤等。

用法：以上藥物共研細末，瓷瓶收藏備用。使用時根據腫塊大小，取適量藥粉，調入凡士林內，攤於紗布之上，貼敷腫塊部位，膠布固定，三日一換。

歌訣：

　　枯草蟾莪軟堅丹，大戟甘遂蜈僵蠶。

　　山甲銅夏硝蛤殼，阿魏麝香膽星南。

48. 琥珀化堅膏

組成：琥珀 3 克、大黃 30 克、朴硝 30 克、地榆 30 克、大蒜 60 克、牛膽汁 3 克。

方解：琥珀爲古代松科松屬植物的樹脂，埋藏地層中經多年轉化而成。性味甘平，定驚安神，活血散瘀，利尿通淋。主治驚風癲癇，癥瘕疼痛，癃閉不通的通淋化堅之琥珀爲方中君藥。大黃爲蓼科大黃屬植物藥用大黃的根莖。大苦大寒，性沉不守。抗癌藥理：大黃粗提物皮下注射對小鼠肉瘤 37 有傷害作用，大黃素對艾氏腹水癌細胞呼吸有明顯的抑制作用，對此癌的某些氨基酸和糖代謝中間產物的氧化和脫氧也有很強的抑制作用。大黃素對小鼠的黑色瘤有明顯的抑制作用，抑制率達 70％。大黃酸對艾氏腹水癌抑制率爲 15％，對小鼠 S_{180} 抑制率爲 21％。本品醌類物也有抗癌作用。大黃的熱水提取物對小鼠 S_{180} 抑制率爲 48.5％。朴硝鹼苦寒，瀉下軟堅，清熱化滯。地榆苦酸寒，涼血止血，解毒斂瘡，防腐生肌。以上三藥，均有協助琥珀軟堅散結之功，故爲方中臣藥。大蒜爲百合科蔥屬

植物大蒜的鱗莖。多年生草本，具有強烈臭氣，辛溫健脾，消腫，破癥積。抗癌藥理，動物實驗證明，腹腔注射大蒜水浸液對小鼠艾氏腹水癌有一定效果。大蒜提取物對大鼠細胞有抗有絲分裂的作用。飼以鮮大蒜的雌鼠可完全抑制乳腺癌的發生，對小鼠 S_{180}、肝癌實體型、U_{14} 均有一定的抑制效果。對體外培養 JTC－26 抑制率爲 70～90％，臨床表明 64.8％ 的病人淋巴細胞轉化率提高，用大蒜辛溫健脾又抗癌故爲方中佐藥。牛膽汁苦寒，清肝利膽，爲本方引經藥。

功效：活血散瘀，軟堅散結，解毒消癥。

主治：肝癌、肺癌、胃癌、腹腔惡性腫瘤、骨肉瘤。

用法：將藥物共研細末，再將大蒜搗爛成泥，混合諸藥製成膏狀。外敷局部，隔日一換。

歌訣：

　　抗癌琥珀化堅膏，大黃地榆配朴硝，

　　蒜泥混入牛膽汁，隔日一換局部著。

49.硝黃解毒膏

組成：芒硝 30 克、大黃 30 克、大蒜 60 克、蛇膽 6 克、麝香 1 克。

方解：芒硝爲含硫酸鈉的天然礦物經精製而成的結晶體。性味鹹苦寒，瀉下軟堅，清熱。用於實熱積滯，燥結惡瘡，乳房腫塊。爲方中君藥。大黃爲蓼科多年生草本植物掌葉大黃的根和根莖。性味苦寒，瀉下攻積，清熱瀉火，解毒散結，活血祛瘀。抗癌藥理：含大黃及大黃蒽醌、大黃酸等，大黃素對艾氏腹水癌細胞的呼吸有明顯的抑制作用，對小鼠的黑色素瘤有明顯的抑制作用，抑制率高達 76％，大黃蒽醌亦有抗癌活

性：大黃酸對小鼠 S_{180} 抑制率爲 21％，然而全大黃熱水提取物對小鼠 S_{180} 抑制率 48.8％。蛇膽爲白花蛇、蝮蛇、錦蛇的膽。白花蛇又名蘄蛇，學名 Agkistrodnacutus；蝮蛇又名反鼻蛇、土蝮蛈、土條子，學名 Agkistrod on halys，毒性極強。錦蛇 ELapbe Ca－rinataguen thes 蛻下乾燥之皮膜爲蛇蛻。以上三種蛇均可入藥，根據《本草綱目》記載：氣味甘鹹溫，有毒。主治療癩疾，諸瘺，心腹痛，下結氣，除蠱毒，五痔，腸風瀉血，諸惡瘡，瘰癧，皮膚頑痹，半身枯死，手足臟腑間重疾。乾燥的蝮蛇含有膽甾醇、牛黃酸及脂肪等，蝮蛇的毒液含有卵磷酸酶及使中毒動物出血的毒。其膽汁療惡瘡入病灶，常爲抗癌之用，本方以大黃蛇膽爲臣藥，大蒜爲百合科蔥屬植物大蒜的磷莖。辛溫健脾，消癰腫，破癥積。抗癌實驗本品對體外培養的 JTC－26 抑制率爲 70～90％，體內實驗對小鼠 S_{180}、肝癌實體型 U_{14} 均有明顯的抑制作用。對雌小鼠飼以新鮮大蒜之後能全抑制乳腺癌的發生。本品爲方中佐藥，麝香爲麝科動物林麝、馬麝的成熟雄體香囊中的乾燥分泌物。性味辛溫，開竅醒神，活血散瘀，止痛消腫。爲本方引經藥。

功效：軟堅散結，解毒祛瘀。

主治：肝癌、膽囊癌、胃癌、腹腔惡性腫瘤。

用法：先將大黃、芒硝，研成細末，再將大蒜搗爛成泥，混以大黃、芒硝、蛇膽攪均備用。使用對根據腫物大小，調成片狀，撒上麝香，貼敷局部，三日一換。

歌訣：

　　　　抗癌消黃解毒膏，大蒜大黃配芒硝，

　　　　蛇膽溶酶爲佐劑，麝香散瘀腫物消。

50.蟾蜍明礬止痛酒

組成：活蟾蜍三隻、明礬30克、冰片2克、高梁酒500克。

方解：蟾蜍為蟾蜍科動物中華大蟾蜍的耳後腺分泌的白漿液，經收集乾燥而成為蟾酥。性味甘辛溫有毒。解毒消腫，止痛開竅，疗癰疽疔瘡。腫瘤腫瘍，腹痛，嘔吐昏厥，強心利尿。含有蟾蜍內脂類物質，包括華蟾素、蟾毒靈、脂蟾素配基、甾醇類、5－羥色胺、5－羥基吲哚膽碱。抗癌藥理證明，蟾毒內脂類有明顯抗癌作用。在體外能抑制人卵巢腺癌、顎上下頜未分化癌、間皮癌、胃癌、脾肉瘤、肝癌等腫瘤細胞呼吸。體內實驗表明，華蟾蜍素、華蟾蜍次素均有較強的抗癌作用，蟾蜍皮對小鼠移植性的 U_{14} 及 EC 細胞生長有抑制作用，蟾蜍製劑對小鼠 S_{180} 及兔 BP 瘤亦有抑制作用。活蟾蜍入藥（包括蟾酥）為鮮動物藥，特點是保持生物酶的活性，加強抗癌活性作用為方中君藥。明礬即明礬石的提煉品，性味酸、寒。功用解毒殺蟲，止癢止痛，清熱消痰為方中臣藥。冰片為龍香科常綠喬木龍腦香的樹幹，經過蒸餾冷卻而得的結晶體，稱龍腦冰片，或梅片，性味辛苦微寒，開竅醒神，清熱止痛。防腐止癢，療諸痛，散鬱火，善醫諸瘡為方中佐藥，高梁酒辛熱，小毒，善通經絡血脈，攜藥竄行，為方中使藥。

功效：解毒清熱、止血定痛、消腫化腐生肌。

主治：肝癌、胃癌、膽囊癌，及晚期腫瘤正虛邪實諸痛者。

用法：將活蟾蜍、明礬、冰片浸入酒內藏於地下七十二小時，備用。使用時以雞羽毛拈藥酒塗於皮膚痛處，每日數次，反覆塗布。

歌訣：

　　蟾蜍明礬止痛酒，冰片開竅善走行，

　　動物鮮藥活性強，外用藥物慎入口。

第八章　肝癌的併發症及死因

滿江紅（詞牌）‧肝癌合併症的防治

　　怒氣傷肝，癌晚期，諸症叢生。肝昏迷，腹水黃疸，疼痛破裂，三腔管止嘔血，溲血便血宮腔。莫等閒，急施止血藥，防悲切。低蛋白，慎輸血；控血氨，制腹瀉，必要時，穀精萬不可缺。人參黃耆扶正氣，雲南白藥善理血。病情穩，調整肝腎脾，抗癌闕。

　　本章提要：共分四節，分別闡述了肝癌的結節破裂出血，肝性腦病，上消化道大出血，肝癌切除術後併發症的詳細情況。

第一節　肝癌結節破裂出血

　　肝癌結節破裂出血是原發性肝癌常見併發症之一，發生率

5.46～19.8%。約 10％肝癌患者因癌結節破裂出血而死亡。

一、發病機制

　　肝癌結節破裂出血的原因及機制，目前多數認爲由於腫瘤直接侵犯，使靜脈流出道梗阻，腫瘤內部靜脈壓增高，加之腫瘤中心壞死，壞死的周邊組織脆弱，微小的外傷或腹內壓突然增高即可破裂出血。也有人認爲肝硬變門靜脈高起重要作用，癌腫周邊的門靜脈常與肝動脈相交通，隨著門靜脈壓力增高，血管壁越來越薄，從而導致破裂出血。

二、臨床表現

　　主要表現爲突然上腹部疼痛、低血壓、腹部壓痛、腹水和休克。有些病人因出血緩慢，早期並無明顯休克，僅在腹穿時發現腹腔積血。也有的患者無明顯腹痛，常在排便後起立時突然暈倒被發現。

三、診斷

　　對已確診爲肝癌患者，肝癌結節破裂出血根據其症狀、體症診斷並不困難。但尚未發現肝癌，肝癌結節破裂出血的症狀隱匿，誤診率較高，因此對上腹部疼痛，伴腹水及低血壓患者，腹腔穿刺發現血性腹水均應考慮有肝癌結節破裂出血的可能。在綜合腹部 B 超、CT、MRI 等影像學檢查，即可診斷。

四、治療

肝癌結節破裂出血的治療目的主要是控制出血和切除病灶。只要能耐受手術者，積極爭取手術探查，個別小肝癌破裂出血經手術切除，手術後加強中、西藥物治療，仍可獲得較好療效。非手術治療效果較差。

1.手術適應症

(1)診斷明確的肝癌自發性破裂出血伴休克或短期內血色素迅速下降者。

(2)估計能作肝癌切除或其它有效治療者。

(3)不能排除其它原因的內出血。

(4)肝功能代謝較好，無肝性腦病、大量腹水或其它重要臟器功能障礙者。

2.手術方法

(1)局部填塞縫合術：止血效果差，一般不採用。但有時其它手術方法無法使用或無效時仍可採用。

(2)肝動脈結紮術：該手術較安全，止血效果較好。其作用機理是阻斷了腫瘤的動脈供血，同時降低局部的門靜脈壓力。

(3)肝動脈栓塞術：肝動脈栓塞術不僅對肝癌有治療作用，而且對肝癌自發性破裂出血也有止血效果。此方法療效比單純肝動脈結紮更可靠、持久。

(4)微波高溫固化止血法：該方法近年來多用於肝切除，以減少創面出血。用於肝癌自發性破裂出血雖少用，但在肝腫瘤裂口的周圍以微波高溫固化，有較好的止血作用，且創面小，

無禁忌症。

(5)肝切除術：是較理想的手術方法。多數病人因合併肝硬化，肝功能較差者難以承受肝切除術。少術病人肝硬化較輕，腫瘤範圍局限，手術切除可獲得長期生存。

第二節　肝性腦病

肝性腦病是肝癌晚期嚴重併發症。也有少數病人肝癌腫塊並不大，而是由於嚴重的肝硬化伴肝功能代謝不全出現肝性腦病，一旦出現肝性腦病均預後不良，肝癌患者約三分之一因此致死。

一、發病機制

肝性腦病的病因至今仍未完全明瞭，但目前認爲主要來源於腸道和機體的有些代謝產物，不能被受損的肝臟解毒和清除，進入體循環，而後透過血腦屏障，導致大腦功能紊亂。幾種代謝產物如氨、假性神經物質、芳香氨基酸，γ－氨基丁酸、二甲基硫化物、硫醇、α－酮戊二酸、短鏈脂肪酸等，被認爲是造成肝性腦病的有關因素。γ－氨基丁酸（GABA）是大腦主要的抑制性神經介質，在肝功能不全時，肝臟對 GABA 的清除明顯減低。其它因素如硫醇類、谷氨酰胺和 α－酮戊二酸等也均由於肝解毒功能減退而增加。肝性腦病時常可伴

有鹼中毒、血鈉、鉀過低、低氧血症和血糖過低，這些不是肝性腦病的主要因素，但可誘發和加重肝性腦病。

二、臨床表現

肝性腦病的臨床過程可分三種類型：(1)急性型（昏迷型）：多見於急性重症肝炎和藥物性損害，起病急、發展快，常可在數日內死亡，死亡率高達 80 ％；(2)慢性型：見於慢性肝病和門體分流術後，病程可長達數年，反覆發作，可以恢復至正常狀態；(3)中間型：介於急慢型之間，其特點是病程比慢性型短，肝功能損害嚴重，肝癌晚期肝性腦病多爲該型。

1983 年中華醫學會外科學會在武漢制定肝性腦病的分段標準，見表 8－1。

表 8－1　**肝性腦病的分段標準**

肝性腦病　分級	肝性腦病
Ⅰ級	反應遲鈍，無集中能力，失眠、欣快感，性格改變，對周圍事物缺乏反應，行爲異常，抑鬱、嗜睡，失去定向能力等
Ⅱ級	精神錯亂，不識人，木僵，昏睡，出現撲翼樣震顫或其它不自主動作
Ⅲ級	昏迷。淺昏迷對刺激有反應，深昏迷對刺激無反應

三、治療

肝性腦病的治療一般採用綜合治療措施，包括以下幾個方

面：

1.精心護理、觀察，防止感染，清潔灌腸。

2.糾正引起昏迷的誘因，如出血、感染、利尿劑和氮質血症等。

3.限制蛋白質攝入。

4.維持熱量，糾正水、電解質和酸鹼平衡。

5.口服新霉素或乳果糖（或保留灌腸）。

6.靜滴支鏈氨基酸溶液和左旋多巴。

7.禁用鎮靜劑和麻醉劑。

8.可試用胰島素－胰高血糖素－葡萄糖療法，以促進肝細胞再生。

9.腦水腫的病人可用靜注甘露醇、山梨醇、或口服甘油。

10.出血傾向者可輸新鮮血漿或凝血複合物。

11.其它藥物：常用藥物有谷氨酸鈉、谷氨酸鉀、精氨酸、乙酰谷酰胺和γ－氨酪酸（γ－氨基丁酸）等，最近有報導應用苯二氮䓬受體拮抗劑（Ro15－1788），25mg，一日三次，可改善肝性腦病患者的神經狀態。

12中藥對肝性腦病也有一定的治療作用，辨證論治分三型：

⑴陰虛陽亢型：表現躁動不安，循衣摸床，狂叫亂語，遂轉昏迷，口鼻有肝臭，舌乾唇燥，脈象弦細。

治宜：平肝熄風，利膽退黃，開竅醒神。

方劑：熄風開竅退黃湯加減送服安宮牛黃丸，每日二次，每次一粒。

藥物：茵陳 30 克、丹參 15 克、生地 15 克、蟬衣 9 克、

鬱金 9 克、石菖蒲 9 克、栀子 9 克、連翹 15 克、山茱肉 9 克、羚羊角 1 克。

隨症加減：

昏迷者，加牛黃、麝香。

高熱不退者，加犀角、黃蓮。

腹脹、小便不利者，加木通、白茅根、車前子、冬瓜皮、滑石、甘草等。

(2)熱入心包型：表現壯熱煩躁、漸轉昏迷，口鼻肝臭，大便秘結，小便短赤，舌苔黃燥而乾，脈洪大有力。

治宜：清熱解毒，利膽退黃，開竅醒神。

方劑：清熱開竅黃湯加減，送服安宮牛黃丸一粒。

藥物：茵陳 30 克，丹參 15 克、鬱金 9 克、黃連 6 克、黃芩 9 克、黃柏 15 克、栀子 9 克、金銀花 12 克，連翹 15 克、犀角 6 克、石菖浦 9 克、大黃 9 克。

隨症加減：

吐血、衄血者，加白茅根、大小薊、三七等。

小便短赤不利者，加木通、車前子等。

抽搐者、加羚羊角、蟬衣等。

(3)陰陽俱虛型：表現神疲懶言，畏寒肢冷，食少納呆、尿少便溏、嗜睡漸轉昏迷，舌淡苔白，脈沉細欲絕。

治宜：益氣回陽，開竅醒神。

方劑：益氣回陽開竅湯加減，送服蘇合香丸一粒。

藥物：人參 6 克、黃耆 30 克、附子 6 克、乾薑 6 克、石菖蒲 9 克、鬱金 9 克、茵陳 30 克、當歸 9 克。

隨症加減：

肢厥甚者，加桂枝 10 克等。

昏迷者，加牛黃、麝香等。

小便短少者，加車前子，豬苓等。

吐血、便血、衄血者，加仙鶴草、三七、血餘炭、側柏葉等。

四、預防

肝性腦病有明顯的誘因，因此，在治療中應避免以下因素，對其預防有積極作用。

1. 水和電解質失調：由於進食少，腹水多，使用利尿劑，病人常有低血鉀性鹼中毒、低鈉血症等，尤其是低鉀和鹼中毒能使血氨增高，從而誘發肝性腦病。

2. 上消化道出血：消化道一旦出血，不僅肝、腦的血流量減少，而且腸道氨原物質負荷增加，血氨水平增加。

3. 感染：感染時代謝加速，蛋白質、氨基酸分解增多，產氨增加，發熱和缺氧又增加氨的毒性。

4. 藥物和治療影響：大劑量鎮痛藥和安眠藥、化療藥及肝動脈的介入治療等均對肝臟有損害，可誘發肝性腦病。

第三節　上消化道大出血

上消化道出血約占肝癌死因的 15%，肝癌併發上消化道

出血的原因，可能與下列因素有關。

一、發病原因

　　1.食道胃底靜脈曲張：原發性肝癌常合併不同程度的門靜脈高壓，引起門靜脈高壓的主要原因是肝炎後肝硬化和肝癌所致門靜脈癌栓栓塞，隨著門靜脈壓力增加，門體靜脈的交通支開放，導致食道胃底靜脈曲張。有人對 71 例肝癌病人行上消化道內鏡檢查，發現 60.56％有食道胃底靜曲張。

　　2.門靜脈高壓性胃粘膜病變：內鏡檢查占肝癌病人的 35.21％。主要病因是門靜脈壓力增高，血液流動受阻，胃動脈血流不能經毛細血管到達粘膜，而經動靜脈短路進入靜脈系統，胃粘膜血流減少。同時由於靜脈壓增高，胃粘膜下層廣泛水腫，粘膜上皮與毛細血管間距增大，使粘膜缺血、缺氧，代謝障礙，粘膜屏障受損。其次，由於組織間隙水腫，細胞間連接複合體受損，通透性增加，H^+ 逆擴散造成胃粘膜損害，鏡下表現粘膜呈紅色，光澤度差，有的還可見粘膜糜爛和淺表的潰瘍。

　　3.凝血功能障礙：肝癌病人凝血因子減少，纖維蛋白溶解性增高及血小板的質量異常等原因，凝血功能有障礙。

　　4.肝癌轉移：癌灶直接侵犯胃、十二指腸。

二、治療

　　本病的治療主要是針對出血性休克而採取的搶救措施。包

括臥床休息，保持安靜，吸氧、禁食、輸注新鮮血液及應用止血藥物等。出血量大時可使用垂體後葉素持續靜脈滴注，放置雙氣囊三腔管壓迫止血。非手術治療無效者，應考慮手術止血。中醫對本病的治療也有一定的優勢，請參考第七章第二節肝癌介入治療的併發症。

　　肝癌繼發感染，也屬死因之一，多由於肝癌患者長期消耗或因放療、化療而白細胞減少的情況下，抵抗力減弱，再因全身衰竭，臥床不起，容易併發各種感染，如肺炎、敗血症、腸道感染等，且感染的治療效果較差，患者因此而致死者約占總數 35.1%。

第四節　肝癌切除術後併發症

一、肝功能衰竭

　　肝功能衰竭是肝癌術後較嚴重及常見的併發症之一，發病率雖不高，但是手術後死亡的主要原因。

　　肝癌切除術後肝功能衰竭的患者絕大多數合併嚴重的肝硬化，切肝後殘肝的再生能力有限，肝功能難以承受手術的打擊。筆者觀察肝功能衰竭與切除肝的限量有明顯關係，右肝切除術後肝衰竭明顯多於左肝切除。此外，手術中大量出血、低血壓、缺氧等也是手術以後發生肝衰的原因。

臨床表現：可分爲急慢性兩種類型。急性肝衰手術後立即出現，體溫高達 39～40℃，伴有黃疸、心律加快、呼吸急促、煩躁不安、昏睡、昏迷等。可在術後 1～2 天內死亡，此型較少見。慢性肝衰的臨床經過從幾天到一個月，術後表現腹水急劇增多、黃疸進行性加深、低蛋白血症、水和電解質失衡、鹼中毒、後期伴消化道出血，少尿或無尿等，最終昏迷死亡。

肝功能衰竭一旦發生，其治療效果並不滿意，治療重點是支持治療，防止肝細胞壞死，促進肝細胞再生。每日靜脈輸注足量的葡萄糖溶液，適量的胰島素、氯化鉀，充足的維生素 B、C、K 等。注意水電解質平衡，加強護理，防治其它合併症的發生。新鮮冰凍血漿含有一定凝血因子，有助於防止出血，人體白蛋白不僅可補充血漿蛋白，還能促進肝細胞再生。近年有人應用門冬氨酸鉀鎂，前列腺 EE_1（PGE_1）、胰高血糖素－胰島素療法（G－I 療法）及血漿置換療法等均有一定療效。

肝衰竭的治療效果多不理想，因必須重視預防，如有下列情況時，要愼重考慮作一葉或兩葉以上的肝切除。

⑴血清白蛋白＜30g /L。

⑵血清總膽紅素＞17.1 mol /L 。

⑶凝血酶原時間（Quich 法）＜50％（相當於 14～16 秒）。

⑶血清 ALT 明顯升高。

⑸有明顯食道靜脈曲張及巨脾者。

⑹B 超和 CT 示肝臟顯著縮小，提示有明顯的肝硬變者。

二、膈下感染

　　腹腔感染是肝切除術後常見併發症，早年文獻報告發生率約為 20% 以上，1986 年 Yanaga 一組擇其手術肝切除病例腹腔感染發生率為 13%。筆者近年來發現肝癌術後膈下感染者也常發生。

　　膈下感染的主要原因有手術中感染，大量失血、組織損傷嚴重、肝臟斷面失活組織太多和術後引流不暢等；肝癌和肝硬化病人機體免疫功能低下也是術後腹腔感染的主要原因。感染常見的致病菌是糞鏈球菌、大腸桿菌、溶血性鏈球菌等腸道菌群，少見有伴厭氧菌感染的混合感染。

　　主要臨床表現為肝癌術後高熱持續不退，腹部疼痛、腹脹、脈搏增快、呼吸急促、白細胞增高、呃逆、黃疸、腹部和右下胸壁壓痛等。膿腫形成後 B 超和 CT 檢查均能定位，引流物細菌培養可作出細菌診斷。

　　膈下膿腫的防治，應以預防為主。首先是手術期抗生素的應用，用藥要早、目的性強、藥量要足、一般至少在術前六小時開始靜脈滴注適當的抗生素。其次術中注意無菌操作，避免術中感染，減輕組織創傷和減少出血。術後保持腹腔引流通暢，同時加強全身的營養支持。膈下膿腫已形成，全身中毒症狀較重，治療比較複雜，首先合理選用抗生素，最好選擇對致病菌敏感的藥物。在未獲得藥敏報告之前，根據病史、症狀、引流物性質選擇。因為感染多為混合感染，故應選擇甲硝唑和廣譜抗菌素聯合應用。第二是清除感染灶，在 B 超導引下經

皮穿刺排膿、注藥、能獲得滿意的治療效果。第三是全身支持治療，增強機體抗感染的能力，給予足夠的蛋白質、葡萄糖及維生素，必要時予以輸血。同時還可應用免疫球蛋白及其他生物製劑。若非手術治療無效者，可考慮手術引流。

中醫中藥治療膈下膿腫主要以清熱解毒，理氣化瘀法則為主，常用方劑為連翹敗毒丸合膈下逐瘀湯加減。藥物：連翹、黃芩、地丁、大黃、草河車、鬼箭羽、柴胡、赤芍、元胡、牡丹皮、桃仁、蒲黃、五靈脂、黃耆、黨參等。

三、胸部併發症

肝癌手術右肝切除術後胸部併發症比左肝切除多見，胸腹聯合切口比腹部切口多見。胸部併發症主要是胸腔積液和肺部感染及肺不張。其發生的主要原因為：(1)胸腔閉式引流管放置不當或拔除過早；(2)手術中損傷膈肌和反應性胸膜炎；(3)術後早期切口疼痛或痰液粘稠，排痰困難。

主要臨床表現為肝癌術後持續發熱、咳嗽、咳痰、呼吸急促、心律加快、血氨飽和度下降，白細胞計數增高。查體發現患者呼吸音降低，肺部可聞及羅音，氣管移位等。若及時經胸部 X 光攝片和 B 超檢查，診斷不難。

胸部併發症的治療，少量的胸腔積液可自行吸收。胸腔積液較多時，可經 B 超定位後胸腔穿刺，有時經反覆多次穿刺方能痊癒，大量的胸腔積液排放，蛋白質丟失較多，須注意全身營養支持和水、電解質失衡，肺部感染的治療除鼓勵病人咳嗽、排痰、蒸氣霧化吸收等措施外，還要積極大量應用抗菌素

抗感染治療。中醫常以清熱解毒，養陰潤肺爲法則治療，常用方劑爲：清燥救肺湯合黛蛤散加減。藥物：沙參、麥多、玉竹、杏仁、蘆根、黨參、生地、花粉、女貞子、旱蓮草、魚腥草、夏枯草；咳嗽不減者，加瓜蔞、桔梗、甘草；高熱不退者，加青蒿、地骨皮、牡丹皮，牛黃清熱散一瓶沖服；胸水難消者，加赤小豆、葶藶子、石葦、冬瓜皮子、商陸。

四、腹腔內出血

肝癌切除術後腹腔內出血不多見，肝癌手術後內出血可分爲兩種類型，一種是手術後近期內出現出血現象，一般發生在手術 24 小時內，腹腔內持續引流出血性液體，病人出現面色蒼白、心跳加快、呼吸急促和血壓下降等內出血表現。出血的原因多同手術中止血不至底或病人的凝血功能異常。出血部位常在肝斷面和肝周韌帶分離創面處。另一種爲繼發性出血，多在術後 3～5 天，甚至更久。主要表現腹腔內出血和出血性休克，出血的原因常爲肝斷面失活的肝組織壞死脫落或膈下感染，引流不暢而繼發出血。

肝癌病人常伴肝硬化、門靜脈高壓和凝血功能障礙，手術中嚴密止血、妥善處理創面是預防術後出血的關鍵。對於肝周韌帶創面出血應逐一縫紮止血，肝斷面的滲血用溫熱鹽水紗墊壓迫，有較好的止血效果。術畢肝斷面和膈下充分引流。

腹腔內少量出血在嚴密觀察下行非手術治療，如新鮮血液、血漿及止血藥物，有時可自止。如大量出血應立即再次手術止血治療。中醫常配用藥物爲：小薊、仙鶴草、白芨、側柏

葉、三七及雲南白藥等。腹腔內出血若早期發現，及時治療，會收到較好效果。

五、膽汁瘻

　　肝癌切除術後肝斷面正常可以引流出少量膽汁，一般在術後一週逐漸減少而停止。如術後膽汁引流量持續不減，而越來越多，稱之謂膽瘻。肝癌術後膽汁瘻較少見，主要原因為肝斷面較大的膽管殘端漏紮或結紮線脫落，或者局部肝組織壞死脫落導致膽汁瘻。少數見於大塊肝切除造成膽管損傷。

　　少量的膽汁瘻若局部引流通暢，大多可自癒。偶而由於大量膽汁瘻或引流不暢，導致膽汁在膈下積存，造成膈下感染或引起膽汁性腹膜炎。術後膽汁瘻一旦形成，治療首先是設法將膽汁引流出體外，同時給予抗生素和支持治療。注意觀察引流膽汁的性質和量，三週後經瘻管造影和經內鏡逆行膽胰管造影（ERCP）檢查，全面了解膽汁瘻的部位和肝內外膽道情況。經久不癒的膽汁瘻和近端膽管有梗阻者，日後考慮手術修復。只要不發生彌漫性腹膜炎，不急於及早手術處理。中醫對肝癌術後併發膽汁瘻的治療主要以疏肝利膽，清熱解毒法則為主，常用藥物為：青蒿、茵陳、龍膽草、梔子、藿香、雙花、女貞子、旱蓮草、蛇舌草、豬苓、鬱金、金錢草、乾蟾皮等。

　　其他如肝動脈插管化療後及全身化療、放療後併發症，在第七章已做詳細介紹，請參閱。

第九章　肝癌的康復

憶秦娥（詞牌）·肝癌康復

　　癌歲月，天夜期待康復界。康復界，正氣將復，邪氣退卻。臟腑失調氣血虧，免疫待興重建功。重建功，後發轉移，不可忽略。

　　本章提要：共分三節，分別爲肝癌的康復指徵；肝癌的康復方法；肝癌的康復護理。

　　肝癌患者在患病後，身體的生理功能與某些器官都會受到一定的損害。另外，肝癌的治療手段如肝癌切除術、放射治療、介入治療及全身化療等，對患者的器官功能、精神、形體及外貌均有一定損害，故需要從各個方面進行康復。

第一節　肝癌的康復指徵

　　肝癌的康復，主要針對手術、介入治療、放射治療和全身

化療後的併發症進行康復治療。其康復指標爲：

1.肝癌手術後，常有術後瘢痕、纖維組織增生、膽汁瘀積（膽汁不暢）、發熱、感染、肝膿瘍等合併症發生。

2.肝癌化學藥物治療後，分兩種情況：⑴肝動脈灌注化療後併發血管壁損傷（占 15～20％），消化不良、噁心、嘔吐，以及十二指腸炎或潰瘍，膽囊炎和胰腺炎等。⑵肝動脈化療栓塞的併發症栓塞綜合症，主要表現：發熱、腹痛、噁心、嘔吐和麻痹性腸鬱張、肝功能異常、急性缺血性胰腺炎、肝臟氣體等。

3.肝癌放射治療後，常併發肝包膜放射性損害，肝臟纖維化及長期慢性腹痛等。

第二節　肝癌的康復方法

一、心理康復

1.醫護人員要主動、熱情，觀察病人的心理變化，對病人以誠相待，用語言藝術感染病人，溫暖病人的心，取得病人的信賴，鼓勵病人和疾病作鬥爭。其次給病人創造舒適的治療環境。

2.肝癌病人無論採取哪一種治療方法，對機體都有不同程度的損害，並且發生危害機體的合併症，大多數病人對本病失

去信心，擔心治療後復發轉移，病人心裏十分沉重。此時，醫護人員應開導勸解病人，幫助解除擔憂和恐懼心理，使病人主動積極配合治療。栓塞後化療藥物毒副作用可導致肝功能障礙、發熱等，甚至發生麻痹性腸鬱張，病人內心十分痛苦，感到絕望，應向病人耐心解釋肝癌的發展過程和治療階段，運用康復療法治療，慢慢使反應好轉，囑咐病人，不必著急，如情緒不改善，對疾病是不利的。

3.為改善病人緊張、恐懼的情緒，可採用音樂療法和生物療法，病人在輕鬆愉快的音樂陪伴下得到身心治療。

晚期肝癌病人，身受劇痛，腹脹難忍，精神處於絕望狀態。此時，需給予病人安撫、溫暖。對病人提出的問題及要求，要耐心解答，盡量滿足其要求；若伴有上消化道大出血、高熱不退者，應讓家屬在飲食上積極給予補充營養，加之醫生給予對症支持治療及針灸治療，可能會提高其生存質量。

二、食療與藥膳康復

1.肝癌手術後飲食、藥膳調理：

肝癌病人手術後因失血較多，機體抵抗能力較弱，飲食調理要以高蛋白、高維生素飲食為主，如牛奶、雞蛋、瘦肉、鱔魚、雞肝、羊肝、豬肝、山楂、香蕉、紅棗、西瓜等食品及水果。常選用藥膳為：萊菔粥，赤小豆冬瓜鯉魚湯、生地穀芽粥等。

2.化學藥物治療後飲食、藥膳調理：

化療後飲食調理，以清淡爽口，營養豐富為好。如鯽魚、

多瓜、鮮桃、杏仁霜、蕃薯粉、蓮藕、西瓜等。常選用藥膳
爲：山楂鮑魚、清蒸鯽魚懷茯苓、萊菔粥等。

　　3.放射治療後飲食、藥膳調理：

　　放療後，飲食調理要以營養豐富而又有滋潤的食品爲宜。
如荸薺、蘆筍、茭白、蓮藕、鴨梨、冬瓜、西瓜、葡萄等鮮蔬
菜鮮水果。常選用藥膳爲：蘆藕柏葉煎、赤小豆冬瓜鯉魚湯、
雪梨魚腥草。

　　4.晚期肝癌的飲食、藥膳調理：

　　晚期肝癌飲食調理應以營養豐富、易於消化的食品爲好，
多食些動物肝臟、胰臟和胎盤，以增強其抗病能力。製作時，
可放山楂三至五枚、雞肫三個，有助消化之功。多食彌猴桃、
胡蘿蔔、香蕉、西瓜等水果。藥膳選擇除上述藥膳外，可加服
山楂汁青魚、玉米鬚燉龜、豬腎車前粥等。

　　5.藥膳舉例：

　　(1)萊菔粥

　　原料：萊菔子 30 克，粳米 75 至 100 克。

　　製法：先將萊菔子炒熟後研末，再加粳米、水同煮成粥。

　　服法：每日一次，飯後服，吃飽爲止。

　　(2)赤小豆冬瓜鯉魚湯

　　原料：鯉魚一條（200 至 250 克），冬瓜 250 克，赤小豆
50 克。

　　製法：將鯉魚去鱗去內臟後，加冬瓜、赤小豆和適量水共
煮，熟後分數次服用。

　　服法：每日一劑，分數次使用。

　　(3)山楂鮑魚

原料：鮑魚 150 克，山楂 20 個。

製法：將鮑魚煮爛，盛入盆中。山楂去核，稍加糖，製成泥狀。鮑魚切成條狀，用山楂泥拌食。

服法：每日一劑，以副食內服。

⑷玉米鬚燉龜

原料：烏龜 1 隻，玉米鬚 100 克，葱、鹽、黃酒適量。

製法：將龜放入熱水中，排出尿液，再放開水中燙死，去頭、爪及內臟。玉米鬚裝紗布袋內，齊放入砂鍋內，放入調料，武火燒沸後，文火燉熬熟即可食用。

服法：每日一盅，吃肉喝湯。

三、沐浴療法

　　肝癌的礦泉療法主要以飲用和浴用為主。常飲用的礦泉為：硫酸鈉、重碳酸鈉泉。飲用後有消炎及降低膽固醇的作用，並能促進肝癌術後併發膽汁瘀積排出，有利膽效應，復甦肝臟的功能。對於化學藥物介入治療後，導致消化功能障礙、肝功能損害、膽囊炎者，也可以飲用上述兩種礦泉，在功能的恢復方面，也會見到一定效果的。

　　礦泉浴療對肝癌術後瘢痕、纖維組織增生以及放療後導致長期慢性腹痛等，有一定作用。常選用硫酸鎂及硫酸鈉泉，浴時宜注意進行連飲礦泉，效果更佳。礦泉浴後再進行日光浴、熱水浴，以加速疾病的康復。

四、物理療法

　　肝癌病人手術後，對於併發症膽汁瘀積、肝膿瘍採用磁療進行康復治療，對改善肝膽功能的恢復，對膿瘍液化的吸收，也發揮一定的作用，常用磁片貼於肝、膽部位或用動磁片在病變外進行交變磁場療法。對介入治療後肝臟纖維化者也可用磁片直接貼服大腸俞、肝俞、足三里及病變部位康復治療，同時配合皮電生物反饋療法進行治療。

　　若因肝癌腫塊較大，不能手術者，可考慮用微波電療大劑量波進行治療，治療後複查；如腫塊縮小，也許會給手術創造條件。

五、自我按摩康復

　　肝癌手術後，常用自我按摩方法為：擦湧泉、擦腎俞，有利於提高機體的免疫機能，提高腎功能。肝癌放、化療後可應用口腔功、乾洗臉等，用時根據不同的毒副反應，再進行不同的自我按摩。如栓塞後綜合症，以發燒為主，可揉按大椎、風池穴；噁心嘔吐為主，可揉按內關、足三里、合谷；肝區疼痛為主，可揉按湧泉、肝俞、膽俞等。

六、針灸療法

　　1.肝癌手術後膽汁瘀積者。

體針療法：取膽俞、肝俞、陽陵泉、太沖、中脘穴，留針15～20分鐘，每日1次。若疼痛者用強刺激，留針，直到疼痛緩解。肝膽濕熱者，選膽俞、日月、膽囊穴、陰陵泉、曲池、用瀉法，留針30分鐘，每日2次。便秘加支溝，黃膽加至陰。氣滯血瘀者，選期門、日月、太沖，足三里，用瀉法，留針30分鐘，每日1次。呃逆、噯氣，加內關、中腕穴。

耳針療法：取胰、肝、膽、交感、神門、內分泌、十二指腸穴，每次選2～3穴，強刺激，留針30分鐘，每日兩次，或埋針、王不留行穴位貼壓，每2日更換1次，10日為一療程。

灸法：可進行隔鹽灸神闕穴，每日1次，灸7天後，休息1週，再可進行。

拔火罐：取中腹部穴和背俞穴拔罐，每次3～4穴，每日1～2次。

2.肝動脈栓塞後綜合症，噁心、嘔吐、發熱者。

體針療法：取中脘、氣海、足三里、內關、外關穴，留針15～20分鐘，每日1次：發熱者，可針刺大椎、風池穴。

耳針療法：取熱點、脾、胃、大腸、神門穴針刺或埋針、王不留行穴位貼壓，3～4天更換1次，10天為一療程。

3.肝動脈栓塞化療後肝功能異常者。

體針療法：取肝俞、陽陵泉、章門膽俞、足三里，用平補平瀉方法，留針10～15分鐘，隔日1次。濕痰者，選胃俞、脾俞、三陰交、陰陵泉，用提插或捻轉補法，反覆運針再加灸法，在俞穴灸5～6壯，隔日一次，10次為一療程。

耳針療法：取肝、膽、脾、胃，針刺雙耳，中等刺激，每

日一次，留針 60 分鐘，10 次為一療程。

　　4.晚期肝癌併發腹水、出血者。

　　體針療法：取肝俞、腎俞、脾俞，足三里、三陰交、公孫穴，留針 15～20 分鐘，隔日 1 次。腹水併下肢浮腫者加肺俞，偏歷、水溝穴；若黃疸重者加膽俞、陽陵泉、太冲、至陽穴；併發出血者，加膈俞、血海；發熱者，耳尖放血，針刺大椎、曲池、風池穴。

　　耳針療法：取腎、脾、神門、熱點、腦、腎上腺穴針刺、埋針或王不留行穴位貼壓，每 1～2 天，更換一次，每日按揉 5～7 次。

七、按摩推拿療法

　　1.肝癌術後膽汁瘀積，宜用臍周圍摩法、順氣法、腹部斜摩法、推脊法等。

　　2.肝動脈栓塞後綜合症，局部不宜用按摩推拿法，可點足三里、內關、神門穴，按大椎、曲池、胃俞穴。

　　3.肝動脈栓塞後，肝功能障礙，局部不宜按摩推拿法，可點按膈俞、肝俞、三陰交，按揉陽陵泉、至陽穴。

八、氣功療法

　　肝癌術後或放、化療後，多練新氣功、站樁，若身體恢復較好者，可加練五禽戲，練功十八法及太極拳。晚期肝癌可練內養功。

九、藥物調理

　　1.肝癌手術後用藥：手術後用藥目的，在於防止出血、瘀血、感染以及調理消化功能。病人可用雲南白藥、多酶片、化瘀丸、降火丸、牛黃清熱散和茵陳蒿湯、加味逍遙丸等。若手術後膽汁瘀積，多因術後正虛邪實，瘀毒不化。治宜理氣化瘀，解毒消積，方用桃紅四物湯合茵陳蒿湯加減。

　　2.肝動脈栓塞綜合症，多因毒火燔熱，瘀毒反胃，胃氣上逆之脈症。治宜降逆止嘔，解毒化瘀為主，方用參赭培氣逐瘀湯、丁香透膈散合青蒿鱉甲湯加減。

　　3.肝動脈栓塞後，肝功能異常者，多表現正氣衰微，邪氣亢盛，寒濕不化，運化失司，疏泄不暢，濕熱蘊鬱肝臟所致。治以清熱利濕，健脾和胃，泄肝膽。方用茵陳蒿湯合小柴胡湯加減。還可根據病情加豬苓、金錢草、藿香、雞骨草、田基黃、五味子等。

第三節　肝癌的康復護理

　　要治好一個肝癌病人，除了醫生的醫療工作外，護理工作也是十分重要的，而且護理工作的好壞可直接或間接影響人的療效。

一、康復護理的內容

1.盡最大可能使病人不發生併發症或減少併發症和後遺症的發生。

2.護理人員、病人家屬要共同掌握病疾的轉歸和康復知識，並要具體實行。

3.幫助病人縮短康復時間，保證康復護理的連續性。

二、肝癌病人康復護理常規

1.生活環境方面護理：

⑴居住要簡單雅緻，清潔整齊。室溫保持攝氏 10～20℃，相對濕度 50～60％。保持室內空氣新鮮，經常開窗開使空氣流通。避免冷空氣直吹患者，以防受涼。室內陽光要充足。衣被要經常洗曬，定期更換。

⑵室內保持安靜，減少一切不必要的噪音，保證患者有充分的休息和睡眠。臥床休息每日不少於 11 小時為好。

⑶根據病情開展適宜的文娛活動。病情允許時，可鼓勵患者閱讀報刊雜誌、看電視、聽音樂。病情恢復期可進行適當的戶外體育、文娛活動，以助恢復身心健康。

2.腫瘤病人的一般護理：

肝癌病人住院期間，根據病情按分級護理醫囑執行。病人在家，也應根據病情輕重，由家屬給予必要的協助。

⑴遵照醫生治療用藥的要求，協助病人安排治療、練功、

學習、工作、生活等休息時間，並監督執行。

　　(2)注意飲食營養和精神生活，解除病人不必要的顧慮，必須給予極大的安慰。

　　(3)對肝癌局部要多加保護，防止壓迫和摩擦。周圍治療（手術及放、化療）而致局部破潰者，注意保持創面，避免感染，經常更換敷料。

　　3.肝癌病人的特殊護理：

　　(1)肝癌病人高熱的護理

　　肝癌病人發熱的原因很多，除了醫生用藥治療以外，家屬應給病人適口飲料，每日不少於 3000 毫升。體溫 39℃ 度以上者，應給予溫水或酒精擦身；對突然退熱，大汗淋漓者，予以人參湯、薑糖水口服之，預防虛脫。

　　(2)肝癌病人疼痛的護理

　　肝癌中晚期由於腫瘤增大，或治療後組織水腫壓迫或侵犯鄰近器官、神經末梢或神經幹，即可產生疼痛。在護理時應根據疼痛的原因、性質、部位及全身情況給予處理。

　　為了使病人情緒穩定，可給予一般鎮靜劑。如果局部熱痛，可放置冰袋冷敷。若疼痛部位發涼，可用艾灸方法治療。也可用遠端取穴針灸治療，切忌肝癌局部針刺。關於按摩療法，一般主張除瘤體之外，均可進行。由於肝癌疼痛較難控制，所以不宜過早給予強力止痛藥，更不能劑量過大，否則造成習慣癮癖，用藥無效，使病人更加痛苦。

　　(3)肝癌病人失眠的護理

　　肝癌病人失眠的原因較複雜。多因精神緊張或病情痛苦而造成的。病人要認識，能吃能睡是恢復健康的重要因素。俗話

說心寬體胖是有一定道理的。在護理失眠病人時，首先室內有一個舒適的睡眠條件，室溫不宜過高，被褥不宜過厚，吃飯不宜過飽，睡前不飲濃茶和咖啡。中醫藥學認為「高溫則不眠，胃不和則夜不安」是有一定道理的。如肝癌病人常因消化不良、脘腹脹滿而致失眠者，可針灸神門、足三里穴催眠，也可用耳針貼壓法及磁療等方法，耳針常用穴位為：神門、皮質下、內分泌、心、腎、枕等。氣功催眠也是行之有效的方法。由於肝癌病情加重引起的失眠應進行病因治療。

(4)肝癌上消化道出血的護理

肝癌病人出現消化道出血屬於晚期常見之危象，家屬護理時，首先讓病人平臥安靜，速送醫院急診搶救。嘔血者，讓病人側臥，以免血液逆入氣管發生窒息。此時要禁食。若便血，可給病人急煎人參湯 30 克和雲南白藥 1 克內服，及時請醫生處理。

(5)肝癌病人昏迷的護理

晚期肝癌病人長期臥床不能自動翻身者，常常引起褥瘡的發生。因此每日需要用濕熱毛巾揩洗及按摩骨骼隆起受壓處（消瘦明顯者可用 50％酒精或樟腦酊按摩），敷以滑石粉，使皮膚保持適度乾燥。必要時在臀部加放氣墊，肢體處可放棉墊。局部紅腫時，可塗複方安息香酊。破潰者塗 2％龍膽紫藥水，並以消毒紗布包紮。如併發感染，加服抗生素。

(6)肝癌病人昏迷的護理

肝癌病人晚期由於被受損的肝臟失去其解毒和清除功能，從而使人體的有害代謝產物進入體循環，而後透過大腦屏障，導到大腦功能紊亂。輕者表現反應遲鈍、精神錯亂，重者導致

昏迷（肝昏迷）。昏迷屬於肝癌的昏象，必須積極搶救和認眞護理。首先，應使病人安臥床上，床旁加用欄杆以防跌下。將患者的頭側向一邊，以免口中粘液、痰塊或嘔吐物吸入氣管。如發現此物，應及時排出，保持呼吸道通暢，注意口腔的護理，防止褥瘡及肺部併發症的處理，密切觀察病情，隨時作好搶救準備。

三、肝癌康復調養護理注意事項

1.肝癌病人練功注意事項：

肝癌病人治療後可以練功，但手術後不宜練功過早和活動量過大。腹水過多及肝包膜和肝癌結節有破裂可能者，不宜練動功。

2.肝癌病人飲食禁忌：

肝癌病人首先禁用一切劇毒藥物。在飲食方面，忌服白酒、辣椒、母豬肉、老南瓜、韭菜，愼服過硬及焦脆食品，少吃牛奶、肥肉等難消化又產氣的食品。進食時避免憂鬱憤怒，以防怒氣傷肝而加重病情及不良後果的發生。

3.肝癌的危象：

肝癌病人如有腹部疼痛、嘔血、便血時，考慮有消化道大出血；如病人突然肝區刺痛、面色蒼白、脈搏加快、血壓下降等，應考慮併發肝破裂；如病人有情緒的改變，煩躁不安，語無倫次，頭痛、頭暈、嗜睡等，可能有肝性腦病的發生。以上情況，無論發生哪種，都應立即送醫院急診。

4.肝癌病人複查時間：

　　肝癌切除後患者每 3 個月需檢查 AFP 、肝功、腹部 B 超及胸透，以利早期發現肝臟亞臨床復發病兆或肺部轉移病兆，爭取再次手術治療機會。3 年後每半年複查一次。5 年後每年隨診一次。

第十章　肝癌的預防及預後

採桑子（詞牌）‧肝癌預防及預後

　　機體蘊藏癌基因，貴在預防。何謂預防，七情六淫調正當。一年一次普查制，無求健康，勝似健康。恬憺虛無最風光。

　　本章提要：共分二節，著重介紹肝癌的預防及預後情況，對預防肝癌的內容、措施、飲食及中醫藥學對肝癌預防等分別加以論述。對肝癌預後從治療後生存率、併發症、機體等也分別予以闡述。

第一節　肝癌的預防

　　肝癌的流行病學調查，臨床和實驗研究結果表明，中國肝癌發病與 B 肝病毒感染、黃麴霉毒素以及飲水污染三大因素

有關。此外，亞硝胺、吸菸、飲酒等因素亦有影響。因此針對
上述因素，採取相應的措施，無疑對預防肝癌的發生有重要意
義。從臨床而言，積極開展中西醫結合防治 B 型肝炎、肝硬
化，對減少癌變的可能性是大有希望的。B 型肝炎、肝硬化的
防治請參閱第四章「癌前病變」有關章節。

一、肝癌預防內容

肝癌預防也和其它癌症的預防一樣，分爲一級預防和二級
預防。肝癌的一級預防是對肝癌本身的預防，消除和減少可能
導致肝癌的致病因素，其目的在於減少肝癌的發病率。其中涉
及人們對生活方式的選擇，社會因素的對待，心理因素的控制
等。肝癌的二級預防是指肝癌一旦形成，如何在早期階段發現
它，予以及時治療，防止繼續發展，其目的在於降低肝癌病人
的死亡率。肝癌的一級預防和二級預防都是有同樣的意義，是
肝癌預防的主要方面。至於三級預防，筆者認爲應當如何採取
有效措施，防止肝癌的肝內擴散和肝外轉移。對於提高療效及
病人的生存質量、延長生存時間是有一定意義的。

二、肝癌的預防措施

預防肝癌，首先要明確肝癌的病因，而肝癌的病因至今尚
無定論。但從致病因素考慮，有三個主要方面，即 B 型肝炎
患者、黃麴霉毒素和飲水污染。因此，管水、管糧、防肝炎三
個方面是預防肝癌病因的主要方面，對於去除病因的預防有積

極的意義。

　　1.管水可以通過改良水源、水深水井和飲用自來水的辦法，對飲水應進行消毒處理，切勿飲用塘水、溝水，定期對飲水進行消毒，加強宣傳，使人們都認識到飲水污染的危害性。對於肝癌高發區更應抓緊此項工作的落實。

　　2.管糧的目的在於消除可以誘發肝癌的黃麴霉毒素，根本的措施是要防止糧食霉變。因為霉菌生長及產生毒素需要一定的溫度和相對濕度等條件，即溫度在 25～28℃ 左右，相對濕度 85％ 以上。因此做好農作物的收割保管，採取快收、快曬、快進倉、定期翻曬等措施，可減少霉變。對被黃麴霉毒污染的食物，可用有效的去毒方法去毒，或不再食用。

　　3.防肝炎：一是預防病毒性肝炎的發生，主要預防 B 型肝炎的發生；二是對肝炎病人積極治療，盡快治癒，以排除其促癌作用。

三、預防肝癌的飲食

　　肝癌與飲食的關係十分密切，為了減少肝癌的發病率，所採用的飲食應注意以下幾個方面。

　　1.飲食要多樣化：首先應注意飲食中營養物質的平衡，保持飲食的多樣化。所吃食物的種類要廣泛，使營養成分盡可能完備和平衡。如果偏食，反覆吃一種或幾種食物，機體內部功能就會失調。如長期偏食，反覆吃一種或幾種食物，機體會偏熱；長期吃偏寒的食物，機體會偏寒，久之形成疾病。中醫所謂：「久而增氣，物化之常也，氣增而久，夭之由也。」就是

這個道理。

2.飲食要富於營養，要粗細糧搭配：多吃蔬菜水果、蔬菜和水精製米麵、動物性脂肪和低纖維素食物。因為粗糧、蔬菜和水果中含有豐富的礦物質、維生素、纖維素等，對預防肝癌有利。

3.不要吃發霉、腐爛的食物：發霉米麵等糧食中含有致癌物質黃麴霉毒素；腐爛的魚、肉中含有多量的胺；腐爛的蔬菜、水果中含有多量的亞硝酸鹽，而亞硝酸鹽極易和胺結合生成致癌物質亞硝胺。此外，如吃發霉的花生米時喝酒，誘發肝癌的可能更大。

4.不要吃油炸、煙燻、火烤、鹽腌的食品：油炸食品中的蛋白質遇高溫會變異，具有誘發癌變的危險；鹽腌的酸菜中含有較多的亞硝胺；煙燻、火烤的食品，特別是燒糊的食品，會受到煤和煤焦油中的致癌物 3，4－苯幷(a)芘的嚴重污染。

5.加入了防腐劑、合成色素、各種人工香精的食品，如熟肉、香腸、罐頭、果醬、花色飲料，均不宜經常大量食用。

6.不飲不清潔的水或生水；不用蒸餾水煮粥和其它食物，因蒸餾水中亞硝酸鹽含量較高。注意清除水壺、鍋爐中的水垢，因水垢中含有致癌物中的鎘、砷、鋁等元素。

7.少飲酒或不飲酒，以適量飲點優質低度酒為宜，不可過量；高度烈性酒不飲為好。近年來，在肝癌的致病因素中，酒的作用又重新受到重視，歐洲證實有酒精性肝病背景的肝癌並無 B 肝病毒參與的證據，因此，為預防肝癌最好不飲酒。

8.吸菸有害無益，對肝癌的發生也有影響。為了預防肝癌，應該戒菸。

四、肝癌普查

　　肝癌的普查是實現肝癌二級預防的主要手段。由於肝癌病人早期無明顯症狀，待出現症狀時往往爲時已晚。因此，如不開展普查工作，無論何種技術和設備，皆不能眞正達到早期診斷的目的。從理論上講，肝癌普查是希望有肝癌的病人出現臨床症狀之前，就利用有效的檢測手段將其查出，達到早期診斷的目的，以便得到及時的治療，從而取得較好的治療效果，改變肝癌的預後，以達到降低死亡率的目的。因此肝癌的普查對肝癌的預防也是十分重要的。肝癌普查的主要方法是採用甲胎蛋白的血凝法檢測大致可以符合要求，可在肝癌高發區或高危人群中進行肝癌普查檢測，必要時予以肝功能檢查，B 超檢、CT 及 MRI 檢查等。

　　肝癌的高危人群爲： 40 歲以上，B 肝表面抗原（HBsAg）陽性，有 B 型肝炎、C 型肝炎或不明確的何種類型的肝炎病史已五年以上，尤其是男性有肝癌家族史者。

五、中醫藥學對肝癌預防的認識

　　中醫的肝癌病因理論爲：

　　1.肝癌屬中醫積病範疇。積病的成因爲「卒然外中於寒」，加之「內傷於憂怒」而成。基於此種病因，避免不愉快的惡性精神刺激，保持思想情緒的穩定，節制情志，看淡名利，不因憂思忿怒而傷肝，對預防肝癌的發生有著十分重要的

意義。因爲卒中於寒可致肝癌，所以應注意保溫，防遭外寒侵襲。尤其是腿腳更應保溫，因肝臟的經脈從足上發出。

2.中醫還認爲：「肝爲罷（疲）極之本。」疲勞過度會傷害肝臟。所以，用力過度，承受身體不能承受的重量，如負重過多，或超過身體耐受量的行走、站立，無休止地看書、看電視，夜以繼日地打牌而不能休息和睡眠等，都對肝臟不利。

3.中醫認爲：「肝藏血」「血舍魂」「人臥則血歸於肝。」所以平時要保證充足的睡眠和休息，注意勞逸結合，可以收到養肝的效果，對肝癌的預防有積極作用。

六、中藥預防肝癌的研究

1.黃麴霉毒素（AFT，其中 B_1 簡稱 AFB_1）是一種強力致癌物質，能引起多種動物的肝癌，它與人類肝癌有著密切聯繫。嚴錫琪等在《癌症》1987；(2)：83中，研究了三種綠茶（廣西靈山茶、雲南大葉茶和福建鼎坑茶）對 AFB_1 致肝癌作用的影響，結果表明三種綠茶均有明顯抑制 AFB_1 的致癌作用。$\gamma-GT$ 灶的數量明顯少於對照組（$P<0.01\sim0.05$），其面積及體積均明顯小於對照組（$P<0.01\sim0.05$），這一發現對人類肝癌的預防，將有重要的實用價值。譚國忠等在《腫瘤》雜誌 1990；(3)：121 中用不同濃度綠茶及茶葉渣對 AFB_1 致大鼠肝癌作用的影響發現，綠茶抑癌作用的有效成份絕大部分爲水溶性物質，且 2％濃度的綠茶對 AFB_1 致癌作用已有抑制效果。

2.阮萃才等在《癌症》1989；(1)：29中應用 Ames 抗誘變

試驗，發現各種中藥的丙酮提取液加入 AFB_1 後，誘導 TA－100 鹼基置換型突變株有明顯抑制作用（抑制率大於＞76％）的有山楂、當歸、丹參、五味子、女貞子、天冬、苡米、百合、杏仁、山萸肉、烏梅等 11 種中藥（茯苓的抑制率 65.4％較低）。結果表明 11 種中藥對 AFB_1 有明顯抑制突變作用的效果，提示這些中藥含有抗突變物質，它不僅能抑制移碼型突變，而且也抑制鹼基置換型突變。通過這些誘變抑制劑在細胞內或細胞外使致突變物滅活，阻斷致突度物損傷 DNA 引起體細胞突變而達到防癌之目的。爲開發預防肝癌藥物資料，降低肝癌發病率的研究，提供了科學依據。

3.屠華成等在《腫瘤》雜誌 1989；(1)：31 中用二乙基亞硝胺作誘癌劑，巴比妥鈉作促癌劑建立大鼠肝癌模型，用健脾理氣（黨參、白朮、茯苓、八月扎）、活血化瘀（丹參、川芎、桃仁、紅花）、清熱解毒（半邊蓮、山豆根、石見穿、銀花）中藥處理實驗動物，以大鼠肝臟癌前病變 γ－GT 酶變灶的定量分析爲實驗指標，觀察不同治則的中藥對大鼠肝臟癌變過程的影響。結果發現健脾理氣（預處理）組和健脾理氣組每平方厘米肝臟切面 γ－GT 酶變灶數低於誘癌對照組和活血化瘀、清熱解毒組，差別顯著（P＜0.01），且健脾理氣（預處理）組與健脾理氣組相比，差別顯著（P＜0.05），表明對酶變灶數目的抑制作用，健脾理氣中藥優於活血化瘀、清熱解毒中藥，誘癌前健脾理氣中藥預處理效果則更好。另外各類中藥處理對大鼠肝臟酶變灶的平均體積和總體積亦有明顯縮小作用（P＜0.01～0.05），而健脾理氣中藥又要優於活血化瘀藥、清熱解毒中藥（P＜0.05）。由於本實驗採用將誘癌階段和促

癌階段完全分開的大鼠肝癌模型，在誘癌後再行中藥處理產生了抑制酶變灶的作用，說明中藥對癌變過程的促癌階段有阻斷作用。實驗還發現健脾理氣中藥誘癌前處理效果更好，說明健脾理氣中藥還對二乙基亞硝胺誘肝癌的誘癌階段亦有預防作用。

七、防治肝癌常用中藥介紹

為了便於讀者掌握防治肝癌藥物的特性，本書選用了常用的中藥 35 種，供讀者參閱。

㈠清熱解毒類

1.牛黃（Calclus Bovis）

科屬：為牛科動物黃牛或水牛、牝牛等牲畜的膽囊結石（少數為肝管、膽管中的結石）。

性味：味苦、性涼。

功效：清熱解毒、開竅豁痰、息風定驚。

主治：熱病神昏、煩躁譫語，中風痰迷、驚風抽搐、癰腫疔毒、咽喉腫痛、口舌生瘡等病症。

肝癌現代臨床應用：張所樂在《江西中醫藥》1991；(12)：37～38 中報導，用安宮牛黃丸治療中晚期原發性肝癌 20 例。患者均每日予本丸一丸，吞服或溫開水化服，顯示療效後改為 2～3 日一丸，平均服 27.6 丸；並辨證分為肝鬱氣滯、氣滯血瘀、肝陰虧損、肝膽濕熱四型，配合中藥湯劑，平均服藥 60 劑。治療效果：顯效（症狀基本消失，肝臟明顯縮小，可觸及的腫塊縮小一半以上，同位素掃描、超聲波與生化檢查明顯好

轉，出現療效維持一月以上）2 例，有效（症狀好轉，肝臟可
觸之腫塊縮小或穩定，同位素掃描、超聲波與生化檢查有所改
善或穩定，出現療效維持一月以上）13 例，無效 5 例。其中
1988～1990 年 1 月治療的 15 例，1 年生存率 26.7％。半年生
存率 53.4％。周岱翰在《新中醫》1985；(3)：21 報導，以牛
黃複方蓮花片（半枝蓮、七葉一枝花、牛黃等）治療中晚期原
發性肝癌 22 例，經過治療後，腫瘤縮小者 7 例，穩定 6 例，
增大 9 例，生存均在 1 年以上。方書琴在《癌症》1986；4：
375 報導，以犀黃丸每日 3 克口服，同時配用阿霉素等化療藥
物及護肝藥物，治療原發性巨塊型肝癌 4 例，取得良效，4 例
患者肝臟腫塊均明顯縮小，臨床症狀改善，體力精神均復常
態，已能參加勞動，隨訪最短時間 14 個月，最長 30 個月，
患者仍健在。陳漢等在《腫瘤防治研究》1979；(4)：19 報導
用牛黃複方肝癌丸內服，每日 3 克，連服 4 個月爲一療程，
治療原發性肝癌行肝切除術後患者 6 例，證實對延長肝癌術
後患者的生存時間有一定作用，患者 1 年生存率優於對照
組。

　　常用量：內服 1～3 克；外用適量。

　　毒副反應：牛黃及其製劑臨床證實毒性小，一般無不適反
應。但脾胃虛弱、孕婦不宜用，無實症者禁用。

　　2.地龍（Lumbricus）

　　科屬：爲蚯蚓科動物環毛蚓或縞蚯蚓的乾燥蟲體。

　　性味：味鹹、性寒。

　　功效：清熱、鎮痙、止喘、利尿。

　　主治：高熱狂躁、驚風抽搐、頭痛目赤、喘息痰熱、中風

半遂等病症。

肝癌臨床應用：(1)可調整血液流變指標：上海華山醫院芎龍湯（川芎、地龍、葛根為主藥），觀察治療癌患者 205例，檢測血液流變性六項指標在治療前後的變化。結果芎龍湯治療者，有效率為 53.7%，其中完全達正常 25.4%，對改善癌症患者血液高凝滯狀態有較好療效，並有較好的白細胞突白作用。臨床亦證實，芎龍湯不僅能預防癌症的轉移、復發，而且能直接達作用於癌細胞。(2)王德龍在《中西醫結合雜誌》1990；(2)：723～725 中，以地龍複方製成外用膏劑普陀膏（地龍、血竭、全蟲、僵蠶、蜈蚣等），治療原發性肝癌 70例，證實其鎮痛顯效率達 83.5%，有效率達 96.7%。用膏貼配合中藥內服，Ⅱ期肝癌患者一年生存率達 44.8%。

毒副反應：地龍製劑在臨床應用未見嚴重的全身反應，但有肌注地龍注射液引起過敏休克的報告，提示對高度過敏體質的患者應慎用。

3.半枝蓮（Herba Scutellariae Barbatae）

科屬：為唇形科植物半枝蓮的全草及根。又名狹葉韓信草、併頭草。

性味：性涼、味微苦。

功效：清熱解毒，活血化瘀，利水消腫。

主治：毒蛇咬傷、疔瘡癤腫、肝炎、腫瘤等病症。

肝癌臨床應用：周岱翰在《新中醫》1985；(3)：21 報導，以蓮花片（半枝蓮、七葉一枝花、牛黃、山慈菇、田七、蜈蚣、莪朮）治療中晚期原發性肝癌 22 例。治療結果；腫瘤縮小者 7 例，穩定 6 例、增大 9 例，但接受治療的患者生存

率均超過 1 年以上。吉林市第二醫院駱和生在《新中醫》1978；⑵：44 報導治療中晚期肝癌 50 例。以本品爲主每日60～180 克，根據病情輔以平肝、柔肝、扶脾、活血等法，並適當加用化療藥物，結果近期治癒 9 例，顯效 8 例，有效 14例，總有效率爲 62％。其中中期患者 11 例，近期治癒 9 例，顯效 4 例。因此認爲對早、中期病例療效更佳。劉芳在《中醫雜誌》1989；⑸：27～29 報導，治療原發性肝癌 II 期患者50 例。配合放療、化療，辨證分爲甲組（脾虛型），在補益藥的基礎上加半枝蓮等抗癌藥物；乙組（痰濕凝聚型、氣滯血瘀型、肝腎陰虛型）分別辨證用方。結果，甲組生存期 416～7240 天，平均 1975.28 天；乙組生存期 57～402 天，平均170.16 天；兩組比較甲組療效明顯優於乙組（P＜0.001），證實補益藥加半枝蓮等抗癌藥合用在綜合治療中療效最高。陳林才在《腫瘤》1989；⑸：196 報導，以半枝蓮複方蛇蓮石楞湯（白花蛇舌草、半枝蓮、石見穿、煅瓦楞等）加減治療肝癌患者 41 例，並在肝癌腫塊處外敷獨角蓮或活蟾皮，內服勝利丹等。治療後，完全緩解 4 人，部分緩解 16 人，無變化 19人，進展 2 人，普通延長了患者的生命。

毒副反應：未見有明顯毒副作用與不良反應。

4.半邊蓮（Herba Lobeliae Radicantis）

科屬：爲桔梗科山梗荣植物半邊蓮的全草。

性味：味辛、微苦、性平。

功效：清熱解毒、利水消腫。

主治：毒蛇咬傷、疔瘡癰腫、水腫、黃疸等病症。

肝癌現代臨床應用：肝癌合併腹水，林余廣在《中醫藥研

究》1988；(6)7～9 報導，治療原發性肝癌合併腹水 21 例。以活血利水法爲主，重用半邊蓮每副 30 克，同時輔用西藥及對症治療等措施。結果：顯效（腹水消退、症狀改善）15 例，有效（腹水減輕、症狀穩定或改善）4 例，無效 2 例。林宗廣在《中醫雜誌》1992；(2)：23～24 中報導，用扶正軟堅法治療中晚期原發性肝癌 44例。對有腹水或下肢水腫均在扶正軟堅基礎上選用利水中藥，重用半邊蓮 30 克，證實對改善患者發熱、納差、肝痛、腹脹和減輕腹水等均有較好療效，治療後半年、1 年、3 年、5 年以上生存率分別有 77.3%、59%、15.9%、6.8%。

毒副反應：臨床半邊蓮煎劑口服，即長期服用，亦未見明顯毒性反應。因有山梗菜鹼樣作用，故半邊蓮製劑注射時，少數病例有頭昏、汗出等反應。半邊蓮鹼注射給藥過量時，可致心跳過速、傳導阻滯、嘔吐、驚厥、血壓下降、甚至呼吸麻痺等嚴重反應，但因其作用時間短，眞正發生危險者較少。

5.蚤休（Paris polyphylla Sm）

科屬：爲百合科多年生草本植物蚤休及同屬多種植物的根莖，又名七葉一枝花、重樓、草河車等。

性味：味苦，性微寒，有小毒。

功效：清熱解毒，消腫止痛，解痙定驚。

主治：熱毒瘡癰，高熱驚風，疔瘡腫毒，咽喉腫痛，毒蛇咬傷等病症。

肝癌臨床應用：馬伯龍等在《黑龍江中醫藥》1990；(4)：4 中報導，用七葉一枝花組方治療 50 例原發性肝癌，全部中藥治療，分肝鬱脾虛型、肝膽濕熱型、氣滯血瘀型及肝腎陰虛

四型，隨症加減，每日一劑，2 個月爲一療程。結果：治療後存活半年以上 22 例，1～2 年 12 例，2 年以上 3 例，不足半年者 13 例。臨床療效較好，且無副作用。潘敏求等在《北京中醫》1987；⑶：36 中報導，用肝複方（黃耆、黨參、蚤休、鼠婦蟲等藥組方）治療中晚期肝癌 60 例。治法：水煎服，每日 1 劑，連服 2 個月爲一療程。結果：與放療組和化療組比較，1 年生存率中藥組爲 20％；放療組爲 8％，化療組爲零；療後穩定率中藥組爲 78.3％，放療組爲 20.8％，化療組爲 20％；療後腫瘤增大率中藥組爲 15％，放療組爲 12.5％，化療組爲 53.6％。長期服用本方對改善症狀，抑制腫瘤生長，延長生存期有一定療效。

　　毒副反應：臨床未見明顯毒副反應的報導。

　　6.白花蛇舌草（Herba Hedyotis Diffusae）

　　科屬：爲茜草科耳草屬植物白花蛇舌草的帶根全草，又名二葉葎、羊鬚草、鶴舌草等。

　　性味：味甘淡、性涼。

　　功效：清熱解毒，活血消癥。

　　主治：癰疽瘡瘍，咽喉腫痛，下焦濕熱，外用治跌打損傷和毒蛇咬傷。

　　肝癌現代臨床應用：陳林才在《腫瘤》1989；⑸：196 中報導，以白花蛇舌草、半枝蓮、石見穿、煆瓦楞等藥組成的蛇蓮石楞湯爲基本方，辨證施治，隨症加減，治肝癌 41 例。治法：中藥水煎，每日 1 劑，分 2 次服用，肝癌腫塊處外敷獨角蓮或活蟾皮，內服勝利丹。同時配合使用抗癌西藥。結果：完全緩解 4 人；部分緩解 16 人；無變化 19 人；進展 2 人。

普遍延長了生命。湯新民等在《上海中醫藥雜誌》1985；⑿：
11 中報導，用方中有白花蛇舌草的茵陳海參方治療Ⅲ期原發
性肝癌 73 例，服藥後 1、2、6 月以上生存率分別為
34.25％、8.32％和 2.74％，1 年以上者為 1.37％，平均生存
期 34.01 天，中位生存數為 19 天。臨床觀察，本方對Ⅲ期肝
癌有一定療效。

　　毒副反應：臨床應用未見明顯的毒副反應，僅個別病例連
續服藥 10 天後有口乾副作用。本品注射液大劑量靜注，可致
白細胞輕度下降，但停藥 3～5 天即恢復正常。

　　7.喜樹（Camptotheca Acuminata Decne）

　　科屬：為珙桐科植物喜樹果實或根。別名為旱蓮木、千張
樹和南京梧桐。

　　性味：味苦澀、有毒。

　　功效：抗癌、清熱、殺蟲。

　　主治：適用於各種癌腫，外用可治銀屑病。

　　肝癌臨床應用：喜樹鹼內酯混懸劑 2.5～5mg 加 5～50％
葡萄糖液靜注，成人每日或間日 1 次，一般總量為 25～55mg
一療程；肝動脈灌注 5～10mg，每日或間日一次，一般總量為
25～35mg 一療程。治療原發性肝癌 100 例，用藥後肝臟（即
肝臟腫瘤），縮小 2cm 以上者達 98％。但總劑量增至 50mg 以
上時，療效不再提高，未見有瘤體完全消失的病例。治療後肝
區脹痛減輕、精神好轉、食慾增加、癌熱下降。用藥後再行手
術治療較單獨用藥為佳。

　　毒副反應：喜樹鹼鈉鹽注射液的總量大於 100mg 以上
者，其不良反應主要表現以下幾個方面：⑴泌尿系：有尿急、

尿頻、尿疼症狀，嚴重時可見血尿，並可查見蛋白、紅細胞等，此時應暫時停藥，對症處理。(2)胃腸道：食慾不振、噁心、嘔吐、腹瀉等，以腹瀉最多見，嚴重時可致腸麻痹和電解質紊亂，應及時處理。(3)抑制骨髓造血機能：引起白細胞和血小板或少。(4)脫髮脫毛現象。本製劑禁用於腎功能減退患者及孕婦。

8.冬凌草（Herba Rabdosiae Rubescentis）

科屬：為唇科香茶屬植物碎米亞。

性味：味甘苦、性微寒。

功效：清熱解毒、消炎止痛、健胃活血。

主治：用於熱毒癰腫、瘀血癥瘕等。

肝癌臨床應用：據河南醫學院第一附屬醫院腫瘤科在 1983 報導，冬凌草糖漿及片劑或冬凌草甲素治療 31 例原發性肝癌，約有 80% 的病人肝痛及食慾減退等症狀得到明顯改善，治療後半年生存率為 29.6%，1 年生存率為 12%，2 年生存率為 10%。對單純型的療效較好，對硬化型的療效較差。從半年生存率來看，冬凌草的療效雖較喜樹鹼混懸劑及自力霉素為低，但可與氟脲嘧啶及噻嗒哌等相近；從 1 年生存率來看，冬凌草的療效不比上述藥物差，且冬凌草毒、副反應小，又可使大部分肝癌病人症狀改善，為較安全有效的治療肝癌藥物之一。

毒副反應：冬凌草糖漿劑及片劑無明顯毒副反應。冬凌草甲素用量過大（每次 100mg 以上或輸入速度太快），半數以上病人有口唇麻木、牙痛、流淚、頭暈、心煩、噁心嘔吐等反應，減慢速度或停止輸入後 15 至 30 分鐘即可消失。連續滴

入後可引起靜脈炎。

9.青黛（Indigo Naturalis）

科屬：爲大青葉的莖葉經水浸，石灰等處理所製得的色素。

性味：味鹹、性寒。

功效：清熱解毒，涼血消斑，瀉肝經實火，並有抗癌之功。

主治：肝火犯肺之咳嗽咯血，及小兒驚風痙攣等症。

肝癌臨床應用：謝文斌在《重慶醫藥》1979；(2)：54 中報導，口服青黛片或青黛粉，並同時外敷青黛於包塊部位，配合放療、化療治療肝癌數例，結果發現青黛可降低甚至消除因放療、化療引起的毒副反應，可減少放射劑量，縮短療程，局部外敷能鎮痛，並促進腫塊變軟，變小甚至消散。

毒副反應：部分病人服用青黛後有腹痛、腹瀉、噁心、嘔吐、稀便等不良反應。少數病人有骨骼抑制引起血小板下降及肝功能受損。

10.龍葵（Herba Solani Nigvi）

科屬：龍葵爲茄科屬植物龍葵的全草。又名老鴉眼睛草、黑茄子、野海椒，根與種子亦可藥用。

性味：味苦、性寒。

功效：清熱解毒、活血、利尿、消腫。

主治：疔瘡癰腫，毒蛇咬傷，尿路感染，慢性支氣管炎和腫瘤。

抗癌藥理：楊承珠在《河北中醫》1992；(5)：46 報導，臨床實驗證實，複方龍葵注射液對肝癌細胞的增殖有明顯的控

制作用，控制率可達 87.35％。

　　肝癌臨床應用：⑴癌性胸腹水：張立忠等在《新中醫》1990；⑶：37 報導，單用龍葵 120 克，去根首煎適量（100ml 左右），複煎 1 次，兩次煎液兌勻，分晚睡前，次晨各服半量，治療 5 例（3 例肝癌腹水，1 例肺癌胸水，1 例胃癌術後腹水，5 例胸膜水中均找到癌細胞）。患者在服藥 1 週後，尿量日漸增多，腹脹、納差、胸悶、氣短等症狀改善，其中 4 例用藥後術未行穿刺放液，壓迫症狀緩解，胸腹水消失，另 1 例胃癌服藥後，穿刺放液間歇期明顯延長。說明龍葵對癌性胸腹水具有良好的療效；⑵原發性肝癌：李乃民等在《四川中醫》1990；⑸：30 報導，用柴胡鱉甲參尤湯加龍葵等抗癌藥，治療經剖腹探查不能切除的中晚期肝癌 40 例，同時加用轉移因子，並對症支持治療。對照組 20 例亦爲不能切除的中晚期肝癌，應用對症治療及化療。結果：中藥組好轉 15 例，有效 18 例，無效 7 例，總有效率 82.5％；平均存活時間中藥組 9.95 個月，對照組爲 5.3 個月，中藥組療效明顯優於非中藥組。

　　毒副反應：內服常用量 30～60 克臨床少見毒副反應，過量可致中毒，引起頭痛、腹痛、嘔吐、腹瀉、瞳孔擴大，心跳先快後慢、精神錯亂，甚至昏迷。曾有報告兒童含未成熟的的龍葵果中毒而死亡。

　　11.大黃（Radix et Rhiziphi Jujubae）

　　科屬：爲蓼科植物掌葉大黃或藥用大黃的根及根莖。

　　性味：味苦、性寒。

　　功效：瀉實熱、下積滯，行瘀解毒。

主治：實熱便秘，積滯腹痛，濕熱黃疸，血瘀經閉，癥瘕疔瘡，燒燙傷等症。

肝癌臨床應用：陳再連在《中西醫結合雜誌》1991；(1)：55 報導，用大黃 10 克配黃耆 30 克、丹參 15 克、紅花 5 克、海藻 20 克、蒲公英 25 克製成（上藥水煎 4 次，每次 1 小時），過濾、濃縮成稠膏，加 95％乙醇，使含醇量達 65％，放置過濾，過液，回收乙醇，加蒸餾水防腐劑，分裝每瓶 250ml，高壓消毒，直腸淨化液，治療晚期肝癌 87 例（治療組），另設 87 例為對照組。治療組用直腸淨化液 250ml 每日 2 次保留灌腸，保留小於 30 分鐘。兩組均用支持療法、利尿、補充能量等治療。結果，治療組與對照組平均生存天數分別為 42.8 ± 47.5 日，35.3 ± 34.5 日，兩組比較有顯著性差異 $P < 0.01$；併發肝破裂、上消化道出血治療組均少於對照組。

毒副反應：大黃生藥一般毒性較低，但服用過量也可中毒，尤其是鮮大黃毒性較大，可引起噁心、嘔吐、頭昏、腹絞痛、黃疸等。長期經常服用蒽醌類瀉藥可致肝硬變與電解質代謝紊亂。

12.蟾蜍（Venenum Bufonis）

科屬：為蟾蜍科中華大蟾蜍或黑眶蟾蜍的耳後腺及皮膚所分泌的白色漿液。

性味：味甘、辛，性溫。

功效：開竅、消腫、止痛。

主治：瘡癰腫毒、咽喉腫痛、疔毒、牙痛等症。

肝癌臨床應用：安徽華蟾素臨床科研協作組在《中西醫結合雜誌》1985；(2)：125 中報導，用華蟾素注射液治療原發性

肝癌 69 例，常規劑量組每次用華蟾素 6ml 肌肉注射，每日 2
次。大劑量組每次用華蟾酥 20ml 加 10％葡萄糖液 500ml 靜
脈滴注，每日 1 次。以上兩組治療期間均不用其它抗癌藥
物，輔助性藥物盡量少用。住院觀察 1 個月。治療結果為：
69 例中，顯效 2 例，有效 34 例，無效 33 例，總有效率為
52.1％，無效率為 47.9％。用藥期間個別患者有一過性體溫
波動及局部刺激症。

　　毒副反應：服用過量可引起中毒，一般在藥後 30～60 分
鐘出現中毒現象，如嘔吐、腹痛、腹瀉、胸悶、心悸、血壓下
降或口唇及四肢發麻，嗜睡多汗，膝反射消失等。

　　其它清熱解毒防治肝癌藥物還有：苦參（苦參片、野
槐）、牛草（犀黃、西黃）、菝葜（金剛藤、鐵刺鈴）、大
薊、蛇莓（蛇果草）、紫草（紫草根）、墓頭回（腳汗草）、
漏蘆（狼頭花）、梔子、熊膽、地骨皮、黃柏、香茶菜、藤梨
根、臭椿樹根。

　　(二)活血化瘀類

　1.丹參（Radix Salviae Miltiorrhizac）

　　科屬：為唇形科鼠尾屬植物丹參的根。

　　性味：味苦、性微寒。

　　功效：活血祛瘀，安神寧心，消癰止痛。

　　主治：血行不暢的胸痹絞痛。月經不調、經閉、痛經、跌
打損傷及驚悸不眠、癰疽腫痛等症。

　　肝癌臨床應用：李岩老師研製的中藥岩龍抗癌口服液，其
中以丹參為主藥，配用白花蛇舌草、半枝蓮、龍葵等，在廣州
中山醫科大學孫逸仙紀念醫院臨床應用 18 個月，每日 3 次，

每次口服 20ml，2 個月為一療程，治療中、晚期肝癌 37 例，以同期化療組為對照組。其中岩龍抗癌液：治癒 2 例（5%）、顯效 8 例（22%），有效 22 例（59.5%），無效 5 例（13.5%），有效率為 86.5%；化療對照組：治癒率零例、顯效零例、有效 4 例（24%）、無效 13 例（76%），總有效率為 24%。

毒副反應：丹參及其複方製劑，僅少數病例有口乾、頭暈、乏力、手脹麻、氣短、胸悶、稍有心慌、心前區痛、心跳加快、噁心、嘔吐、胃腸道症狀等。但不影響療效，繼續用可自行緩解或消失。曾有使用丹參和複方丹參注射液引起皮膚過敏和肝損害各 1 例的報導。

2.莪朮（Rhizoma Zedoariae）

科屬：為薑科植物莪朮、鬱金或廣西莪朮的根莖。

性味：性溫、味苦辛。

功效：行氣、破血、消積、止痛。

主治：心腹脹痛、癥瘕、積聚、宿食不消、婦女血瘀經閉、跌打損傷作痛。

肝癌臨床應用：瀋陽醫學院附屬第一醫院腫瘤科報導，用莪朮、三棱的複方製劑治療原發性肝癌 30 例，顯效 3 例，有效 10 例，無效 17 例，有效率 43.3 %。用法：30%三棱莪朮注射液（三棱飲片 200 克，莪朮 400 克、葡萄糖 100 克，製成注射液 2000ml）每次 20～60ml，每日 1 次，靜脈緩注。50%三棱莪朮注射液（三棱飲片 250 克，莪朮飲片 500 克，葡萄糖 50 克，吐溫－80 20ml，製成 1000ml）每次 20～40ml，每日一次，靜脈緩注。用藥量在 350～5700ml 之間，

平均 1068ml，有效病例一般用藥 10～15 次左右，即見症狀減輕或腫塊開始縮小，未見不良反應，可見長期應用。

毒副反應：本製劑腫瘤局部注射時，可有刺激性疼痛，靜脈注射時偶有靜脈炎發生；靜脈滴注時未發現有任何明顯不良反應。個別病人用藥後有噁心、眩暈及過敏反應，但血象無變化。推注過快會出現胸悶、面部潮紅、呼吸困難等症狀，口腔均有酸辣氣味感。肝腎功能對照檢查均未見異常。

3.蜈蚣（Sclopendra）

科屬：爲蜈蚣科昆虫少蟲巨蜈蚣的全體。

性味：味辛鹹、性溫、有毒。

功效：息風止痙，祛風通絡，解毒散結。

主治：用於痙攣抽搐、頭痛、痹痛以及瘰癧、瘡毒、蟲蛇咬傷等症。

肝癌臨床應用：周岱翰等在《新中醫》1992；(3)：26 報導，用蜈蚣配半枝蓮、七葉一枝花製成「蓮花片」治療 22 例原發性肝癌。均口服蓮花片，每天 3 次，每次 6 片，連服 5 天，停藥 2 天，即每週服藥 1 瓶（每瓶 90 片）。2 個月爲一療程，服完一療程後休息 1～2 週繼服，治療結果，81.8％的病例自覺症狀改善，納增痛減，精神好轉，有 7 例腫瘤縮小，穩定 6 例，全部病例皆生存 1 年以上。個別患者停藥則腫瘤增大，用藥後又縮小。患者長期服藥，未見毒副反應和積蓄中毒現象。

毒副反應：蜈蚣口服過多尚可出現噁心嘔吐、腹痛腹瀉、疲乏無力、鞏膜黃染、神志不清、心跳過緩、休克等。大劑量可使心肌麻痹，並能抑制呼吸中樞而死亡，可對症處理。若咬

傷中毒，可用火罐拔出毒液，並塗布 3% 氨水或 5% 碳酸氫鈉溶液。

4.水蛭（Hirudo）

科屬：爲環節動物水蛭科的螞蟥和水蛭及柳葉螞蟥等的全體。

性味：鹹苦平，有毒。

功效：破血通經逐瘀。

主治：血瘀閉經、癥瘕積聚、跌打損傷以及瘀血內阻的心腹疼痛。

肝癌臨床應用：李志湘在《江蘇中醫》1991；(10)：13 報導，用水蛭、蜈蚣、全蟲、白花蛇 30 克、硇砂 5 克、蟾酥 1 克，研末，裝膠囊，每次 2～4 粒，日服 3 次，治療 40 例惡性腫瘤（肺癌 5 例，肝癌 6 例，食道癌 4 例，賁門癌 3 例，胃癌 4 例，直腸癌 1 例），止痛總有效率達 80%。其中Ⅰ級（疼痛可以忍受，不影響睡眠）18 例；Ⅱ級（中度疼痛，能短暫忍受，影響睡眠）14 例；Ⅲ級（疼痛劇烈，不能忍受）8 例。

毒副反應：水蛭內服中毒量爲 15～30 克。中毒潛伏期約 1～4 小時，中毒原因大都是過量服用，或在水田勞動被水蛭咬傷，表現爲噁心、嘔吐、子宮出血，嚴重時胃腸道出血，劇烈腹痛，血尿，昏迷等症。

5.全蝎（Scorpio）

科屬：爲珠形網鉗蝎科節肢動物馬氏鉗蝎（部荊蝎）的乾燥全體，又名全蟲。本品性平、味辛甘、有毒。功能消腫散結、息風止痙，鎮靜止痛。主治急慢驚風、破傷風、中風偏

癥、癥瘕等症。

　　肝癌臨床應用：王德龍在《中西醫結合雜誌》1990；(12)：723 報導，以全蟲、蜈蚣、地龍、血竭等製成普陀膏，外用治療原發性肝癌 70 例。證明鎮痛顯效率為 83.5％，有效率96.7％。配合中藥內服，Ⅲ期肝癌 1 年生存率達 44.8％。賈坤亦在《腫瘤中藥防治研究》1984：120 報導以香蚣散（蜈蚣、全蟲、乳香、沒藥等）外敷治療肝癌疼痛患者多例，均獲一定止痛效果。李志湘在《江蘇中醫》1991；(10)：13～14 報導以抗癌靈膠囊（全蟲、蜈蚣等藥組成）治療各種癌性疼痛者40 例（其中肺癌 5 例、肝癌 6 例、食道癌 4 例、賁門癌 3例、胃癌 4 例等）。結果：Ⅰ級（疼痛可以忍受，不影響睡眠）18 例；Ⅱ級（中度疼痛、能短暫忍受、影響睡眠）14例；Ⅲ級（疼痛劇烈，不能忍受）8 例。止痛總有效率為80％。張師藝等在《新中醫》1991；(6)：45～48 中報導用粗製蝎毒治療晚期肝癌、肺癌、鼻咽癌和胃腫瘤四例，延長了患者生存期，療效優於對照組。

　　毒副反應：中藥全蝎經炮製後有鹽全蟲和清水全蟲兩種。常用量為 3～9 克，中毒量為 30～60 克。主要有毒成分有神經毒素、溶血毒素、出血毒素、心血管收縮毒素等。蝎毒主要作用為使呼吸麻痺，其最小致死量對兔為 0.07mg/kg，小鼠為0.5mg/kg，青蛙為 0.7mg/kg。對心血管有興奮作用，重者可致死。

　　6. 麝香（Moschus）
　　科屬：為鹿科動物林麝、馬麝或原麝成熟雄體香囊中的乾燥分泌物。

性味：味辛、性溫，具有強烈的香氣。

功效：開竅醒神，活血通絡，散結止痛。

主治：用於熱病驚風，中風神志昏迷，心腹暴痛，腹部腫塊，肢體損傷及癰疽瘡瘍等。

肝癌臨床應用：黃正良在《中成藥研究》1987；(5)：23 中報導，運用麝香埋植於腹膜後、腹膜前及皮下，配合麝香注射液治療食管、肝、結腸、直腸等消化道為主的腫瘤共 96 例，多數病人取得食慾增進、臨床症狀改善和全身浮腫減輕等效果。據陳漢等在《腫瘤防治研究》1979；(4)：19 中報導，以麝香、人蔘、三七、銀耳、生苡仁等組成的肝癌丸治療原發性肝癌術後 161 例，結果食慾均增加，精神好轉，生存半年以上者 9 例，半年生存率 81.8％，一年死亡者 7 例，生存 1 年以上者 2 例，1 年生存率 18.1％，與對照組相比具有顯著的差異。

毒副反應：經實驗和臨床研究發現，麝香酮毒性較低，臨床每日用量 9mg 是安全的，但對肝功能嚴重損害的病人應加注意。

7.美登木（Maytenus）

科屬：為茅科植物常綠喬木或灌木，國內已發現雲南美登木、廣西美登木等。

功效：解毒消腫、活血化瘀。

主治：用於治療各種腫瘤。

肝癌臨床應用：廣西地區用密花美登木與廣西美登木醋酸提取物的製劑，治療肝癌 16 例，結果有 2 例明顯好轉，其中 1 例治療前腫塊在肋弓下 9.5 公分，超聲波與同位素肝掃描、

甲胎蛋白檢查均爲陽性，經治療後肝大縮小至肋下 1 公分，上述三項陽性指徵亦都轉陰，體重增加 10 公斤，一般情況良好。另有報導將美登木的有效成分做成膠囊或糖衣片（簡稱761－1）試用於原發性肝癌 52 例，經臨床總結認爲 20 例患者有不同程度的作用。用法：美登木片每片重 0.1 克，內含美登木甲醇提取物 20mg，相當於美登木生藥 20 克。口服，每次 2～4 片，每日 3～4 次。

毒副反應：少數病人有消化系統反應，如食慾不振、噁心、嘔吐及便血等；嚴重時，可出現心肌退行性改變及肝功能不良。

8.**急性子**（Semen Impatientis）

科屬：爲鳳仙花科鳳仙花屬植物鳳仙（又名鳳仙花、指甲花）的種子。

性味：味苦、辛，性溫，有小毒。

功效：破血、消積、軟堅、散結。

主治：噎嗝、癥瘕積聚、骨梗、經閉等病症。

肝癌臨床應用：林宗廣在《中醫雜誌》1992；⑵：23 中報導，用急性子、三棱、莪朮、赤芍、炮山甲、丹參、桃仁等活血軟堅類藥物，按氣虛、氣陰兩虛及陰陽兩虛三證辨證施治，隨症加減治療 44 例中晚期原發性肝癌，對改善低熱、納差、腹壓痛、腹脹、腹水等症均有較好療效。其中，肝臟回縮7 例（分別穩定了3 個月～4 年 ），佔位性病變消失 5 例（分別穩定了 4 個月～4 年 6 個月），1 例於 3 年後復發，血清甲胎蛋白轉陰，定量降至正常 3 例（1 例復發）。治後半年、1年、3 年、5 年生存率分別爲 77.3%、59%、15.9%、

6.8%。用上述方法治療肝癌能明顯改善症狀，提高生存質量，並普遍延長了生命。

毒副反應：長期應用急性子少數病例出現喉乾、噁心、食慾不振等症，減量或停藥後 2～3 日即可消失。

9.鼠婦（Armadillidium Unlqare）

科屬：鼠科動物平甲蟲的乾燥全體。

性味：味酸，性涼。

功效：破血止痛、利水、解毒。

主治：經閉癥瘕，小便不通，口齒疼痛等症。

肝癌臨床應用：姚善業等在《雲南中醫雜誌》1986；(5)：33 報導，用大劑量單味鼠婦前汁口服治療肝癌晚期出現的劇痛，止痛效果明顯。6 例肝癌患者晚期出現肝區劇痛，在應用杜冷丁等止痛藥難以止痛的情況，用乾燥鼠婦 60 克，加水適量，水煎 2 次，共取汁 240ml，先後 2 次煎液混合，1 天分 4 次口服，每次 60ml。服藥期間禁酸辣，6 例患者服用鼠婦煎汁後，均在短期內達到基本或完全止痛目的，無不良反應。1 例患者在劇痛發作時，上、下午各注 100mg杜冷丁效果不佳，維持時間極短，後改用鼠婦煎汁，服藥 30 分鐘後，肝區疼痛明顯減輕，每次藥後，止痛作用可維持 2 小時。湖南省中醫研究院中醫臨床研究所用鼠婦配合黃耆、黨參等治療原發性肝癌 60 例，放療組 24 例，治療結果，半年、1 年生存率和瘤體穩定率，中醫、放療、化療分別為 43.3%、20.8%、25%、20%、8.3%、6%、78.3%、20.8%、32%。

毒副反應：多數患者服用鼠婦後均有不同程度的口乾反應，有三例服後出現鼻出血，但停藥後自行消失。

10.石見穿（Herba Salviae Chinensis）

科屬：爲唇形科一年生草本植物紫參的全草。又名小丹參、石打穿、石大川、月下紅等。

性味：味苦、辛，性平。

功效：活血化瘀，解毒散結。

主治：噎嗝、痰喘、無名腫痛、瘰癧、肝炎、赤白帶下等病症。

肝癌臨床應用：陳林才在《腫瘤》1989；(5)：196 中報導以石見穿複方蛇蓮石楞湯（白花蛇舌草、半枝蓮、石見穿等）治療肝癌患者 41 例。結合辨證分型加味，每日一劑，並配合抗癌西藥。經治療後，完全緩解 4 人，部分緩解 16 人，無變化 19 人，進展 2 人。普遍延長了患者生存期。張麗英等在《上海中醫藥雜誌》1989；(3)：16 報導對 II 期原發性肝癌患者 34 例，治以理氣、活血化瘀、軟堅消癥，基本方爲石見穿複方（香附、鬱金、三棱、莪朮、石見穿等），在服藥過程中定期進行甲胎蛋白（AFP）複查。結果，AFP 下降或穩定者 13 例均在 1 年內死亡，AFP 上升者 21 例中存活期超過 1 年者 10 例。張麗英認爲用本方治療 II 期原發性肝癌有其特異性，對較典型的肝癌療效較好，對可能由於分化程度低、或伴有大量癌組織壞死、或血竇少而間質多，從而可能影響其 AFP 合成與釋放的肝癌則療效較差。王德龍在《中西醫結合雜誌》1990；(12)：723 中報導，外用普陀膏，內服中藥石見穿複方的湯劑，治療原發性肝癌 70 例。結果 II 期肝癌 1 年生存率達 44.8%。

11.斷腸草（又名胡蔓藤 Gelsemium Elegasn Benth）

科屬：爲馬錢子科胡蔓藤屬植物胡蔓藤的根及全草。

性味：味苦、辛，性溫，有大毒。

功效：消腫拔毒，散瘀止痛，殺蟲止癢。

主治：疔瘡腫毒，癥瘕腫瘤，風濕痹痛，皮膚濕疹頑癬等病症。

肝癌臨床應用：廣西醫學院以斷腸草治療 38 例原發性肝癌。斷腸草根製成粉末，每日服 125mg，結果特效 1 例，顯效 3 例，有效 19 例，無效 15 例（包括隨訪失蹤者），本組平均生存時間 8 個月以上。而該院統計 522 例原發性肝癌平均生存時間僅 4.1 月。有報導用鈎吻乾粉治療肝癌。口服每次 50 mg，每日 3 次，如 3 日後無反應，增至每次 100mg，連續服用。但劑量應控制在每日 300mg 以內，大多數配石山芋內服，有一定效果。

此外，梅縣地區人民醫院用鈎吻總生物鹼內服或注射，或內服斷腸草片，治療肝癌、食管癌、宮頸癌等各種腫瘤 26 例。結果：12 例緩解、9 例不變、5 例死亡。並認爲斷腸草治療原發性肝癌等消化系腫瘤有止疼痛、增食慾、淸腹水作用。

毒副反應：本品劇毒，以往一般只作外用。內服及注射鈎吻總鹼必須十分謹愼。若內服乾品及生藥製劑宜從小劑量開始逐漸遞增，每日量以不超過 1 克爲宜；靜脈注射總生物鹼也應以小劑量開始，每日 2mg，如無不良反應可逐漸遞增至每天 10mg。本品無積蓄中毒作用，在安全劑量範圍內可以持續使用。

12.斑蝥（Mylabris）

科屬：爲芫青科昆蟲南方大斑蝥或黃黑小斑蝥的乾燥全

蟲。

　　性味：味辛、性寒，有毒。

　　功效：攻毒，逐瘀。

　　主治：外用治惡瘡、頑癬，口眼喎斜，喉哦；內服治瘰
癧，狂犬咬傷。

　　肝癌臨床應用：用斑蝥 5～6 隻，去頭、翅、足，裝入雞
蛋內，文火烤乾、研碎分包 2 份，日服 2 次或 3 次，每次 1
份，最長連服 14 個月，能使患者症狀緩解，並延長生存時
間。又有人報導用去甲基斑蝥胺 30～200㎎／日，治療原發性
肝癌有一定療效，病人平均存活時間爲 8～9 個月，可以癌塊
縮小，症狀減輕，且毒副作用小。又據王開伯在《瀘洲醫學院
學報》1978；⑶：23 中報導，用複方斑蝥素片（每片含斑蝥
素 0.25 毫克，並含有白芨粉、氫氧化鋁、三硅酸美等）每次
1～2 片，每日 3 次，並以小劑量遞增到常用量，治療原發性
肝癌 800 例，總有效率爲 45～60％。病分病例腫塊縮小，症
狀改善，生存時間延長，治療一年存活率 12.7％。又有人用
羥基斑蝥胺治療原發性肝癌 142 例，總有效率爲 56.3％，半
年後存活率 36％，部分病人甲胎蛋白轉陰。具體用法是：針
劑每日量爲 80㎎，可供肌肉注射和靜脈滴注；片劑每日量爲
7.5～30 毫克，分 3 次口服，療程爲 1 個月。據王浴生在《中
藥藥理與應用》1983：1113～1120 中報導，用去甲基斑蝥素
治療原發性肝癌 244 例。其中口服給藥 224 例；靜脈給藥 5
例；口服及靜脈聯合給藥 15 例。用藥總劑量爲 312～8100 毫
克。用藥時間 1～8 個月，有效率爲 58.6％。治後一年生存率
爲 30％。 AFP 下降占 39％；肝臟回縮占 37％；B 型超音波

及同位素掃描可見瘤體縮小。治療期間未見出現骨髓抑制及泌尿系刺激症狀。當用藥總劑量＞500mg 量，可見白細胞升高。提示該藥與其它化療藥物聯合治療能進一步提高療效。

毒副反應：正常人口服斑蝥 0.6g 可產生嚴重的毒性反應，口服 1.3～3g 致死。主要毒副反應爲泌尿道和消化道刺激症狀。出現毒副反應之後多以綠茶通淋利尿、並以健脾和胃藥物緩解，副作用嚴重者停藥後症狀可很快緩解和消失。斑蝥素片的禁忌症爲心、腎功能不全，嚴重消化道潰瘍，有出血傾向者及孕婦忌用。

此外，其它活血化瘀防治肝癌的藥物還有：八角蓮（鬼臼）、水紅花子（葒草、家辣蓼）、地鱉蟲（䗪蟲）、王不留行（留行子）、乳香、没藥、鐵樹葉、天葵子、虎杖、蟾皮、蒲黃、五靈脂、杠板歸等。

(三)軟堅散結類

1.黃藥子（Rhizoma Discoreae Bulbiferae）

科屬：爲薯蕷屬多年生草質藤本植物黃獨的地下塊莖。又名黃獨。

性味：味苦、鹹，有小毒。

功效：化痰散結，解毒消腫，涼血止血。

主治：瘿瘤瘰癧、無名腫毒、咳喘氣逆、癌症腫瘤等病症。

肝癌臨床應用：肝癌主要以外用爲主，楊更錄在《中醫雜誌》1992；(7)：30～31 中報導；用癌症鎮痛散（含黃藥子複方）外敷治療各種癌性疼痛 91 例。結果顯效 42 例，良效、有效各 22 例，無效 5 例，總有效率爲 94.51％。動物實驗表

明本品能提高痛閾值且無毒性。孟照華在《中國中藥雜誌》1991；⑴：57 中報導，用黃藥子複方（黃藥子、三七、蚤休等）製成止痛抗癌丸和膏劑，內服加外貼治療各種癌症晚期患者 58 例。結果 30 分鐘止痛 41 例，50 分鐘止痛 17 例，止痛持續時間 2 小時 10 分鐘～21 小時，止痛滿意者 54 例。用藥後延長生存 3～6 個月者 30 例，延長生存 1 年者 15 例，2 年者 7 例，療效不顯著 6 例。未見毒性及不良反應。

毒副反應：內服時可對肝功能產生不良影響，故長期用藥者應注意觀察肝功能變化。如一次用量過大，有時亦能引起中毒反應。

2.澤漆（Euphrbia helioscopia）

科屬：為大戟科植物澤漆的全草。又名貓兒眼睛草、五朵雲、一把傘等。

性味：辛、苦，性微寒，有小毒。

功效：利水消腫，化痰散結。

主治：痰飲咳喘，瘰癧結核，腹水，水腫等病症。

肝癌臨床應用：李鳳山在《吉林中醫藥》1992；⑶：28 中報導用貓兒眼睛草治療肝癌 1 例取得顯著療效。某男，48 歲，診為原發性肝癌，予中西醫給合治療 7 週，病情無緩解反見加重，並出現血性腹水，右肋下可捫及 6×8㎝ 質硬腫塊，腹水檢出癌細胞，臥床不起。用貓兒眼睛全草 500g 切碎，白公鴨 1 隻煮湯 2000ml，吃肉喝湯，約於 1 週內服完。初期內宜少量，1 湯匙湯及鴨肉 3～5g，2～3 週後再逐漸適當加量服之，以保持 24 小時內大便 2～3 次，無惡性嘔吐為度。連續服用 8 個月，症狀逐漸消失，又服用 4 個月，諸症

消失，肝未捫及，Ｂ超檢查無異常，腹部無液性暗區，停藥至
報導日已生存 7 年，一切如常人。

毒副反應：一般劑量不易過大（常用量 10～15g），過量
可引起面色蒼白、四肢無力、頭昏嘔吐。

此外，其它軟堅散結防治肝癌藥還有：穿山甲、海藻、夏
枯草、徐長卿、牡蠣、海蛤殼、過路黃（路邊黃）、澤瀉、豬
苓、茵陳蒿、蜈蚣、瓜蒂、常山、蛇舌草等。

㈣扶正抗癌類

1.人參（Radix Ginseng）

科屬：為五加科人參的根，其莖、葉、花也供藥用。

性味：味甘、微苦，性溫。

功效：大補元氣，強心固脫，安神生津。

主治：虛脫、心衰、氣短喘促、自汗肢冷、心悸怔忡、久
病體虛、神經衰弱等病症。

肝癌臨床應用：程琳在《新藥與臨床》1989；8⑵：65 中
報導，通過對 41 例原發性肝癌放療和化療患者內服人參口服
液的觀察，證明人參能使患者一般情況和肝功能得以緩解並且
有升高外周血白細胞的功能，故可作為治療腫瘤病人的全身強
壯劑，使患者對治療的耐受性增強，達到提高療效的目的。腫
瘤病人在接受大劑量化療或放療的同時，易併發白細胞減少
症，針劑 2ml／次，每日 2 次，或片劑 3～4 片／次，每日 3
次，30 天為一療程，結果升高白細胞的有效率為 64.6％。人
參根粉劑可有效地對抗癌症病人因放射治療引起的咽乾、噁
心、消瘦及白細胞減少等副作用。

毒副反應：人參並無毒性，但用之不當或配伍不妥，也可

出現毒性反應，臨床上統稱爲人參濫用綜合症。主要表現爲心情興奮、煩躁、焦慮、失眠，出現人格喪失或精神錯亂等類似皮質類固醇中樞神經興奮和刺激症狀。

2.黨參（Radix Codonopsis Pilosulae）

科屬：爲桔梗科植物黨參、素花黨參或川黨參的乾燥根。

性味：味甘、性平。

功效：補中益氣、健脾益肺。

主治：脾胃虛弱，氣血兩虛，體倦無力，內熱消渴等病症。

肝癌臨床應用：李乃卿等在《中國中西醫結合雜誌》1992；⑽：588 中報導，藥用參芪注射液（黨參、黃耆）配合化療治療消化道惡性腫瘤 176 例，結果證實，參耆注射液可以削減化療藥物的毒副作用，增加體重（P＜0.001）；保護機體的造血功能，防止化療中白細胞下降；提高機體的細胞免疫功能；降低全血比粘度（P＜0.05）。

毒副反應：黨參毒性甚微，其粗提物（水提醇沉）的注射液大量給予動物，才能引起毒性反應。

3.黃耆（Radix Astragali Seu Hedysari）

科屬：爲豆科黃耆屬植物膜莢黃耆、內蒙古黃耆的根。

性味：味甘、性微溫。

功效：補氣固表、利尿、托瘡生肌。

主治：心悸、自汗虛脫、久瀉、脫肛、子宮脫垂以及癰疽難潰，瘡口久不癒合。

肝癌臨床應用：李乃卿在《北京中醫雜誌》1985；⑷：26中報導用黃耆和人參製成參耆注射液，採用靜脈滴注給藥法，

對晚期消化道腫瘤患者，進行巨噬細胞吞噬功能測定。本組患者 65 例患者均住院治療，並經過手術證實為肝癌、胃癌、結腸癌，有確切的 TNM 分期，藥物療程在 1 個單元以上，蔘芪注射液每 20ml 內含人參、黃耆生藥各 10g，靜脈點滴每日 1 次，從術後第 8 天開始。65 例患者經靜點參耆注射液後，巨噬細胞百分率有明顯提高，療前、療後經統計學處理均有顯著性差異（P＜0.01）。

　　毒副反應：有用黃耆常量引起皮膚過敏反應及口乾現象，部分患者用量超過 100g 時，可引起患者四肢劇烈疼痛和震顫現象。

　　4.白朮（Rhizoma Atractylodis Macrocephalae）

科屬：為菊科多年生草本植物白朮的根莖。

性味：味苦、甘，性溫。

功效：健脾益氣，燥濕利水，固表止汗。

主治：脾虛食少、水腫、泄瀉及表虛自汗。

　　肝癌臨床應用：白朮用治腫瘤，多配以扶正健脾的黨參、黃耆同用，以增強某些西藥的療效，降低其毒性，減輕手術或放療、化療所產生的副反應。遼寧省腫瘤醫院付維良等在《遼寧中醫雜誌》1986；(11)：31 中報導，用白朮、人參為主藥，防治化療毒、副反應，療效明顯，以中西結合組為結合組，共 92 例；單純化療組為對照組，共 90 例，結合組口服白朮、人參為主的養胃生血湯，每次 30ml，每日 2 次。結果結合組化療後的噁心嘔吐，食慾不振，乏力明顯少於對照組（P＜0.01～0.001）；化療後的白細胞減少對照組較結合組明顯，差異顯著，（t＝1.99，P＜0.05）；結合組白細胞＜3500 持續時

間明顯短於對照組（P＜0.001）。

　　毒副反應：人體服用白朮未見明顯的毒副反應。

　5.靈芝（Ganoderma Lucidam Seu Japonicum）

　　科屬：為多孔菌科植物紫芝或赤芝的全株。

　　性味：味甘，性平。

　　功效：滋補強壯、安神、健骨。

　　主治：疲勞、咳嗽、氣喘、失眠、消化不良等症。

　　肝癌臨床應用：靈芝為一免疫型中藥，能扶正培本，提高機體抗病能力，常被用治療各種腫瘤，目前臨床常用的有雲芝肝泰、雲芝多糖、靈芝沖劑等在肝癌的臨床應用上十分廣泛。李岩老師採用靈芝配用枸杞子、雞血藤、白朮等治療肝癌放、化療後引起的白細胞減少症 52 例，顯效 11 例，進步 12 例，好轉 21 例，近期有效率為 84.6％。

　　毒副反應：口服靈芝常量，未見明顯的毒副反應。

　6.龜板（Plastum Testudiniae）

　　科屬：為龜科動物烏龜的甲殼（主要為腹甲）。

　　性味：鹹甘，性平。

　　功效：滋陰潛陽，益腎強骨，養血補心。

　　主治：腎陽不足，骨蒸勞熱、吐血、衄血、久咳、遺精、崩漏、腰痛、骨痿等病症。

　　肝癌的臨床應用：龜板用於肝癌所致陰血虧少，貧血或血小板減少，放、化療後而導致白細胞減少的腫瘤患者；或陰虛血少有痞塊者，常用量 15～30g。

　7.甘草（Radix Glycyrrhizae）

　　科屬：為豆根甘草屬植物甘草的根或根狀基。

性味：味甘性平。

功效：和中益氣，潤肺祛痰，清熱解毒，補脾和胃及調和諸藥。

主治：用於咽喉腫痛、咳嗽、脘腹疼痛及熱毒瘡瘍。

肝癌臨床應用：傅維良等在《遼寧中醫雜誌》1986；(11)：31 中報導，用甘草協同人參、白朮防治化療毒、副反應，與對照組比較，白細胞 $<_{3500}$ 持續時間明顯短於對照組，差異非常顯著（P＜0.01）。白細胞降低的持續時間較短，僅 2 例持續 2 週後逐漸恢復。尤其對減輕周身和消化道毒性反應及白細胞下降療效更爲明顯。

毒副反應：大量服用或小量長期給予，均有 20％病人可能出現水腫、四肢無力、痙攣麻木、頭暈、頭痛、血壓升高、低血鉀等，對老年人及患有心血管病和腎臟病的人易導致高血壓和充血性心臟病，應酌情愼用。

8. 補骨脂（Fructus Psoraleae）

科屬：爲豆科補骨脂屬植物補骨脂的成熟果實。又名破故紙，黑故子。

性味：味辛苦，性溫。

功效：補腎助陽，溫中止瀉。

主治：腎虛陽萎、早泄、腰膝疼痛、夢遺、滑精。

肝癌臨床應用：張小玲在《江蘇中醫》1991；(12)：24 中報導，運用扶正法治療各種癌症患者 26 例，補腎固本法應用補骨脂複方（淫羊霍、補骨脂等）。結果：顯效（順利完成化療、無明顯副作用、白細胞在 4.0×10^9/L 以上，血色素在 6g/dL 以上、虛損改善、20 例，有效（年老不能作化療、血常

規正常、虛損改善）4 例，無效 2 例，總有效率爲 92％。林宗廣在《中醫雜誌》1992；⑵：23 中報導，用扶正軟堅法治療中晚期原發性肝癌 44 例，對陰陽兩虛型用補骨脂複方（熟附子、補骨脂、巴戟、生地、龜板等）並加活血軟堅藥物。結果：肝回縮 7 例，占位時病變消失 5 例，血清甲胎蛋白轉陰、定量降至正常 3 例；治療後半年、1 年、3 年、5 年以上生存率分別爲 77.3％、59％、15.9％和 6.8％。

毒副反應：補骨脂口服常量爲 5～10g，若服常量未見到明顯的毒副反應。有人報導 2 例，用補骨脂爲原料製成的制斑素治療白癜風引起過敏性休克。

9.薏苡仁（Semen Coicis）

科屬：爲禾木科植物薏苡的乾燥成熟種仁。

性味：味甘淡，性涼。

功效：健脾和中，清熱排膿，利濕。

主治：脾虛泄瀉、濕痹、水腫、肺癰、腸癰等病症。

肝癌的臨床應用：據陳漢等在《肝癌防治研究》1979；⑷：19 中報導，藥用薏苡仁配伍麝香、人參、三七等治療原發性肝癌 16 例，結果生存半年以上者 2 例，1 年生存率 18.1％，與對照組相比，具有顯著性差異。病人服藥後，食慾增加，精神好轉，表明本方具有一定延長肝癌患者生存時間的作用。

毒副反應：口服每天 20、100、500mg／kg，連續 30 天，皆未出現毒性反應。

其它扶正培本防治肝癌的藥物還有：麥多、桑寄生、桑螵蛸、棉花根、鱉甲、女貞子、鎖陽、仙茅、菟絲子、黃精等。

第二節　肝癌的預後

一、肝癌的預後

　　原發性肝癌預後不良，如不經治療，一般在出現症狀後 4
～6 個月死亡。國外有個別報導有未經特殊治療生存 5 年以上
者；也有個別報導經病理證實的肝癌而自行消失並鈣化者。根
據國內外報導，3254 例臨床資料統計證實，已知死亡原因者
35.1％死於全身衰竭，34.9％死於肝昏迷，15.1％死於上消化
道出血，9％死於肝臟破裂，死於腦部併發症及其他原因者占
5～9％，手術效果也不想理。Curutcher 1971 年收集 1971 年
以前世界文獻，肝癌生存 5 年以上者僅 45 例。國內王能進於
1986 年，周信達於 1989 年報告生存 5 年以上患者 35 例和 66
例，認為手術後患者能否長期生存受以下因素影響：(1)肝癌的
大小，癌灶直徑＜5cm 者優於＞5cm 者；(2)單發還是多發，單
發者優於多發者；(3)腫瘤有無完整的纖維包膜，有包膜者預後
明顯為佳；(4)腫瘤本身的分化程度；(5)瘤周或瘤內淋巴細胞的
浸潤程度，浸潤明顯者預後優於不明顯者。綜合以上肝癌的預
後，除取於腫瘤本身的生物學特性和宿主的抗癌免疫機能外，
目前醫生和病人所能做到的只有早期發現，早期治療。對高發
地區和高危人群進行普查，無疑是發現亞臨床肝癌的好辦法。

1.肝癌平均生存率

肝癌從第一個症狀出現到死亡的平均生存期，60 年代以前僅爲 2～3 個月，60 年代中期爲 6 個月左右，70年代末期約爲 7.9 個月，80 年代約 9.3 個月。近年來，由於早期診斷水準的提高，使早期治療成爲可能，平均生存期增高到 10～12 個月左右。啟東肝癌研究所近 20 年來資料表明肝癌平均生存期爲 11.2 個月。

2.肝癌的 1 年生存率

近 20 多年來，啟東肝癌研究所手術切除肝癌患者的 1 年生存率爲 22.6～36.8％。張寶初等分析 1515 例肝癌臨床資料表明，70 年代爲 18.66％，80年代爲 35.07％。

3.肝癌的 3 年生存率

啟東肝癌研究所 1972～1993 年共住院 1515 例肝癌患者，70 年代生存率爲 6.16％；80年代爲 10.79％。行手術切除肝癌患者生存率爲 26.1％。

4.肝癌的 5 年生存率

1972～1993 年間，啟東肝癌研究所資料顯示，70 年代肝癌患者 5 年生存率爲 3.62％，80 年代爲 7.01％，平均爲 5.24％。其中手術切除肝癌患者 5 年生存率爲 19.9％，小肝癌 5 年生存率爲 50.1％。

5.肝癌的 10 年生存率

啟東肝癌研究所肝癌 10 年以上生存率，70 年代爲 1.85％，80 年代爲 3.78％，平均爲 3.61％。其中手術切除肝癌患者 10 年以上生存率爲 14.5％，小肝癌切除後生存率爲 33％。至今，啟東 10 年以上生存肝癌患者有 50 多例。

6.早期肝癌病例生存率

早期病人（Ⅰ期、亞臨床期）指無明顯肝癌症狀與體徵患者。啟東肝癌研究所二十多年來資料表明，早期病人 1、3、5、10 年生存率分別為 66.36％、25.48％、16.42％、7.82％。

7.肝癌不同治療方法生存率

啟東肝癌研究所在 1972～1993 年間，625 例肝癌手術治療（手術切除，肝動脈結紮和／或灌注化學藥物等）和 890 例非手術治療（全身化療、瘤內注射無水酒精或抗癌藥物、中醫中藥、生物治療）。手術治療和非手術治療後 1、3、5、10 年平均生存率分別為 34.24％、17.29％；13.65％、4.08％；9.66％、2.35％；6.15％、1.03％。

二、影響肝癌預後的因素

肝癌的預後與肝癌的分期、病理類型及治療都有一定的關係。因此，對肝癌的預後，有其它幾個方面影響因素。

1.腫瘤生物學特徵

⑴腫瘤分化程度

分化程度低，腫瘤惡性程度高，發展快，預後亦差，手術切除率低，且易復發，反之亦然。分化程度被認為是腫瘤惡性程度的標誌之一。啟東肝癌研究所報導，200 例肝癌患者中，Ⅰ級 1 年生存率為 60％，Ⅱ級為 47.8％，Ⅲ級為 11％，Ⅳ級為 0％，可見分化程度的高低與腫瘤預後有密切關係。

⑵腫瘤的生長方式

巨塊型發展較緩慢，手術切除率高，預後最好。其次為結節型；彌漫型無手術切除可能，較移早，預後最差。但是不同病理類型中巨塊型者腫瘤破裂出血的機會較結節型及彌漫型者為多。

⑶包膜

許多研究資料表明，肝癌腫塊包膜完整與否對其預後有很大影響。當機體免疫功能正常，腫瘤分化程度高時，腫瘤就呈膨脹性生長，包膜完整；反之則呈浸潤性生長，與正常組織呈犬齒交錯樣生長。包膜完整，則手術切除率高，復發率低，且遲，故生存期也長。啟東肝癌研究所 20 多年資料表明，包膜完整與不完整的 1 年生存率分別為 87.5％及 31.3％。

2.機體抗腫瘤能力

近年來，有關腫瘤與免疫關係的研究迅速發展，越來越多的研究表明機體的免疫功能狀況影響著腫瘤的發生、發展及預後，制約和影響著腫瘤的生長，特別是機體的細胞免疫功能發揮著很大的作用。T 細胞、淋巴因子激活細胞（LAK）、巨噬細胞、自然殺傷細胞（NK 細胞）、細胞毒淋巴細胞及許多淋巴因子均能吞噬或殺傷腫瘤細胞。在此基礎上，近幾年逐漸進行了腫瘤生物療法，為人類征服腫瘤開闢了又一新途徑，預期在惡性腫瘤治療方面將取得突破性進展。

3.治療對預後的影響

多年來實踐證明，手術治療仍是治療肝癌的最佳方法，遠期療效優於其它療法。根治性切除是影響療效的最明顯的因素，5 年生存率達 15％以上。啟東肝癌長期生存患者中，大部分為根治性手術切除者（90.1％），而非手術治療者長期生

存者僅爲個別。不能完全根治性切除者盡可能作非完全根治和
／或姑息性手術。一般主張Ⅰ～Ⅱ期患者應行手術治療，同時
輔以化療、深部放療、中藥治療及生物治療。對不能切除或不
能耐受手術者宜採用肝動脈結紮、栓塞和／或插管化療，有的
採用肝動脈、門靜脈雙重插管持續灌注化療；還可採用冷凍、
雷射、局部注射酒精、電化學、基因治療等。啟東肝癌研究所
研究表明，對不能手術切除者採用多種方法聯合治療（如化
療、雷射、中藥等），四聯優於三聯治療，三聯優於二聯，單
一方法治療效果最差。有些不能切除者經聯合治療後可望獲得
二期手術切除腫瘤，經二期切除後，三年生存率達 74.3％。

　　4.併發症影響

　　預防肝癌併發症，對患者預後有著積極意義。如預防和控
制感染、腹水、腹膜炎、黃疸、防止肝破裂出血、肝功能衰竭
等，可改善患者生存質量。

　　肝硬變併發症對其影響較大，近 20 年來研究表明，B 型
肝炎病毒和及其造成的肝硬變影響著肝癌發生、發展及預後。
在西歐，約有 30.5％的肝癌患者有肝硬變背景，我國約有 77
～92％患者合併有程度不等的肝硬變。合併肝硬變者，尤其是
嚴重者多難以耐受手術，並易出現黃疸、腹水等併發症，也易
出現嚴重惡病質，大大影響著患者生存率。

　　5.其它影響預後的因素

　　啟東肝癌研究所研究表明，普查和就診方式發現肝癌的
1、3、5、10 年生存率分別爲 52.41％、19.80％；16.48％、
6.37％；12.10％、4.31％；6.36％、3.14％，均有統計學意
義。病人的心理因素、營養等對肝癌的預後也有一定影響。

附錄

一、臨床肝癌常見四大類型實例報告

1.肝膽濕熱，毒熱蘊結型

患者張××、男、58 歲，北京市某機關幹部。

該患者於 2008 年 6 月因上腹部脹痛、發熱，體溫在 38.5℃，曾在家中自服索米痛、酵母片及多酶片等藥物，病情未見好轉，方去醫院診治。查體：皮膚鞏膜中度黃染，肝於右肋下 5cm 處可觸及，有觸痛，並有結節，腹部叩診移動性濁音（－）。化驗 AFP 定量為 1600μg /L、鹼性磷酸酶（ALP）190U /L、GGT－Ⅱ陰性、總膽紅素（TB）35μmol /L、HBsAg（＋），經 B 超、CT 檢查示：肝右前葉可見 10.5 ×7.5cm 占位性病變，診斷為原發性肝癌（巨塊型），並有門靜脈癌栓。醫院建議剖腹探查，爭取切除，家屬未遂，要求中醫治療。

主徵：右上腹脹痛，發熱，胸悶痞滿，飲食難下，肝大，口苦咽乾，小便短赤，大便乾澀，舌質燥、苔黃膩，脈弦數。中醫辨證：肝膽濕熱，毒熱蘊結；治則：清肝利膽，解毒散

結；給予岩龍抗癌液口服，每次 20ml，每日三次。主方：龍
蛇茵陳蒿湯加減。藥物：龍葵 20 克、蛇莓 20 克、蛇舌草 20
克、茵陳 25 克、金錢草 15 克、大黃 6 克、梔子 10 克、鬱金
10 克、川楝子 10 克、生苡米 20 克、龍膽草 15 克、藤梨根
30 克、藿香 20 克、半枝蓮 30 克、炒雞內金 15 克。每日一
劑，水煎，分二次內服。單偏驗方：全蟲散內服。藥膳給予：
山楂鮑魚（鮑魚 150 克、山楂 20 個）與蛤仔豆腐（燉豆腐 1
塊、蛤仔肉 120 克、水發木耳 25 克、瘦肉 25 克、佐料蒜、
薑、味精適量），每日一次，交替服用。併發黃疸，合用腫節
楓注射液，每次 4ml，每日一次，肌肉注射，30 天為一療
程。加服清肝利膽膠囊，每次 2 粒，每日三次，並對患者進
行心理治療，讓患者正確對待病情，減輕患者的恐懼心理，教
病人練郭林新氣功和馬禮堂養氣功「六字訣」功，經過治療近
半年，患者症狀減輕，腫瘤縮小，化驗 AFP 為 80μg /L，停
藥一週後，繼續按原方案治療近一年，停藥觀察，隨訪三年，
未見復發轉移跡象。

2.氣滯血瘀，癥瘕積聚型

患者王××，男，62 歲，海南農墾總局工人。

該患者於 2006 年 2 月因右上腹部疼痛，伴噁心、腹脹一
個月，去農墾總局醫院診治，經查體：發現肝大於右肋下
7cm，質地堅硬，並可觸及凹凸不平包塊，肝區壓痛，無腹水
症，可見肝掌，前胸及面色可見蜘蛛痣。實驗室檢查：AFP
定量為 580μg /L、CEA 40μg /L、GGT－Ⅱ陽性、ALT
260U /L、AST 65U /L。經 B 超、CT 及 MRI 檢查示：肝臟

有 3.5×3.0cm、6.4×2.5cm 大小的占位性病變，診斷爲：
原發性肝癌。於同年 4 月份要求中醫治療。

　　主徵：胃納著減，脘腹飽脹、肝區壓痛，質地堅硬，手見
肝掌，前胸及面部呈現蜘蛛痣。舌質有瘀斑紫片，苔白厚，脈
象沉弦。中醫辨證：氣滯血瘀，癥瘕積聚；治則：活血化瘀，
消癥散結。給予岩龍抗癌液口服，每次 20ml，每日三次；口
服化瘀膠囊，每次 2 粒，每日三次；主方：龍蛇膈下逐瘀湯
合失笑散；藥物：龍葵 30 克，蛇莓 30 克、白英 30 克、丹參
30 克、茵陳 20 克、牡丹皮 15 克、元胡 10 克、蟅虫 10 克、
川芎 10 克、鬱金 15 克、仙鶴草 30 克、莪朮 10 克、乾蟾皮
15 克、蒲黃 15 克、五靈脂 10 克。每日一劑，水煎，分二次
內服。單偏驗方：斑蝥雞蛋（斑蝥 2 隻，去頭足，放在雞蛋
內，棉紙包，文火燒熟，去斑蝥，吃雞蛋，每日 2 個，連服
三天，休三天再用），及加味犀黃丸交替服用。藥膳：山藥扁
豆雞金粥（山藥 30 克、白扁豆 30 克，雞內金 10 克、大米
100～150 克，加適量水煮粥，作早餐服，及清蒸甲魚（甲魚
500 克、生地 10 克、地骨皮 10 克、火腿片、水發香菇若干，
酌料適當），每日 1 次，食用。也可做甲魚湯食用。曾併發
上消化道出血，多屬血瘀化熱，迫血妄行，合用十灰散加減，
加用雲南白藥 2 克，每日 3 次；仙鶴草 40 克煎湯代茶飲。青
白散（青黛 0.5 克，白礬 0.5 克）一克沖服。半年後病情穩
定，症狀消失，飲食二便正常，體重增加，經醫院檢查血象、
生化均在正常範圍，AFP＜100μg／L，CT 複查未見異常占
位，出院隨訪，五年未見復發轉移跡象。

3.肝鬱脾虛，痰凝毒聚型

患者胡××、男、58 歲，廣州市某機關幹部。

該患者於2006年7月因食慾不振、乏力、右上腹隱痛二個月，自服消化藥未見好轉，隨後去醫院診治。查體：皮膚粘膜無黃染，面色㿠白，肝大於右肋下 3cm 處可觸及，質中等，並可觸及一包塊，壓痛（＋），脾稍大，腹水症（＋＋），雙下肢中度浮腫。化驗肝功：HBsAg（＋）、ALT 58U /L、AST 79U /L、ALP 220U /L、腫瘤標記物 AFP 800μg /L、GGT－Ⅱ（＋），經 B 超、CT 及 MRI 檢查示：肝左葉占位性病變。診斷爲：原發性肝癌。患者既往有糖尿病及肝硬化病史，拒絕手術和介入治療，家屬要求中醫治療。於同年 9 月來中醫診治。

主徵：神疲乏力，納呆消瘦，腹脹腹瀉，脇痛肢楚，足腫膨脹，舌淡胖、苔白膩，脈弦滑，中醫辨證：肝鬱脾虛，痰凝毒聚型；治則：益氣健脾化濕，軟堅疏肝活血。口服岩龍抗癌液，每次 20ml，每日 3 次；散結膠囊，每次 2 粒，每日 3 次，口服；主方：白蛇六味散合四加子湯加減；藥物：白英 30 克、龍葵 30 克、蛇舌草 30 克、鬱金 30 克、丹參 30 克、黨參 15 克、豬苓 20 克、白朮 30 克、生甘草 6 克、半枝蓮 15 克、陳皮 15 克、柴胡 10 克、莪朮 10 克、澤瀉 10 克、車前子 30 克、金錢草 20 克、大腹皮籽各 15 克、生苡米 30 克、馬鞭子 30 克。每日 1 劑，水煎，分 2 次內服。單偏驗方：口服抵癌散，每次 3 克，每日 2 次；複方蟾龍片，每次 2～4 片，每日三次。藥膳：黃耆茯苓粥（黃耆 20 克、茯苓 30 克、大米 75～100 克煮粥間斷食用）、鯽魚赤小豆湯（鯽魚

250 克，赤小豆 100 克、枸杞子 30 克、山藥 10 克）每日煲湯服用。患者併發腹水、下肢水腫嚴重，屬於脾困濕鬱，水氣不化，合用五靈散加商陸，加用葫蘆素片，每次 2 片，每日 3 次；同時予以豬苓注射液及核葵注射夜，每次 4ml，每日 1 次，肌肉注射。治療 3 個月後，患者自覺症狀減輕，觸診肝包塊減小，叩診無腹水症，體重增加，化驗指標好轉，B 超及 CT 檢查肝左葉占位病變稍有縮小，繼服中藥觀察，帶瘤生存，隨訪五年後死亡。

　　4.氣血雙虛，肝氣衰竭型

　　患者陳××、女、62 歲，北京市某公司退休幹部。

　　該患者於 1993 年 6 月因發熱、右上腹部飽脹、隱痛、清瘦 1 個月，去北京某醫院診治，查體：皮膚鞏膜有中度黃染，精神萎糜，消瘦，腹壁靜脈曲張，肝大，質地較硬，可觸及多個結節及腫塊，腹水症（＋＋＋），雙下肢浮腫，化驗肝功能： ALT 320U /L、AST 250U /L、 ALP 280U /L、A /G 1：2.0、TB 35μmol /L，腫瘤標記物 AFP 3250μg /L、GGT－Ⅱ（＋）。腹部 B 超、CT 檢查示：肝臟占位性病變，伴肝內轉移及門靜脈癌栓。失去手術和介入治療機會，並於同年 8 月份來中醫治療。

　　主徵：病人一般情況較差，呈一派虛象，肝大腹脹，疲乏無力，少食懶言，發熱，精神不振，腰酸腿軟，形體消瘦，心悸氣短，呼吸無力、面色黯黃，尿水便溏，雙下肢浮腫，舌質艷紅，少苔，脈沉細而弱。中醫辨證：氣血雙虛，肝氣衰竭；治則：補氣養血，滋補肝腎，扶正祛邪。給予岩龍抗癌液，每

次 20ml，每日 3 次，口服；特效生血膠囊，每次 2 粒，每日
3 次；清肝散、補腎膠囊，每次各 2 粒，每日 3 次，口服。主
方：龍蛇大補湯合理中地黃丸加減。藥物：黨參 15 克、白朮
10 克、豬苓 20 克、茯苓 15 克、生地 20 克、當歸 15 克、甘
草 10 克、枸杞子 30 克、龍葵 20 克、黃耆 30 克、山萸 10
克，女貞子 30 克、旱蓮草 20 克、寄生 15 克、仙靈脾 15
克、補骨脂 30 克。每日 1 劑，水煎，分 2 次內服。單偏驗
方：化瘀犀黃丸，每次 1 克，每日 2 次。藥膳：生地粥（鮮
生地 50 克、大米 100 克煮粥，每日早餐食用）、鮑魚山藥杞
子湯（鮑魚 500 克、山藥 10 克、枸杞子 30 克煲湯，每日 1
次，服之）。病人發熱不退，屬陰虛化熱，給予牛黃清熱散，
每次 3 克，每日 1～2 次。在原方中加青蒿 15 克、鱉甲 20
克、丹皮 20 克、銀柴胡 10 克。服用上述藥物近 2 個月餘，
病情未見好轉，進一步惡化，導致全身衰竭，於 1994 年 3 月
3 日因衰竭、肝昏迷而死亡。患者晚期肝癌，確診後經中醫中
藥治療生存 9 個月，死前無大痛苦。

二、肝癌臨床常用化驗檢查正常參考值

附表一　肝癌臨床常用化驗檢查正常參考值

項目	正常值	備註
1.肝功能檢查：		
谷丙轉氨酶(ALT)(酶速率法)	＜40U／L	
谷草轉氨酶(AST)(酶速率法)	＜30U／L	
鹼性磷酸酶(ALP)	＜170U／L	
γ-谷氨酰基轉移酶(GGT)	＜38U／L	
γ-谷氨酰基轉移酶同工酶Ⅱ(GGT-Ⅱ)	陰性	
異常凝血酶原(DCP)	無	
α-L-岩藻糖苷酶(AFU)	＜200U／L	
鐵蛋白(SF)	10～200μg／L	
血氨(NH₃)	29～79μmol／L	
總膽紅素(TBIL)	＜17μmol／L	
一分鐘膽紅素(SB′)	0～4μmol／L	
直接膽紅素(DBIL)(鹽酸法)	0～6μmol／L (0～0.35mg／dl)	
間接膽紅素(TBIL)(鹽酸法)	TBIL 與 DBIL 的差值 5.1～13.7μmol／L	
DBIL／TBIL 比值	0.2	
血清總蛋白(TP)(雙縮法)	60～80g／L	
血清白蛋白(ALb)	35～55g／L	
血清球蛋白(GLO)	20～30g／L	
血清白蛋白／球蛋白比值(A／G)	1.5～2.5:1	
血清蛋白電泳(％)A	0.52～0.68	
血清蛋白電泳(％)α₁	0.02～0.05	

項目	正常值	備註
血清蛋白電泳(%)α₂	$0.07 \sim 0.14$	
血清蛋白電泳(%)β	$0.06 \sim 0.15$	
血清蛋白電泳(%)γ	$0.11 \sim 0.21$	
血清脯肽酶(ALD)	$<1300U/L$	
透明質酸(HA)	$<110\mu g/L$	
前膠原Ⅲ型(PCⅢ)	$<130\mu g/L$	
2.免疫學檢查:		
胎甲球(AFP)		
血凝法	陰性	
對流法	陰性	
放免法	$<20\mu g/L$	
火箭法	$<31\mu g/L$	
癌胚抗原(CEA)放免法	$<5\mu g/L(<5ng/ml)$	
免疫球蛋白 IgG	$11.2 \pm 2.3g/L$	
免疫球蛋白 IgA	$2.5 \pm 0.75g/L$	
免疫球蛋白 IgM	$0.95 \pm 0.22g/L$	
B 型肝炎表面抗原(HBsAg)	陰性	
B 型肝炎表面抗體(抗-HBs)	陰性	
B 型肝炎 e 抗原(HBeAg)	陰性	
B 型肝炎 e 抗體(抗-HBe)	陰性	
B 型肝炎 c 抗體(抗-HBc)	陰性	
HBV-DNA(斑點雜交法)	陰性	
HCV-RNA(分子雜交法)	陰性	
類風濕因子(RF)	陰性	
抗核抗體(ANA)(螢光抗體法)	陰性	
狼瘡細胞(LEC)	陰性	
包囊蟲補體結合試驗	$<1:4$	
淋巴母細胞轉化(塗片計數)	$>50\%$	

項目	正常值	備註
自然殺傷細胞活性測定	$30 \pm 10.5\%$	
淋巴細胞轉化率試驗	$65 \sim 85\%$	
抗線粒體抗體	陰性	
淋巴因子激活殺傷細胞活性	$26 \pm 7.8\%$	
白細胞介素2受體(IL－2R)	$53.1 \pm 6.9\%$	
E－玫瑰花形成試驗(E－RFC)	$68.9 \pm 9.5\%$	
3.腎功能試驗：		
血漿尿素氮(BUN)	$2.5 \sim 6.4$mmol／L	
血漿肌酐(Cr)	$71 \sim 133\mu$mol／L	
廿四小時內肌酐清除率(CCr)	$94.8 \sim 134$L／24h	
	$(65.8 \sim 93.1$ml／min$)$	
血清鉀(K^+)	$3.5 \sim 4.5$mmol／L	
血清鈉(Na^+)	$136 \sim 146$mmol／L	
血清氯(Cl^-)	$96 \sim 110$mmol／L	
血清鈣(Ca^{++})	$2.25 \sim 2.75$mmol／L	
血清磷($P^=$)	$0.87 \sim 1.45$mmol／L	
血清鎂(Mg^{++})	$0.65 \sim 1.25$mmol／L	
血漿二氧化碳結合力(CO_2－CP)	$20 \sim 28$mmol／L	
血漿陰離子間隙(AG)	$10 \sim 18$mmol／L	

三、肝癌臨床常用化學治療藥物劑量及用法

附表二　肝癌臨床常用化學治療藥物劑量及用法

藥名	規格	用法	劑量	備註
5－氟脲嘧啶 Fluorouracil 5－Fu	針劑250mg 片劑50mg	靜注或靜滴 口服 肝動脈插管	10mg／kg·次，每週2－3次，總量7－10g，750mg／次，每週2－3次，每日注射一次，每次250mg	
5－氟脲嘧啶脫氧核苷 Floxuridine 5－FuDRR	針劑100mg 500mg	肝動脈插管 靜滴	每日注射一次，每次100－500mg，每日一次，每次500mg	
氨甲喋呤 Methotrexate MTX	針劑5mg	靜注	5－10mg／次，每日或隔日一次，一療程總量不宜超過40mg	對肝臟有相當毒性，用時宜慎重，如中毒，可用甲醯四氫乙酸鈣肌注，每日2—4次，每次3mg
阿霉素 Adriamycin ADM	針劑10mg	靜注	40－60mg／m2，每三週一次，總劑量不宜超過500 mg／m^2	心功能不全者慎用
表阿霉素 Epirubicin （E－ADM）	針劑10mg 50mg	靜注	60－90mg／m2，每三週一次，用三次	心功能不全者慎用
呋喃氟脲嘧啶 Ftorafur （FT－207）	片劑50mg 100mg 栓劑500mg 注射劑400mg	口服 直腸給藥 靜滴	口服：15－20mg／kg 或800－1200mg／日，分3－4次服，總量為20－40g 為一療程。直腸給藥：500－1000mg／日，即每天1－2粒栓劑，總量同口服。靜滴：15－20mg／kg，亦可60mg／kg，每週2次，靜滴，總量同口服	

消瘤芥 Nitrocaphanum AT–1258	針劑20mg 40mg 片劑10mg 20mg	靜注或靜滴 口服 動脈或腔內 注射	靜注或靜滴：20－40mg / 次，每1－3天1次，14－20 次爲一療程，總量200－ 400mg。動脈或腔內注射： 40－60mg /次，每5－7天1 次。口服：20mg /次，每 日3次，10－14天爲一療程	有惡液質、肝功 能障礙者忌用。
噻喏哌 Thiotsphoramide Thio–TEPA	針劑5mg 10mg	肌注或靜注	肌注或靜注：每次0.2mg / kg，或一般10mg /次，每 天1次，連用5天後改爲每 週3次；或20－30mg /次， 每1－2周一次。總量200－ 300mg爲一療程，最多可給 400mg	
順氯氨鉑 Cisplatin PDD	針劑10mg 20mg	靜注	成人20－30mg /日，溶於 生理鹽水30ml 靜滴或加入 葡萄糖液250ml 靜滴，連 用5日爲一療程	可有骨髓抑制
卡鉑 Carboplatinum CBP	針劑100mg	靜注	300－400mg /m^{2}加入5%葡 萄糖水500ml，一次靜滴60 －70mg /m^2，加入5%葡萄 糖水靜滴，每天一次，共5 次	
絲裂霉素 Mitomycin C MMC	針劑2mg	靜注 腔內注射	2－4mg /次，每日或隔日1 次，總量40mg爲一療程。4 －6mg /次，每週1－2次	靜脈注射時切勿 外漏，以免引起 局部組織壞死
喜樹鹼 Camptothecin CPT	針劑5mg	靜注或肌注	隔日1次，每次10mg，或每 週2次，每次20mg，總量 150mg爲一療程。肌注隔日 1次或每週2次，每次5mg， 120－150mg爲一療程	用時宜多飲水， 以減輕泌尿道刺 激症狀
羥基喜樹鹼 Hydroxycampto- thecinum OPT 或 OHCPT	針劑2mg	靜注	4－6mg /次，每日或隔日1 次，60－120mg爲一療程	

長春新鹼 Vincristine VCR	針劑1mg	靜注	0.02－0.04mg／kg·次，每週1次，8－10mg爲一療程	靜脈注射時切忌外漏以免引起局部組織壞死。本藥多與其他化療藥物伍用
氨甲喋呤 Methotrexatum MTX	針劑5mg 　　10mg 　　25mg 　　50mg 　　100mg 片劑2.5mg 　　5mg 　　10mg	動脈滴注或注射 靜滴或肌注 口服	動脈滴注（或注射）：肝癌實體型，MTX24小時25－50mg，連續動脈內滴注，同時給甲葉鈣（CF）6－9mg，間斷4－6小時肌注1次。 靜滴：採用大劑量並配合CF解毒。一般MTX劑量爲3－20g／m2，溶於5％葡萄糖注射液500－1000ml中，靜滴4小時，滴完後2－6小時開始應用CF，劑量爲6－12mg。肌注（或口服）：每6小時1次，共3天	在靜滴MTX前後，必須大量補液，使尿液碱化，同時避免攝入含酸性成分的飲食

四、肝癌臨床常用對症治療藥物用法及用量

附表三　肝癌臨床常用對症治療藥物用法及用量

作用	藥名	規格	用法	用量	備註
退熱藥	消炎痛 Indomethacin (Indocin)	片劑25mg	口服	½-1片/次，每日3次	宜與鹼性藥同服，以減輕胃腸道反應
	保泰松 Phenylbutazone (Butadion)	片劑100mg	口服	每日3次，每次1片	
	阿斯匹林 Aspirin (ASA)	片劑0.3g 　　0.5g 膠囊0.1g	口服	0.6g/次，每4小時1次，可連用幾個月	對胃、十二指腸潰瘍及腎功能不全者慎用
止痛藥	散利痛	片劑	口服	每日3次，每次1-2片	
	度冷丁(哌替啶) Pethidine (Dolantin)	片劑25mg 　　50mg 針劑50mg 　　100mg	口服 皮下、肌注	50-100mg/次 25-100mg/次	
	強痛定 Bucinperazine	片劑30mg 　　60mg 針劑50mg 　　100mg	口服 皮下、肌注	30-60mg/次，3-4次/日 50-100mg/次；兒童每次1mg/kg	
	二氫埃托啡 Dihydroetorpnini (DHE)	片劑20μg 　　40μg 針劑 100μg：1ml 20μg：1ml	舌下含服 肌注或靜注	舌下含服：20-60μg/次，40-80μg/日；3-6小時重覆使用，極量為180μg/日 肌肉靜脈注射：10-20μg/次，30-60μg/日，極量為30μg/次，180μg/日	劑量超過0.4μg/kg，出現呼吸抑制，須注意呼吸監測

止痛藥	痛力克 Ketorolae (Torolac)	片劑10mg 針劑30mg	口服 肌注	口服：每次10mg，每天1-4次；劇烈疼痛者可增至20mg，每天3-4次。 肌注：單用30-60mg。I-II度癌痛30mg為宜，劇痛60mg	對阿斯匹林或其他非甾體類抗炎藥會誘發嚴重過敏的患者、活動性潰瘍病痛、孕婦及15歲以下兒童禁用本品
利尿藥	雙氫克尿塞 Hydrochlorothi-azide	片劑25mg	口服	每日3次，每次1片	需與氯化鉀同服
	安體舒通 Spironolactone	片劑20mg	口服	每日3次，每次1片	久用能致高血鉀症
	氨苯喋啶 Triameterne	片劑50mg	口服	每日3次，每次2片	
	速尿 Furosemide	針劑20mg	肌注或靜注	每日20-40mg	需與氯化鉀同用
止血藥	垂體後葉素 Pituitrin	針劑10單位	肌注或靜注	每6小時1支	高血壓、冠心病者慎用
	善得定 Sandostatin	針劑0.1mg 0.5mg	靜注0.1mg	0.1mg靜注，隨後以每2小時0.05mg滴注/24h	
	維生素K₁ Vitamin K₁	針劑10mg	肌注或靜注	每日2-6支	
	抗血纖溶芳酸	針劑100mg	靜注或靜滴	每日4-6支	
	止血敏 Oicynone	針劑250mg	肌注或靜注	每日4支	
抗肝昏迷藥	谷氨酸鉀 Potasiumgluta-mate	針劑 6.3g/支 20ml/支	靜滴	每日1-2支	兩藥宜配合應用
	谷氨酸鈉 Sodiumgluda-mate	針劑 5.75g/20ml/支	靜注	每日3-6支	
	γ氨酪酸 γ-aminobutyri-cacid(GABA)	針劑1g	靜滴	每日4支	宜緩慢滴入，過快可致血壓下降。
	精氨酸 Arginine	針劑5g/20ml	靜滴	每日4支	尿少、尿閉、腎功能不良者禁用

止吐、促胃腸動力藥	胃復安(滅吐靈) Maxolon (MCP)	片劑5mg 　　10mg	口服	成人5-10mg/次，3次/日	
	嗎丁啉 (多潘立酮) Motillium	片劑10mg	口服	10mg/次，3次/日	
	西沙必利 (普瑞搏恩) Cispride	片劑5mg	口服	5-10mg，3次/日	
	樞復靈 zoran	片劑4mg 　　8mg	口服	於化療前，緩慢靜注8mg，或在治療前1-2小時口服8mg，之後每隔12小時，口服8mg，一般1-2天控制後即停用	
	阿立必利 Alizapridum (Plitican)	片劑50mg 針劑 50 mg／1ml	口服	口服：100-200mg/日，分二次服。首次在應用抗腫瘤藥之前服，第二次在應用抗腫瘤藥物4-8小時以後。小兒劑量：2-4mg/kg，可漸增至10mg/kg；肌注、靜注同口服。	對嚴重腎功能衰弱者慎用，應減量或間歇用藥。對過敏者禁用

五、本書中英文縮寫索引

ATPase	三磷酸腺苷酶
ALP	鹼性磷酸酶
ACP	酸性磷酸酶
AFT	黃麴霉毒
ALT	谷丙轉氨酶
AST	谷草轉氨酶
AFP	胎甲球（甲胎蛋白）
ALD－A	醛縮酶同工酶 A
AAT	α_1－抗胰蛋白酶
AFU	α－L－岩藻糖苷酶
AFB_1	黃麴霉毒素 B_1
AT－II	血管緊張素－II
ADM（ADR）	阿霉素
AT－1258	消瘤芥
Ara－C	阿糖胞苷
AMP	一磷酸腺苷
ALb	血清白蛋白
ALD	血清輔肽酶
ANA	抗核抗體
AG	血漿陰離子間隙
ASA	阿斯匹林
A╱G	血清白／球蛋白比率

BUS	B 型超聲波檢查
BCG	卡介苗
B_{22}	黑色素瘤$_{22}$
BP	血壓
BUN	血漿尿素氮
ChE	膽鹼脂酶
Ca	癌
CPH	慢性持續性肝炎
CAH	慢性活動性肝炎
CA	阿糖胞苷
CT	電子計算機 X 線體層攝影
CEA	癌胚抗原
CP	銅藍蛋白
CTA	肝動脈造影
CTX	環磷酰胺
CCNU	環己亞硝脲
CPT	喜樹鹼
CCC	膽管細胞癌
CD	分化群
Cis	原位癌
Chung	人名
CR	完全緩解
CML	巨細胞病毒
Cr	血漿肌酐
CCr	24 小時內肌酐清除率

$CO_2 - CP$	血漿二氧化碳結合力
CBP	卡鉑
DNA	脫氧核糖核酸
DDP	順氯氨鉑
DCP	異常凝血酶原
DSM	澱粉微球
DBIL	直接膽紅素
DHE	二氯埃托啡
DC	直接法膽管造影
E - ADM	表阿霉素
ECT	電化學治療
Ec	艾氏腹水癌
ED_{50}	半數有效量
ERCP	膽胰管造影
E - RFC	E - 玫瑰花形成試驗
EB	EB 病毒
FucAFP	岩藻糖性 AFP
5 - Fu	5 - 氟脲嘧啶
5 - FuDRR	5 - 氟脲嘧啶脫氧核苷
FT - 207	呋喃氯脲嘧啶
FCL	纖維層板型肝癌
FNH	局灶性結節性增生
G - 6 - Pase	葡萄糖 - 6 - 磷酸酶
GABr	γ - 氨酪酸
GPT	谷 - 丙轉氨酶

GOT	谷－草轉氨酶
GGT	γ－谷氨酰轉肽酶
GGT－Ⅱ	γ－谷氨酰轉肽酶－Ⅱ
GABA	γ－氨基丁酸
GLO	血清球蛋白
HCC	肝細胞癌
HBV	B 型肝炎病毒
HBsAg	B 型肝炎表面抗原
HCV	C 型肝炎病毒
HCVAb	C 肝病毒抗體
HAV	A 型肝炎病毒
HBeAg	B 型肝炎 e 抗原
HAg18－1	肝癌相關抗原
HA	透明質酸
IGF－Ⅱ	胰島素樣生長因子Ⅱ
IL－Ⅰ	白細胞介素－Ⅰ
IFN	干擾素
IFN－γ	干擾素－γ
IBIL	間接膽紅素
IL－2R	白細胞介素2受體
JTC－26	人子宮頸癌細胞
Kupffer	星形細胞
LDH	乳酸脫氫酶
LAK	淋巴因子激活性殺傷細胞
LD_{50}	半數致死量

Lewis	小鼠路易斯肺癌
L_{1210}	淋巴細胞白血病$_{1210}$
LCA	白細胞共同抗原
LPCT	碘油 CT 掃描
LTT	淋巴細胞轉化率
MaLLory	透明小體
MRI	核磁共振
MMC	絲裂霉素
MTX	氨甲喋呤
M	巨噬細胞
Me－CCNU	甲基環己亞硝脲
MNT	腫瘤轉移、淋巴轉移及分期代號
McAb	單克隆抗體
MCP	胃復安
5′－Nase	5′－核苷核酸
NANB	非 A 非 B 型肝病
5′－NPD－V	5′－核苷酸磷酸二酯酶同工酶 V
NK	自然殺傷率
NH3	血氨
OT	結核菌素試驗
OS	小鼠骨肉瘤
OTD	羥基斑蝥胺
OPT 或 OHCPT	羥基喜樹鹼
PHC	原發性肝癌
PTCD	經皮經肝膽管引流術

PDD	順氯氨鉑
PEI	皮下注射酒精
PTPCS	經皮經肝門靜脈導管採血檢查
PLC	原發性肝癌
PR	部分緩解
PD	惡化
PTC	經皮肝膽管造影
PTT	凝血酶原時間
P_{388}	淋巴細胞白血病$_{388}$
PO	口服
PGU	葡聚糖類
PS	小鼠淋巴白血病
PCⅢ	前膠原Ⅲ
VIL－2	重組白細胞介素Ⅱ
VIFN	重組干擾素
RNA	核糖核酸
Ro15－1788	苯二氮䓬受體拮抗劑
RF	類風濕因子
SDH	琥珀酸脫氫酶
SHCSP	血清肝癌蛋白
SGPT	谷草轉氨酶
S_{180}	肉瘤$_{180}$
S_{37}	肉瘤$_{37}$
SF	鐵蛋白
SB′	一分鐘膽紅素

^{99m}TE – PMT	基色氨酸
TEA	肝動脈化療栓塞
TSPA	噻嗒哌
TNF – α	腫瘤壞死因子
TIL	淋巴細胞
TC	細胞周期時間
TIL	腫瘤浸潤淋巴細胞
TNI	全淋巴結照射
TOPO	拓樸異構酶
TBIL	總膽紅素
TP	血清總蛋白
UFT	優痛定
U_{14}	子宮頸癌$_{14}$
VMA	香草扁桃酸
VCR	長春新鹼
VDS	長春鹼酰胺
WHO	世界衛生組織
WBC	白細胞
WK_{256}	瓦克氏癌$_{256}$

國家圖書館出版品預行編目(CIP)資料

治癌不再「肝」苦：中西醫肝腫瘤防治錦囊 /
李岩作 .-- 第一版 . -- 臺北市：樂果文化, 2013.02
　冊；　公分 . -- (治癌中醫；7)
ISBN 978-986-5983-28-4(平裝).

1.肝腫瘤　2.中西醫整合

415.5362　　　　　　　　101026239

治癌中醫 07
治癌不再「肝」苦—中西醫肝腫瘤防治錦囊

作　　者 / 李岩

編　　者 / 王艷玲

責任編輯 / 廖為民

行銷企畫 / 張雅婷

封面設計 / 上承文化有限公司

內頁設計 / 上承文化有限公司

出　　版 / 樂果文化事業有限公司

讀者服務專線 / （02）2795-3656

劃撥帳號 / 50118837 號 樂果文化事業有限公司

印 刷 廠 / 卡樂彩色製版印刷有限公司

總 經 銷 / 紅螞蟻圖書有限公司

地　　址 / 台北市內湖區舊宗路二段 121 巷 19 號（紅螞蟻資訊大樓）

　　　　　　電話：（02）2795-3656

　　　　　　傳真：（02）2795-4100

2013 年 2 月第一版　定價 / 300 元　ISBN：978-986-5983-28-4

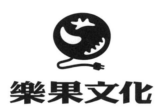

樂果文化

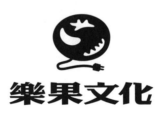

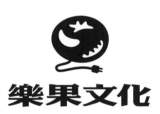

樂果文化

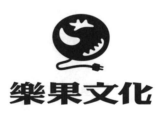